国家卫生健康委员会"十四五"规划教材

全国高等中医药教育教材

供护理学类专业用

精神科护理学

第 3 版

護理

主　编　余雨枫

副主编　王再超　张淑萍　刘　洁

编　委　（按姓氏笔画排序）

王再超（湖北中医药大学）　　谷利斌（南京中医药大学）

牛　鹏（河南中医药大学）　　沈　玮（山东中医药大学）

叶红芳（浙江中医药大学）　　张淑萍（北京中医药大学）

田昕玉（天津中医药大学）　　郑晓英（黑龙江中医药大学）

刘　洁（贵州中医药大学）　　荣　燕（安徽中医药大学）

刘　曼（辽宁中医药大学）　　黄晓玉（浙江大学医学院）

刘增霞（长春中医药大学）　　谭诗亮（成都中医药大学）

余雨枫（成都中医药大学）

秘　书　谭诗亮（兼）

人民卫生出版社

·北京·

图书在版编目（CIP）数据

精神科护理学/余雨枫主编. —3版. —北京：
人民卫生出版社，2021.7（2022.11重印）
ISBN 978-7-117-31612-5

Ⅰ.①精… Ⅱ.①余… Ⅲ.①精神病学-护理学-高
等学校-教材 Ⅳ.①R473.74

中国版本图书馆 CIP 数据核字（2021）第 139326 号

| 人卫智网 | www.ipmph.com | 医学教育、学术、考试、健康，
购书智慧智能综合服务平台 |
| 人卫官网 | www.pmph.com | 人卫官方资讯发布平台 |

精神科护理学
Jingshenke Hulixue
第 3 版

主　　编：余雨枫
出版发行：人民卫生出版社（中继线 010-59780011）
地　　址：北京市朝阳区潘家园南里 19 号
邮　　编：100021
E - mail：pmph @ pmph. com
购书热线：010-59787592　010-59787584　010-65264830
印　　刷：人卫印务（北京）有限公司
经　　销：新华书店
开　　本：850×1168　1/16　印张：18
字　　数：472 千字
版　　次：2012 年 6 月第 1 版　　2021 年 7 月第 3 版
印　　次：2022 年 11 月第 3 次印刷
标准书号：ISBN 978-7-117-31612-5
定　　价：65.00 元
打击盗版举报电话：010-59787491　E-mail：WQ @ pmph. com
质量问题联系电话：010-59787234　E-mail：zhiliang @ pmph. com

修订说明

为了更好地贯彻落实《中医药发展战略规划纲要(2016—2030年)》《中共中央国务院关于促进中医药传承创新发展的意见》《教育部 国家卫生健康委 国家中医药管理局关于深化医教协同进一步推动中医药教育改革与高质量发展的实施意见》《关于加快中医药特色发展的若干政策措施》和新时代全国高等学校本科教育工作会议精神,做好第四轮全国高等中医药教育教材建设工作,人民卫生出版社在教育部、国家卫生健康委员会、国家中医药管理局的领导下,在上一轮教材建设的基础上,组织和规划了全国高等中医药教育本科国家卫生健康委员会"十四五"规划教材的编写和修订工作。

为做好新一轮教材的出版工作,人民卫生出版社在教育部高等学校中医学类专业教学指导委员会、中药学类专业教学指导委员会和第三届全国高等中医药教育教材建设指导委员会的大力支持下,先后成立了第四届全国高等中医药教育教材建设指导委员会和相应的教材评审委员会,以指导和组织教材的遴选、评审和修订工作,确保教材编写质量。

根据"十四五"期间高等中医药教育教学改革和高等中医药人才培养目标,在上述工作的基础上,人民卫生出版社规划、确定了第一批中医学、针灸推拿学、中医骨伤科学、中药学、护理学5个专业100种国家卫生健康委员会"十四五"规划教材。教材主编、副主编和编委的遴选按照公开、公平、公正的原则进行。在全国50余所高等院校2 400余位专家和学者申报的基础上,2 000余位申报者经教材建设指导委员会、教材评审委员会审定批准,聘任为主编、副主编、编委。

本套教材的主要特色如下:

1. 立德树人,思政教育　坚持以文化人,以文载道,以德育人,以德为先。将立德树人深化到各学科、各领域,加强学生理想信念教育,厚植爱国主义情怀,把社会主义核心价值观融入教育教学全过程。根据不同专业人才培养特点和专业能力素质要求,科学合理地设计思政教育内容。教材中有机融入中医药文化元素和思想政治教育元素,形成专业课教学与思政理论教育、课程思政与专业思政紧密结合的教材建设格局。

2. 准确定位,联系实际　教材的深度和广度符合各专业教学大纲的要求和特定学制、特定对象、特定层次的培养目标,紧扣教学活动和知识结构。以解决目前各院校教材使用中的突出问题为出发点和落脚点,对人才培养体系、课程体系、教材体系进行充分调研和论证,使之更加符合教改实际、适应中医药人才培养要求和社会需求。

3. 夯实基础,整体优化　以科学严谨的治学态度,对教材体系进行科学设计、整体优化,体现中医药基本理论、基本知识、基本思维、基本技能;教材编写综合考虑学科的分化、交叉,既充分体现不同学科自身特点,又注意各学科之间有机衔接;确保理论体系完善,知识点结合完备,内容精练、完整,概念准确,切合教学实际。

4. 注重衔接,合理区分　严格界定本科教材与职业教育教材、研究生教材、毕业后教育教材的知识范畴,认真总结、详细讨论现阶段中医药本科各课程的知识和理论框架,使其在教材中得以凸显,既要相互联系,又要在编写思路、框架设计、内容取舍等方面有一定的区分度。

5. 体现传承，突出特色　本套教材是培养复合型、创新型中医药人才的重要工具，是中医药文明传承的重要载体。传统的中医药文化是国家软实力的重要体现。因此，教材必须遵循中医药传承发展规律，既要反映原汁原味的中医药知识，培养学生的中医思维，又要使学生中西医学融会贯通，既要传承经典，又要创新发挥，体现新版教材"传承精华、守正创新"的特点。

6. 与时俱进，纸数融合　本套教材新增中医抗疫知识，培养学生的探索精神、创新精神，强化中医药防疫人才培养。同时，教材编写充分体现与时代融合、与现代科技融合、与现代医学融合的特色和理念，将移动互联、网络增值、慕课、翻转课堂等新的教学理念和教学技术、学习方式融入教材建设之中。书中设有随文二维码，通过扫码，学生可对教材的数字增值服务内容进行自主学习。

7. 创新形式，提高效用　教材在形式上仍将传承上版模块化编写的设计思路，图文并茂、版式精美；内容方面注重提高效用，同时应用问题导入、案例教学、探究教学等教材编写理念，以提高学生的学习兴趣和学习效果。

8. 突出实用，注重技能　增设技能教材、实验实训内容及相关栏目，适当增加实践教学学时数，增强学生综合运用所学知识的能力和动手能力，体现医学生早临床、多临床、反复临床的特点，使学生好学、临床好用、教师好教。

9. 立足精品，树立标准　始终坚持具有中国特色的教材建设机制和模式，编委会精心编写，出版社精心审校，全程全员坚持质量控制体系，把打造精品教材作为崇高的历史使命，严把各个环节质量关，力保教材的精品属性，使精品和金课互相促进，通过教材建设推动和深化高等中医药教育教学改革，力争打造国内外高等中医药教育标准化教材。

10. 三点兼顾，有机结合　以基本知识点作为主体内容，适度增加新进展、新技术、新方法，并与相关部门制订的职业技能鉴定规范和国家执业医师(药师)资格考试有效衔接，使知识点、创新点、执业点三点结合；紧密联系临床和科研实际情况，避免理论与实践脱节、教学与临床脱节。

本轮教材的修订编写，教育部、国家卫生健康委员会、国家中医药管理局有关领导和教育部高等学校中医学类专业教学指导委员会、中药学类专业教学指导委员会等相关专家给予了大力支持和指导，得到了全国各医药卫生院校和部分医院、科研机构领导、专家和教师的积极支持和参与，在此，对有关单位和个人表示衷心的感谢！希望各院校在教学使用中，以及在探索课程体系、课程标准和教材建设与改革的进程中，及时提出宝贵意见或建议，以便不断修订和完善，为下一轮教材的修订工作奠定坚实的基础。

人民卫生出版社

2021 年 3 月

前　言

为适应全国高等中医药院校的教学需要,突出中医特色,人民卫生出版社组织编写了国家卫生健康委员会"十四五"规划教材,全国高等中医药教育本科教材《精神科护理学》。

本教材以现代医学观和整体化护理思想为指导,对标护理学类教学质量国家标准,体现"新医科"精神,围绕中医院校护理本科人才培养目标,突出护理专业特点。在构建教材框架结构和内容体系的过程中,将精神科应体现的基本理论、基本知识及基本技能作为重点编于教材中,同时注意教材的科学性,严格按教材特定的内容与形式编写。本教材吸收和借鉴了传统的教材编写模式,同时也进行了一些创新,如大量选用精神科护理案例以增加其实用性和可读性,增加中医精神科护理的相关知识使学生了解中国的传统医学在本学科的作用,在每章加入1~2个知识链接或知识拓展,内容为精神科相关的实验、新的科研成果等,以增加教材的趣味性,拓展学生的知识。在教材编写过程中,充分考虑到我国护士执业资格考试关于精神科护理学的新的要求,关注护士执业资格考试的相关内容;契合课程思政需求,融入思政元素。本教材的数字资源部分,开创性地录制了精神科常见的护理技术操作,并将精神科护理的部分难点制作成动漫视频,便于学生准确把握精神科的各项护理技术。

本教材共18章,包括精神科护理学的基本概念,常见的精神障碍,精神科常见的护理技能,常见的精神疾病的护理等,涵盖了精神科护理学的经典内容。本教材可作为高等中医药院校护理学专业的教材,也可作为精神科护理人员继续教育的专业参考书。

本教材的编写人员均是活跃在精神科护理临床、教学、科研第一线的专家学者,稿件经过多次互审互校,最终定稿。各章分工如下:第1章由余雨枫编写;第2章由刘曼编写;第3章由刘洁编写;第4章由黄晓玉编写;第5章由荣燕编写;第6章由王再超编写;第7章由郑晓英编写;第8章由沈玮编写;第9章由谷利斌编写;第10、11章由田昕玉编写;第12、13章由牛鹏编写;第14章由刘增霞编写;第15章由谭诗亮编写;第16、17章由叶红芳编写;第18章由张淑萍编写。本教材动漫图片由胡凌溪绘制。

本教材编写过程中,各位专家均付出大量的努力,尽心尽责,但由于编写时间紧迫,任务重,不妥之处,请专家、读者不吝赐教。

编者

2021 年 2 月

目　录

第一章　绪论 ………………………………………………………………………… 1
　第一节　概述 ……………………………………………………………………… 1
　　一、精神病学的概念 …………………………………………………………… 1
　　二、精神障碍、精神健康的概念 ……………………………………………… 2
　　三、精神科护理学的概念 ……………………………………………………… 2
　第二节　精神医学与精神科护理学的发展简史 ………………………………… 3
　　一、精神医学的发展简史 ……………………………………………………… 3
　　二、中医精神病学发展史 ……………………………………………………… 4
　　三、精神科护理学发展简史 …………………………………………………… 5
　第三节　精神科护理工作的范围与任务 ………………………………………… 5
　　一、精神科护理工作的范围 …………………………………………………… 5
　　二、精神科护理工作的任务 …………………………………………………… 6
　第四节　精神科护理人员的角色功能与素质要求 ……………………………… 6
　　一、精神科护理人员的角色功能 ……………………………………………… 6
　　二、精神科护理人员的素质要求 ……………………………………………… 7
　第五节　精神科护理相关的伦理与法律 ………………………………………… 7
　　一、精神障碍患者的权利 ……………………………………………………… 8
　　二、精神障碍患者的刑事和民事法律问题 …………………………………… 9
　　三、精神科护理伦理道德的特殊要求 ………………………………………… 10

第二章　精神障碍的病因与分类 ………………………………………………… 12
　第一节　精神障碍的病因 ………………………………………………………… 12
　　一、生物因素 …………………………………………………………………… 12
　　二、心理因素 …………………………………………………………………… 13
　　三、社会文化因素 ……………………………………………………………… 14
　　四、精神障碍病因的中医学观点 ……………………………………………… 14
　第二节　精神障碍的分类 ………………………………………………………… 15
　　一、国际精神障碍分类系统 …………………………………………………… 15
　　二、美国精神障碍分类系统 …………………………………………………… 16
　　三、中国精神障碍分类系统 …………………………………………………… 17

第三章　精神障碍症状学 ………………………………………………………… 19
　第一节　概述 ……………………………………………………………………… 19
　　一、精神症状的概念 …………………………………………………………… 19

二、精神症状的特征 ……………………………………………………………………… 19

三、精神症状的学习方法 ………………………………………………………………… 20

第二节　常见的精神症状 ………………………………………………………………… 20

一、感知觉障碍 …………………………………………………………………………… 20

二、思维障碍 ……………………………………………………………………………… 22

三、注意障碍 ……………………………………………………………………………… 30

四、记忆障碍 ……………………………………………………………………………… 30

五、智能障碍 ……………………………………………………………………………… 31

六、定向力障碍 …………………………………………………………………………… 32

七、自知力障碍 …………………………………………………………………………… 32

八、情感障碍 ……………………………………………………………………………… 33

九、意志障碍 ……………………………………………………………………………… 34

十、动作与行为障碍 ……………………………………………………………………… 34

十一、意识障碍 …………………………………………………………………………… 35

第三节　常见的精神障碍综合征 ………………………………………………………… 36

一、幻觉妄想综合征 ……………………………………………………………………… 36

二、躁狂综合征 …………………………………………………………………………… 36

三、抑郁综合征 …………………………………………………………………………… 36

四、紧张综合征 …………………………………………………………………………… 36

五、遗忘综合征 …………………………………………………………………………… 37

第四章　精神科护理的基本技能 ………………………………………………………… 39

第一节　精神障碍患者的治疗性沟通 …………………………………………………… 39

一、治疗性沟通的要求 …………………………………………………………………… 39

二、治疗性沟通的实施过程 ……………………………………………………………… 40

三、治疗性沟通的技巧 …………………………………………………………………… 41

四、治疗性沟通的影响因素 ……………………………………………………………… 42

第二节　精神科整体护理 ………………………………………………………………… 43

一、护理评估 ……………………………………………………………………………… 43

二、护理问题/诊断 ……………………………………………………………………… 45

三、护理计划 ……………………………………………………………………………… 45

四、护理措施 ……………………………………………………………………………… 46

五、护理评价 ……………………………………………………………………………… 48

第三节　精神障碍患者的组织与管理 …………………………………………………… 48

一、精神疾病患者的组织 ………………………………………………………………… 49

二、精神疾病患者的管理 ………………………………………………………………… 49

第四节　精神科康复训练 ………………………………………………………………… 50

一、建立康复信念 ………………………………………………………………………… 50

二、社会技能训练 ………………………………………………………………………… 50

三、学习行为技能训练 …………………………………………………………………… 51

四、职业行为训练 ………………………………………………………………………… 51

五、放松训练 ……………………………………………………………………………… 51

第五节　精神障碍患者的家庭护理与社区防治 ………………………………………… 52

一、精神障碍患者的家庭护理 …………………………………………………………… 52

　　二、精神障碍患者的社区防治 ……………………………………………………………… 54
　　三、社区精神卫生护理 ……………………………………………………………………… 55
　第六节　精神科中医情志护理 …………………………………………………………………… 56
　　一、情志护理的目的与原则 ………………………………………………………………… 57
　　二、情志护理的基本方法 …………………………………………………………………… 57

第五章　精神障碍患者急危状态的防范与护理 …………………………………………………… 59
　第一节　暴力行为的防范与护理 ………………………………………………………………… 59
　　一、护理评估 ………………………………………………………………………………… 59
　　二、护理诊断 ………………………………………………………………………………… 60
　　三、护理目标 ………………………………………………………………………………… 60
　　四、护理措施 ………………………………………………………………………………… 60
　　五、护理评价 ………………………………………………………………………………… 62
　　六、护理案例 ………………………………………………………………………………… 62
　第二节　自杀行为的防范与护理 ………………………………………………………………… 63
　　一、护理评估 ………………………………………………………………………………… 63
　　二、护理诊断 ………………………………………………………………………………… 64
　　三、护理目标 ………………………………………………………………………………… 64
　　四、护理措施 ………………………………………………………………………………… 65
　　五、护理评价 ………………………………………………………………………………… 66
　　六、护理案例 ………………………………………………………………………………… 66
　第三节　出走行为的防范与护理 ………………………………………………………………… 67
　　一、护理评估 ………………………………………………………………………………… 67
　　二、护理诊断 ………………………………………………………………………………… 67
　　三、护理目标 ………………………………………………………………………………… 68
　　四、护理措施 ………………………………………………………………………………… 68
　　五、护理评价 ………………………………………………………………………………… 68
　　六、护理案例 ………………………………………………………………………………… 68
　第四节　木僵行为的防范与护理 ………………………………………………………………… 69
　　一、护理评估 ………………………………………………………………………………… 69
　　二、护理诊断 ………………………………………………………………………………… 69
　　三、护理目标 ………………………………………………………………………………… 70
　　四、护理措施 ………………………………………………………………………………… 70
　　五、护理评价 ………………………………………………………………………………… 70
　　六、护理案例 ………………………………………………………………………………… 70
　第五节　噎食的防范与护理 ……………………………………………………………………… 71
　　一、护理评估 ………………………………………………………………………………… 71
　　二、护理诊断 ………………………………………………………………………………… 72
　　三、护理目标 ………………………………………………………………………………… 72
　　四、护理措施 ………………………………………………………………………………… 72
　　五、护理评价 ………………………………………………………………………………… 72
　　六、护理案例 ………………………………………………………………………………… 72
　第六节　吞食异物的防范与护理 ………………………………………………………………… 73
　　一、护理评估 ………………………………………………………………………………… 73

二、护理诊断 ……………………………………………………………………………… 73
三、护理目标 ……………………………………………………………………………… 73
四、护理措施 ……………………………………………………………………………… 74
五、护理评价 ……………………………………………………………………………… 74
六、护理案例 ……………………………………………………………………………… 74

第六章　精神障碍治疗的护理 ……………………………………………………………… 76
　第一节　精神药物治疗的护理 …………………………………………………………… 76
　　一、精神药物的概述 …………………………………………………………………… 76
　　二、运用精神药物的护理 ……………………………………………………………… 84
　第二节　电抽搐治疗的护理 ……………………………………………………………… 86
　　一、改良电抽搐治疗方法 ……………………………………………………………… 86
　　二、改良电抽搐治疗的护理 …………………………………………………………… 88
　第三节　其他治疗的护理 ………………………………………………………………… 89
　　一、心理治疗与护理 …………………………………………………………………… 89
　　二、精神外科治疗的护理 ……………………………………………………………… 91
　　三、中医治疗的护理 …………………………………………………………………… 91

第七章　神经认知障碍及相关疾病与护理 ………………………………………………… 93
　第一节　概述 ……………………………………………………………………………… 93
　　一、基本概念 …………………………………………………………………………… 93
　　二、常见的临床综合征 ………………………………………………………………… 93
　第二节　与神经认知障碍有关的常见脑部疾病 ………………………………………… 96
　　一、阿尔茨海默病 ……………………………………………………………………… 96
　　二、血管性神经认知障碍 ……………………………………………………………… 98
　　三、颅内感染所致的神经认知及精神障碍 …………………………………………… 99
　　四、颅内肿瘤所致的神经认知及精神障碍 …………………………………………… 100
　　五、由创伤性脑损伤所致的神经认知障碍 …………………………………………… 100
　　六、癫痫性神经认知及精神障碍 ……………………………………………………… 101
　　七、与神经认知障碍有关的常见躯体疾病 …………………………………………… 102
　第三节　与神经认知障碍有关的常见脑部疾病患者的护理 …………………………… 103
　　一、护理评估 …………………………………………………………………………… 103
　　二、护理诊断 …………………………………………………………………………… 104
　　三、护理目标 …………………………………………………………………………… 104
　　四、护理措施 …………………………………………………………………………… 104
　　五、护理评价 …………………………………………………………………………… 106
　　六、护理案例 …………………………………………………………………………… 107

第八章　精神活性物质所致精神障碍与护理 ……………………………………………… 109
　第一节　概述 ……………………………………………………………………………… 109
　　一、基本概念 …………………………………………………………………………… 109
　　二、精神活性物质的分类 ……………………………………………………………… 110
　　三、病因 ………………………………………………………………………………… 110
　　四、危害 ………………………………………………………………………………… 111

第二节　常见的精神活性物质所致精神障碍 …………………………………………… 112
　一、阿片类物质所致精神障碍 …………………………………………………………… 112
　二、酒精所致精神障碍 …………………………………………………………………… 115
　三、苯丙胺类物质所致精神障碍 ………………………………………………………… 117
　四、氯胺酮所致精神障碍 ………………………………………………………………… 118
　五、镇静催眠及抗焦虑药所致精神障碍 ………………………………………………… 119
　六、烟草所致精神障碍 …………………………………………………………………… 121
第三节　精神活性物质所致精神障碍患者的护理 ………………………………………… 122
　一、护理评估 ……………………………………………………………………………… 122
　二、护理诊断 ……………………………………………………………………………… 123
　三、护理目标 ……………………………………………………………………………… 124
　四、护理措施 ……………………………………………………………………………… 124
　五、护理评价 ……………………………………………………………………………… 125
　六、护理案例 ……………………………………………………………………………… 126

第九章　精神分裂症及其他原发性精神病性障碍与护理 ………………………………… 131
第一节　精神分裂症概述 …………………………………………………………………… 131
　一、病因与发病机制 ……………………………………………………………………… 132
　二、临床表现 ……………………………………………………………………………… 133
　三、诊断与鉴别诊断 ……………………………………………………………………… 135
　四、治疗与预后 …………………………………………………………………………… 136
第二节　其他原发性精神病性障碍概述 …………………………………………………… 138
　一、分裂情感性障碍 ……………………………………………………………………… 138
　二、妄想性障碍 …………………………………………………………………………… 138
　三、急性短暂性精神病性障碍 …………………………………………………………… 139
第三节　精神分裂症及其他原发性精神病性障碍患者的护理 …………………………… 139
　一、护理评估 ……………………………………………………………………………… 139
　二、护理诊断 ……………………………………………………………………………… 140
　三、护理目标 ……………………………………………………………………………… 140
　四、护理措施 ……………………………………………………………………………… 140
　五、护理评价 ……………………………………………………………………………… 144
　六、护理案例 ……………………………………………………………………………… 144

第十章　抑郁障碍与护理 …………………………………………………………………… 147
第一节　概述 ………………………………………………………………………………… 147
　一、流行病学 ……………………………………………………………………………… 147
　二、病因与发病机制 ……………………………………………………………………… 148
　三、临床表现 ……………………………………………………………………………… 149
　四、临床分型 ……………………………………………………………………………… 151
　五、诊断与鉴别诊断 ……………………………………………………………………… 151
　六、治疗与预后 …………………………………………………………………………… 152
第二节　抑郁障碍患者的护理 ……………………………………………………………… 154
　一、护理评估 ……………………………………………………………………………… 154
　二、护理诊断 ……………………………………………………………………………… 155

三、护理目标 ……………………………………………………………………… 155
四、护理措施 ……………………………………………………………………… 155
五、护理评价 ……………………………………………………………………… 157
六、护理案例 ……………………………………………………………………… 157

第十一章　双相障碍与护理 …………………………………………………………… 160
第一节　概述 …………………………………………………………………………… 160
一、流行病学 ……………………………………………………………………… 160
二、病因与发病机制 ……………………………………………………………… 160
三、临床表现 ……………………………………………………………………… 161
四、临床分型 ……………………………………………………………………… 163
五、诊断与鉴别诊断 ……………………………………………………………… 164
六、治疗与预后 …………………………………………………………………… 165
第二节　双相障碍患者的护理 ………………………………………………………… 167
一、躁狂发作的护理 ……………………………………………………………… 167
二、抑郁发作的护理 ……………………………………………………………… 170
三、护理案例 ……………………………………………………………………… 170

第十二章　焦虑与恐惧相关障碍与护理 ……………………………………………… 172
第一节　广泛性焦虑障碍 ……………………………………………………………… 172
一、病因与发病机制 ……………………………………………………………… 172
二、临床表现 ……………………………………………………………………… 172
三、诊断 …………………………………………………………………………… 173
四、治疗 …………………………………………………………………………… 173
第二节　惊恐障碍 ……………………………………………………………………… 174
一、病因与发病机制 ……………………………………………………………… 174
二、临床表现 ……………………………………………………………………… 174
三、诊断 …………………………………………………………………………… 175
四、治疗 …………………………………………………………………………… 175
第三节　场所恐惧障碍 ………………………………………………………………… 175
一、病因与发病机制 ……………………………………………………………… 176
二、临床表现 ……………………………………………………………………… 176
三、诊断 …………………………………………………………………………… 176
四、治疗 …………………………………………………………………………… 176
第四节　社交焦虑障碍 ………………………………………………………………… 176
一、病因与发病机制 ……………………………………………………………… 177
二、临床表现 ……………………………………………………………………… 177
三、诊断 …………………………………………………………………………… 177
四、治疗 …………………………………………………………………………… 177
第五节　特殊恐惧障碍 ………………………………………………………………… 177
一、临床表现 ……………………………………………………………………… 177
二、诊断 …………………………………………………………………………… 177
三、治疗 …………………………………………………………………………… 178
第六节　分离性焦虑障碍 ……………………………………………………………… 178

一、病因与发病机制 ··· 178
二、临床表现 ··· 178
三、诊断 ··· 178
四、治疗 ··· 179
第七节　焦虑与恐惧相关障碍患者的护理 ································· 179
一、护理评估 ··· 179
二、护理诊断 ··· 179
三、护理目标 ··· 179
四、护理措施 ··· 180
五、护理评价 ··· 181
六、护理案例 ··· 181

第十三章　强迫及相关障碍与护理 ··· 183
第一节　强迫障碍 ··· 183
一、病因与发病机制 ··· 183
二、临床表现 ··· 184
三、诊断 ··· 185
四、治疗 ··· 185
五、病程与预后 ·· 185
第二节　躯体变形障碍 ·· 186
一、病因与发病机制 ··· 186
二、临床表现 ··· 186
三、诊断 ··· 186
四、治疗 ··· 186
第三节　疑病障碍 ··· 187
一、病因与发病机制 ··· 187
二、临床表现 ··· 187
三、诊断 ··· 187
四、治疗 ··· 188
第四节　其他强迫相关障碍 ·· 188
一、囤积障碍 ··· 188
二、拔毛障碍 ··· 189
三、皮肤搔抓障碍 ··· 189
第五节　强迫及相关障碍患者的护理 ··· 190
一、护理评估 ··· 190
二、护理诊断 ··· 190
三、护理目标 ··· 190
四、护理措施 ··· 190
五、护理评价 ··· 191
六、护理案例 ··· 191

第十四章　分离障碍与护理 ·· 194
第一节　概述 ··· 194
一、概念 ··· 194

　　二、病因与发病机制 ··· 194
　第二节　常见的分离障碍 ··· 195
　　一、分离性神经症状障碍 ··· 195
　　二、分离性遗忘 ··· 196
　　三、人格-现实解体障碍 ··· 197
　　四、分离性身份障碍 ··· 197
　第三节　分离障碍患者的护理 ··· 198
　　一、护理评估 ··· 198
　　二、护理诊断 ··· 199
　　三、护理目标 ··· 199
　　四、护理措施 ··· 199
　　五、护理评价 ··· 201
　　六、护理案例 ··· 201

第十五章　应激相关障碍与护理 ··· 204
　第一节　概述 ··· 204
　　一、应激与应激源 ··· 204
　　二、病因与发病机制 ··· 205
　第二节　常见应激相关障碍 ··· 206
　　一、创伤后应激障碍 ··· 206
　　二、延长哀伤障碍 ··· 209
　　三、适应障碍 ··· 211
　　四、儿童期应激相关障碍 ··· 212
　第三节　应激相关障碍患者的护理 ··· 214
　　一、护理评估 ··· 214
　　二、护理诊断 ··· 214
　　三、护理目标 ··· 215
　　四、护理措施 ··· 215
　　五、护理评价 ··· 215
　　六、护理案例 ··· 215

第十六章　进食障碍与护理 ··· 218
　第一节　神经性厌食 ··· 218
　　一、病因与发病机制 ··· 218
　　二、临床表现 ··· 219
　　三、诊断 ··· 219
　　四、治疗 ··· 220
　　五、预后 ··· 220
　第二节　神经性贪食 ··· 221
　　一、病因与发病机制 ··· 221
　　二、临床表现 ··· 221
　　三、诊断 ··· 221
　　四、治疗 ··· 222
　　五、预后 ··· 222

第三节　暴食障碍 …………………………………………………………………………………… 222
一、病因与发病机制 …………………………………………………………………………… 222
二、临床表现 …………………………………………………………………………………… 222
三、诊断 ………………………………………………………………………………………… 223
四、治疗 ………………………………………………………………………………………… 223
五、预后 ………………………………………………………………………………………… 223
第四节　进食障碍患者的护理 ……………………………………………………………………… 223
一、护理评估 …………………………………………………………………………………… 223
二、护理诊断 …………………………………………………………………………………… 224
三、护理目标 …………………………………………………………………………………… 224
四、护理措施 …………………………………………………………………………………… 225
五、护理评价 …………………………………………………………………………………… 226
六、护理案例 …………………………………………………………………………………… 227

第十七章　睡眠-觉醒障碍与护理 ……………………………………………………………………… 229
第一节　失眠障碍 …………………………………………………………………………………… 229
一、病因与发病机制 …………………………………………………………………………… 229
二、临床表现 …………………………………………………………………………………… 230
三、诊断 ………………………………………………………………………………………… 230
四、治疗 ………………………………………………………………………………………… 231
第二节　过度嗜睡障碍 ……………………………………………………………………………… 231
一、临床表现 …………………………………………………………………………………… 231
二、诊断 ………………………………………………………………………………………… 232
三、治疗 ………………………………………………………………………………………… 232
第三节　睡眠-觉醒节律障碍 ……………………………………………………………………… 232
一、临床表现 …………………………………………………………………………………… 232
二、诊断 ………………………………………………………………………………………… 232
三、治疗 ………………………………………………………………………………………… 232
第四节　异态睡眠障碍 ……………………………………………………………………………… 233
一、睡行症 ……………………………………………………………………………………… 233
二、睡惊症 ……………………………………………………………………………………… 234
三、快速眼球运动睡眠期行为障碍 …………………………………………………………… 234
四、梦魇障碍 …………………………………………………………………………………… 234
第五节　睡眠-觉醒障碍患者的护理 ……………………………………………………………… 235
一、护理评估 …………………………………………………………………………………… 235
二、护理诊断 …………………………………………………………………………………… 236
三、护理目标 …………………………………………………………………………………… 236
四、护理措施 …………………………………………………………………………………… 236
五、护理评价 …………………………………………………………………………………… 238
六、护理案例 …………………………………………………………………………………… 238

第十八章　神经发育障碍与护理 ……………………………………………………………………… 240
第一节　智力发育障碍 ……………………………………………………………………………… 240
一、概述 ………………………………………………………………………………………… 240

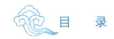

二、流行病学 ……………………………………………………………………………… 240
三、病因 …………………………………………………………………………………… 240
四、临床表现 ……………………………………………………………………………… 241
五、诊断 …………………………………………………………………………………… 242
六、鉴别诊断 ……………………………………………………………………………… 243
七、治疗及预防 …………………………………………………………………………… 243
第二节　孤独症谱系障碍 …………………………………………………………………… 244
一、概述 …………………………………………………………………………………… 244
二、流行病学 ……………………………………………………………………………… 244
三、病因 …………………………………………………………………………………… 244
四、临床表现 ……………………………………………………………………………… 245
五、诊断 …………………………………………………………………………………… 245
六、鉴别诊断 ……………………………………………………………………………… 245
七、治疗及预后 …………………………………………………………………………… 246
第三节　注意缺陷多动障碍 ………………………………………………………………… 246
一、概述 …………………………………………………………………………………… 246
二、流行病学 ……………………………………………………………………………… 246
三、病因 …………………………………………………………………………………… 246
四、临床表现 ……………………………………………………………………………… 247
五、诊断 …………………………………………………………………………………… 247
六、鉴别诊断 ……………………………………………………………………………… 248
七、治疗及预后 …………………………………………………………………………… 248
第四节　抽动障碍 …………………………………………………………………………… 248
一、概述 …………………………………………………………………………………… 248
二、流行病学 ……………………………………………………………………………… 248
三、病因 …………………………………………………………………………………… 248
四、临床表现 ……………………………………………………………………………… 249
五、诊断 …………………………………………………………………………………… 250
六、鉴别诊断 ……………………………………………………………………………… 250
七、治疗及预后 …………………………………………………………………………… 250
第五节　神经发育障碍患者的护理 ………………………………………………………… 250
一、护理评估 ……………………………………………………………………………… 250
二、护理诊断 ……………………………………………………………………………… 251
三、护理目标 ……………………………………………………………………………… 251
四、护理措施 ……………………………………………………………………………… 251
五、护理评价 ……………………………………………………………………………… 253
六、护理案例 ……………………………………………………………………………… 253

附录一　疾病及有关保健问题的国际分类第 11 版（ICD-11）精神与行为障碍类别目录 …… 255

附录二　中英文名词对照索引 ……………………………………………………………… 266

主要参考书目 ………………………………………………………………………………… 271

◆◆◆ 第一章 ◆◆◆

绪　论

第一节　概　述

近年来，精神健康问题受到越来越多的关注。据世界卫生组织 2017 年数据显示，目前全球估计有约 3.22 亿抑郁障碍患者，约 2.64 亿焦虑障碍患者。2019 年，在中国精神卫生调查成果高峰论坛中，公布的我国首次全国性精神障碍流行病学调查结果显示，我国焦虑障碍患病率约达 4.98%；心境障碍患病率约为 4.06%；酒精药物使用障碍患病率约为 1.94%；间歇爆发性障碍患病率约为 1.23%；精神分裂症及其他精神病性障碍终生患病率约为 0.61%；进食障碍患病率低于 1‰；65 岁及以上人群老年期痴呆终生患病率约为 5.56%。此次大型的流行病学调查，使我国对几十年来经济社会迅速转型过程中，精神障碍疾病的负担有了一个客观认识。在 21 世纪，关注精神健康、积极防治精神障碍已经成为医疗工作的重心之一。

一、精神病学的概念

精神病学（psychiatry）是研究各种精神障碍的病因、发病机制、临床表现及其诊断、治疗、预防和康复的一门学科，是临床医学的分支。

精神病学所研究的精神障碍是指在各种生物、心理及社会环境因素影响下，大脑功能失调，导致认知、情感、意志和行为等精神活动出现不同程度障碍为临床表现的疾病。由于精神障碍的病因、临床表现等的复杂性，精神病学的研究在其发展过程中形成了许多分支学科。如社会精神病学研究社会文化对精神卫生问题发生、发展的影响；司法精神病学研究精神病患者所涉及法律问题；精神药理学研究精神治疗药物的作用规律；精神病理学研究异常情感、行为等产生的原因；生物精神病学从生物学的角度，探讨精神障碍的病因、病理等。此外，还有研究特殊群体精神障碍的儿童精神病学、老年精神病学等。

随着社会的进步，人们对精神健康问题的关注已经超越了传统的精神病学范畴，精神病学的研究和服务对象从重型精神障碍转变为轻型精神障碍，许多学者倾向于用精神医学替代精神病学这一概念。精神医学(phychological medicine)是研究精神障碍的病因、发病机制、临床表现、诊断、治疗、预防以及研究心理社会因素对人的健康和疾病的影响的一门学科。包括精神病学和精神卫生学(mental hygienics)两个主要方向,其中精神病学更多地关注已患病个体的诊断和治疗,精神卫生学则更多关注精神障碍的病因和预防,以避免精神障碍的发生,维护民众的心理健康。精神病学和精神卫生学两方面的知识对作为健康维护者的护士都是必不可少的。

二、精神障碍、精神健康的概念

(一)精神障碍

精神障碍(mental disorder),又称精神疾病(mental illness),是指由于各种因素的作用所导致的人的认知、情感、意志行为等精神活动方面的异常,是一组伴有主观痛苦体验和社会功能损害的具有诊断意义的精神方面的问题。

(二)精神健康

精神健康(mental health),也叫精神卫生,世界卫生组织认为精神健康是一种完好的状态,在这种状态下,个体能够认识到自己的能力,应对日常生活中正常的压力,并且能够卓有成效地工作,对社会有所贡献。精神健康是个人和社会的完好状态和有效工作的基础,不仅仅是没有精神障碍而已,精神、躯体和社会的功能是互相依存的。

精神障碍和精神健康很长一段时间以来都被当成是分开的概念。由于对精神疾病广泛存在的耻辱感,人们愿意委婉地使用"精神健康"这个术语来描述对精神障碍及其相关患者的治疗和服务。这种用法导致了精神健康与精神障碍概念的混淆。到目前为止,世界上很多地方对精神障碍的治疗是与其他疾病分开进行的。一些看起来不可治愈的患者使人们认为精神障碍的病因是生物性的,促进精神健康与解决现实存在的精神障碍无关,从而减少了对精神障碍患者的治疗与康复的投入。2003年,美国George Vaillant提出,精神健康太重要了,不能被忽视,它需要有明确的定义。但这个概念的确定并不容易,因为精神健康有时还会取决于地理、文化和历史的背景。尽管有这样那样的困难,共性的东西和某些共同的成分对精神健康具有普遍的重要意义,现在更多的人倾向于将精神健康定义为积极的情感或情绪,如感觉到快乐,拥有自尊与自主的心理资源的人格特征,具有能够应对逆境的灵活性等。

知识链接

有关积极的精神健康概念的一些观点

积极的精神健康概念认为:文化背景(cultural context)、人格类型(personality types)以及情感维度(affective dimension)等方面都会影响人的精神健康。HB Murphy(1978)认为精神健康会受文化背景的影响,在不同的环境、文化、社会经济与政治影响下,精神健康具有不同的含义。Leighton & Murphy(1987)假设健康人群都有不同的应对策略,其中有些策略是相对不健康的,当受到不良刺激时,这些不良的应对方式可能增大个体罹患精神障碍的风险。

三、精神科护理学的概念

精神科护理学(nursing psychology)是研究人类异常精神活动和行为的护理、保健及康复的一门学科。它是精神病学的一个重要组成部分,又是护理学的一个分支。美国护理协会精神科护理委员会认为精神科护理的目的在于预防和治疗精神方面的障碍,以维护和促进民众的精神健康。精神科护理活动是以护理服务对象为中心的整体护理,护士运用治疗性的人际关系及沟通技巧,通过改善其治疗环境,帮助服务对象学习和发展健康的行为模式,增强其社会适应能力,从而获得精神健康。

第二节 精神医学与精神科护理学的发展简史

一、精神医学的发展简史

精神医学的发展历史,受到当时的生产力水平、社会政治经济状况、基础科学水平、哲学思潮以及宗教的影响。

(一)古代精神医学的发展

史前时期为迷信期,认为所有疾病都与超自然有关。

古希腊罗马时期的精神医学与医学的发展同步,其中,古希腊最伟大的医学家希波克拉底提出了体液学说,他认为人体内存在四种体液:血液、黏液、黄胆汁、黑胆汁,这四种体液组成比例的不同将人分成多血质、胆汁质、黏液质和抑郁质四种类型。四种体液正常混合则健康,当某种体液过多或过少时就产生疾病。同时他认为精神现象是人脑的产物,强烈反对精神疾病是由于神灵或魔鬼缠身所致的观点。希波克拉底因此被称作精神病学之父。与希波克拉底同时代的著名哲学家柏拉图也主张,精神障碍患者应当在家里受到亲属很好的照顾,而不应让他们在外游荡,如果家属不这样做,则应被处以罚金。

中世纪时期,由于宗教和神学统治了一切社会领域,迷信、巫术横行,科学被扼杀。此期精神障碍患者被认为是"魔鬼附身",被送进寺院囚禁起来,使用驱鬼、祷告的方法来"治疗",或使用各种残酷的方法严刑拷打,甚至被活活烧死等。这一时期是精神病学发展史上最黑暗的时期。

(二)近、现代精神医学的发展

1793 年法国精神病学家比奈尔(Pinel)主张人道地对待患者,使精神障碍患者从监狱般的囚禁生活中解脱出来。将疯人院变成了真正的医院,开辟了精神病学史上的新纪元,比奈尔的工作被认为是现代精神医学的首次革新。1883 年著名的神经精神病学家克雷丕林(Kraepelin),充分利用前人积累的经验,通过自己大量的临床实践,分析成千的病例,将内外科疾病的研究方法运用于精神疾病的分类,创立了"描述性精神医学",明确地区分了两种精神病,即躁狂忧郁性疾病(情感性精神障碍)和早发性痴呆(精神分裂症),因此被称作现代精神病学之父。犹太裔奥地利人弗洛伊德(S. Freud)创立的精神分析学派,利用自由联想和梦的解析去了解人类的心理症结,奠定了动力精神医学的基础,将精神医学带入"心因性病因论"的研究范畴,被称作精神医学第二次革新。仲斯(Maxwell Jones)推行治疗性社区以缩短患者和社区间的距离,社区精神卫生运动的开展是精神医学的第三次革新。1953 年精神药物的发现使精神病的预防、治疗、康复有了突破性进展,生物精神医学的发展是精神医学的第四次革新。

ER-1-1

精神药物

(三)现代精神医学在中国的发展

19 世纪末开始,国外精神医学开始传入我国,一些教会在我国广州、北京等地相继建立了精神病院和收容所收治精神病患者。中华人民共和国成立以后,我国精神医学进入了一个新的历史时期。根据 2006 年卫生部组织的全国精神卫生资源调查,1979 年全国在精神科工作的医师为 11 500 名,2005 年则为 19 130 名。在北京、南京、上海、成都、长沙等地形成了几个著名的临床及学术中心,成立了全国性的学术团体,出版了许多专业书籍和杂志。21世纪以来,精神医学的临床、教学、研究工作发展迅速,目前全国从事精神卫生工作的专业人员近2万人。同时,与国际精神医学界的交流更加密切。

二、中医精神病学发展史

(一)古代中医典籍中的精神病学

在我国,古代医学中虽没有专门的精神病学,但历代医书中均有记载。有关精神障碍现象的文字记载最早见于《尚书·微子》:"我其发出狂。"此后,历朝历代的医学著作中都有许多关于精神障碍的病因、病理、临床表现、治疗等方面的内容。

1. 中医精神障碍的理论基础 《黄帝内经》(以下简称《内经》)奠定了精神障碍的理论基础。《内经》将人的精神意识思维活动高度概括为"神""神明""精神",提出"心者,君主之官,神明出焉"。这其中的"神"包含了人的丰富的心理活动。《素问·八正神明论》曰:"请言神,神乎神,耳不闻,目明心开而志先,慧然独悟,口弗能言,俱视独见,适若昏,昭然独明,若风吹云,故曰神。"神即是人的思维活动。《灵枢·本神》曰:"随神往来者谓之魂,并精而出入者谓之魄。"魂、魄是"五神"(神、魂、魄、意、志)中的两种。这里的神即现代医学中所指的人的感觉。《素问·阴阳应象大论》曰:"人有五脏化五气,以生喜怒悲忧恐。"神在此时表现了人的情绪情感。从这些可以看出,中医学中关于人的心理活动及精神健康有许多宝贵的经验积累。

2. 中医精神障碍症状学研究 关于精神障碍的症状,许多中医典籍中都有翔实的记载。如精神障碍中的狂病,在《灵枢·癫狂》中载道:"狂始生,先自悲也,喜忘,苦怒,善恐者,得之忧饥。"《素问·脉要精微论》曰:"衣被不敛,言语善恶不避亲疏者,此神明之乱也。"《素问·阳明脉解》曰:"病甚则弃衣而走,登高而歌,或至不食数日,逾垣上屋,所上之处,皆非其素所能也。"这些记载了精神病患者的临床表现。东汉张仲景所著《伤寒杂病论》创立了辨证论治体系。他对外感热病或传染性疾病所引起的精神障碍做了深入细的观察,提出了如狂、发狂、郑声等症状名称。首次提出了惊悸、脏躁、奔豚、百合病等病名。

3. 中医精神障碍的病因学研究 关于精神障碍的病因、病理,中医有许多研究结果。如《素问玄机原病式·六气为病·火类》中说:"《经》注曰:多喜为癫,多怒为狂。然喜为心志,故心热甚则多喜而为癫也,怒为肝志,火实制金,不能平木,故肝实则多怒而为狂也。况五志所发皆为热,故狂者五志间发,但怒多尔。"《丹溪心法·癫狂》说:"癫属阴,狂属阳……大率多因痰结于心间。"提出了癫狂的发病与"痰"有关的理论,并提出了"痰迷心窍"的发病机制。

4. 中医精神障碍的治疗 对于精神障碍的治疗,《内经》多以针刺治之,其所创制的生铁落饮,开创了用清热泻火、醒神开窍之法治疗精神病的先河。晋代葛洪的《肘后备急方》收集了大量的民间简便验方,其中治疗精神病的方剂和针灸方法达20余种,并在书中介绍了用水淋喷的方法治疗精神病,这是最早的对精神障碍的物理疗法。

5. 中医精神障碍的预防 在精神障碍的预防方面,《左传·襄公十七年》记载国人驱逐疯狗。《庄子·外物》曰:"静然可以补病。"所涉及的都是预防精神障碍的方法。

(二)现代中医精神病学研究

中医发展到现代,开始采用一些现代科学的研究方法。特别在精神障碍的动物实验研究方面有许多成效。这些研究包括精神障碍病理机制的实验研究,赵益业等以束缚小鼠四肢设立肝郁证动物模型,选用溶血素、脾淋巴细胞转化率、白细胞介素2为指标,检测小鼠的免疫功能,结果提示肝郁证小鼠表现免疫低下。在单味中药的实验研究方面,张磊等采用1次性被动逃避反应-跳台法分别观察了人参和三七醇提物对小鼠学习记忆的影响,结果发现人参醇提物能明显对抗樟柳碱、戊巴比妥钠所致记忆获得障碍和环己酰亚胺、亚硝酸钠造成的记忆巩固不良及乙醇所致记忆再现障碍。针灸治疗精神障碍的动物实验研究开展得较晚,现处于起步阶段。蒋戈莉等采用甲醛液外敷兔窦房结区法建立了慢性病窦模型,并观测了针刺内关、郄门、人中对其心率、窦房结恢复时间及窦房时间和窦房结有效不应期的作用,提示针刺特定组穴可增加兔心率,改善病窦模型的电生理指标。这些研究使中医精神病学的内容更加丰富。但是,由于中医学理论是建立在古代阴阳、五行等学说基础上的经验医学,所以在精神医学理论上几千年来并没有更多的发展。

三、精神科护理学发展简史

精神科护理学的发展与精神医学的发展是密不可分的,18世纪后期,法国医生菲力普·比奈尔主张用人道主义的态度对待精神障碍患者,使精神障碍患者可以接受专业医护人员的服务,开创了精神科护理的先河。

1860年,护理学创始人弗罗伦斯·南丁格尔在英国开办了第一所护士学校,提出在护理患者机体的同时也要护理患者的精神。1873年,美国的琳达·理查(Linda Richards)女士由护理学校毕业后,从事对精神障碍患者的照顾,工作期间,她提出了对精神障碍患者的服务项目,发展并形成精神科护理的计划,主张对精神障碍患者的照顾质量应与一般躯体疾病患者的照顾质量相同,从而奠定了精神科护理学的基础,她被称为美国第一位精神科护理人员。

19世纪末,精神科护理人员的角色有了明显的变化,他们经过专门的精神科护理培训,将内、外科护理的经验应用于精神病医院的护理,并强调在护理工作中的爱心和耐心。

20世纪30年代,随着多种精神障碍治疗方法的出现,如胰岛素休克治疗(1935)、精神外科治疗(1936)、电抽搐治疗(1937)等,需要更有经验的精神科护理人员照顾精神障碍患者。20世纪50年代精神药物的问世,使精神障碍的治疗走出困境,同时也使精神科护理获得了发展的机会。

1953年,仲斯推行的治疗性社区缩短了患者和社区之间的距离,为精神科护理提供了新的拓展的方向。1954年,苏联医生普普金编写了《精神病护理》一书,详细阐述了精神障碍患者的症状护理和基础护理,强调以亲切、体贴、爱护的态度对待患者,尊重患者人权,改善患者生活条件,组织患者参加文娱和劳动治疗,恢复患者日常生活能力,由此开始了以症状护理为主的精神科护理工作。1964年,美国通过了《社区心理卫生中心法案》。在社区精神卫生运动的推动下,精神科护理的功能逐步由院内封闭的护理开始走向社区,精神科护理人员开始更多地关注精神障碍的预防保健和康复。

进入21世纪,精神科护理的发展更加迅速。在工作模式方面,对精神障碍患者实施系统化护理,不仅要解决患者的生理问题,还要帮助患者解决社会问题及心理问题。精神科护理的工作范围从医院护理扩大到社区精神健康护理以及精神障碍患者的家庭治疗和康复护理。精神健康工作的内容也从对精神障碍的防治扩展到预防和减少心理疾病和异常行为问题的发生。这些改变对精神科护理人员提出了更高的要求,护士不仅要掌握护理专业知识,还需要其他相关学科的知识。

第三节 精神科护理工作的范围与任务

一、精神科护理工作的范围

(一)精神健康的预防

开展社区精神健康知识宣传教育,提供给社区居民维护精神健康的方法,预防或减少精神障碍的发生。对社区居民精神健康状况进行定期的筛查,做到早发现、早诊断、早治疗。

（二）精神障碍的治疗

为精神障碍患者提供有效的治疗环境及治疗手段,矫治各种精神障碍,减轻精神障碍给患者带来的伤害,最大限度地促进患者恢复心理健康,回归社会。

（三）精神障碍的康复

针对慢性精神障碍患者的康复训练,包括音乐、绘画等康娱治疗,可以在医院内进行,也可在社区和家庭进行。其目的是恢复患者适应社会的能力,提高其生活质量。

（四）精神障碍的健康教育

对精神障碍患者及其家属的健康教育和指导,内容包括心理卫生的知识,对精神障碍的正确认识,抗精神病药物使用中的注意事项,各种精神障碍治疗手段的特点,防止精神障碍复发的知识等。其方式可以是个人指导、小组讨论、专题研讨及公众宣传。

二、精神科护理工作的任务

（一）精神障碍患者管理方法和制度的研究及实施

根据精神障碍患者的特点,制定合理的制度及管理方法,确保精神科护理工作的完成,维护患者的健康。

（二）精神科护患沟通技巧的研究和实施

探索与精神障碍患者有效沟通的方法,通过有效的沟通,与患者保持良好的护患关系,以利于精神科护理工作的开展。

（三）精神障碍患者特殊护理的研究和实施

根据精神障碍患者不同的护理问题提出针对性的护理措施,因人施护,因病施护。

（四）精神科护理观察、记录和资料整理工作

准确判断精神障碍患者的精神症状并进行详细地记录。

（五）社区精神健康的宣传及维护

通过社区精神健康宣传工作,满足人们对维护心理健康知识的需求,让全社会关注精神健康,纠正社会对精神障碍患者的偏见。

（六）精神科护理过程中的伦理和法律问题

尊重和维护精神障碍患者的利益和尊严,保障患者的各种权利。

第四节 精神科护理人员的角色功能与素质要求

一、精神科护理人员的角色功能

精神科护理人员的角色功能与其工作的性质、任务以及工作范畴密切相关。相对于其他科室而言,精神科护理人员的角色功能复杂,主要表现在以下几个方面。

（一）护理者

同其他临床科室的护士一样,精神科护理人员的工作包括基础护理、症状护理、心理护理等。其中安全护理是精神科护理工作重心之一。

（二）咨询者

精神科护士作为与患者接触最多的医务工作者,常常成为患者咨询医学知识的首选。此时的护士是患者了解其疾病、治疗、康复等信息的直接指导者,护士需要根据精神障碍患者的特点,运用良好的沟通技巧,将专业的医学知识传递给患者,帮助患者维护他们的健康。

（三）治疗者

精神科护理的治疗者功能体现在所进行的各项护理工作中。精神科护理人员在进行给药、电抽搐治疗等操作时,体现其治疗功能。在参与患者的家庭治疗、行为矫正、康娱治疗等工作时同样体现其治疗功能。

（四）家人替代者

部分精神障碍患者生活不能自理,此时护士需承担起患者家人的角色,为患者提供基本的生活照顾,包括患者的个人卫生、冷暖、饮食、睡眠以及安全。当患者对住院感到恐惧、焦虑的时候,精神科护理人员要面对和接纳患者的任何怪僻行为和异常的思维方式,像家人一样给他们安慰和鼓励,帮助患者逐渐纠正其异常的思维和行为,解除精神困扰,重新返回社会。

（五）健康教育者

精神科护理人员的工作内容之一是向患者、患者家属以及社区群体进行健康教育,提供各种健康信息,使他们了解疾病的病因、治疗、预防、康复及护理,包括用药注意事项、药物的毒副作用等方面的知识。同时精神科护理人员还承担着社区精神健康宣传的责任。

（六）协调者和管理者

精神科护理人员的协调管理工作包括与其他工作者之间的协调,如与精神科医生之间的信息交流,与社会工作者或患者家属之间的沟通,将所观察到的患者的病情资料提供给其他团队协作人员。此外,还需要进行住院患者的组织管理及协调工作,包括患者间矛盾的调解,患者日常娱乐、生活活动的管理等。

二、精神科护理人员的素质要求

（一）职业道德素质

精神科护理人员需要有高度的责任心、同情心、耐心和爱心,充分认识到精神科护理工作对患者、对社会的价值,提高自身职业的自尊心;充分理解与关心精神障碍患者的痛苦,尊重患者,维护患者的尊严,保护患者的利益,保守患者的秘密;给予患者人道主义的待遇,帮助患者获得与正常人一样的各种权利。

（二）心理素质

精神障碍患者常有负性情绪,这种情绪会对护理人员的心理活动造成一定的影响,精神科护理人员需要有良好的心理素质以应对工作环境给他们造成的影响;此外,精神科护理人员会因为社会对精神障碍的认识不足和偏见而不被重视,护理人员要有良好的自我调节能力。

（三）理论素质

精神科护理人员需要掌握精神病学、心理学、护理学等学科的相关理论知识,将这些知识运用到护理实践中,才能更好地为患者服务。

（四）精神科护理专业素质

为患者创造安全、舒适的环境,做好患者的日常生活护理;防止一切不良因素给患者带来的躯体和精神痛苦,防止意外事故的发生;严格执行各项规章制度,避免医源性伤害;积极开展工娱活动、康复护理及健康教育,提高患者社会交往的能力,恢复生活技能,帮助患者尽快回归社会;运用精神卫生知识开展精神卫生保健工作,维护民众精神健康;在工作中开展科学研究,完善精神科护理的理论及实践体系。

第五节 精神科护理相关的伦理与法律

国际社会和各国政府对精神健康问题相当重视,早在 1978 年,联合国就开始关注精神障碍患者的人权问题,之后通过调查研究发表了决议,强调精神健康立法要注意保护精神障碍患者的权益,重视促进社区化精神健康服务,提出精神卫生法的十项基本原则。世界上已有 100 多个国家相继制定和修订了精神卫生法,我国的精神卫生立法及防治工作则明显滞后。随着社会的发展,依法管理精神卫生事业迫在眉睫,目前我国在精神卫生医疗机构的设立及精神卫生的管理方面都积累了较丰富的经验,《中华人民共和国精神卫生法》已获通过。

🔍 知识链接

中华人民共和国精神卫生法

2011 年 9 月 19 日召开的国务院常务会议,讨论并原则通过《中华人民共和国精神卫生法(草案)》。草案实施一年后的 2012 年 10 月 26 日,全国人大常委会表决通过了精神卫生法。法案共七章,第一章总则,第二章心理健康促进和精神障碍预防,第三章精神障碍的诊断和治疗,第四章精神障碍的康复,第五章保障措施,第六章法律责任,第七章附则。法案规范了精神卫生服务,保护精神障碍患者合法权益和人格尊严,确保精神障碍患者不因贫困而得不到救治,确保有肇事肇祸危险的严重精神障碍患者不因疏于管理而伤害自身或危害社会与他人,确保无需住院治疗的公民不因程序或制度缺失而被强制收治。草案对精神障碍的诊断和住院治疗、预防和康复、救助以及严重精神障碍患者的管理等作了规定,并对故意将非精神障碍患者作为精神障碍患者送入医疗机构、医疗机构未以精神健康状况为依据将就诊者诊断为精神障碍患者、司法鉴定人出具虚假鉴定意见等行为,设定了严格的法律责任。2013 年 5 月 1 日《中华人民共和国精神卫生法》正式实施。

一、精神障碍患者的权利

(一)医疗保健权

禁止歧视、侮辱、虐待、遗弃精神障碍患者,每位精神障碍患者都有权得到最佳的精神卫生保健护理。

(二)拒绝住院的权利

精神科工作人员应尽一切努力避免非自愿住院,但如果由于病情严重,判断力受损等情况,患者未入院就可能导致病情恶化,则可以采取非自愿住院方式。非自愿住院要有必要的手续,如必须经过两位精神科医师诊治同意住院治疗,住院以后还要求有上报、审查等手续或措施,以保护精神障碍患者的权益。

(三)人身自由和人格尊严

任何精神障碍患者的人格有权受到尊重,有权受到人道主义待遇,不受任何形式的有辱人格或其他方式的虐待,不得有任何基于精神障碍的人格歧视。禁止非法限制精神障碍患者的人身自由。不得对住院的精神障碍患者进行人体束缚或采用非自愿的隔离措施,除非为了保护精神障碍患者的权利或使其身心得到发展而必须采取的特别措施,以及对精神障碍患者本人有危险或对他人的安全构成威胁而进行的约束。

(四)隐私权

未经本人或者其监护人同意,任何单位或者个人不得公开精神障碍患者及其家属的姓名、住址、工作单位、肖像、病史资料以及其他可能推断出其具体身份的信息。未经精神障碍患者或者其监护人、近亲亲属书面同意,不得对其进行录音、录像、摄影或者播放与该精神障碍患者有关的视听资料。非法侵害精神障碍患者隐私权的,应当依法承担相应的行政责任、民事责任,构成犯罪的,依法追究刑事责任。

(五)学习和劳动就业的权利

精神障碍患者病愈后,依法享有入学、应试、就业等方面的权利。在劳动关系存续期间或者聘用合同期内,精神障碍患者病愈后,其所在单位应当为其安排适当的工种和岗位,在待遇和福利等方面不得歧视。同时,精神障碍患者也有权参加各种形式的职业技能培训,提高就业能力。

(六)知情同意权

精神科工作人员要以患者能够理解的语言告知精神障碍患者的疾病诊断,治疗方案的选择和可能后果等情况,并取得患者的同意。如未经患者的同意,就不能对患者实施治疗。精神障碍患者及其监护人或者近亲亲属有权要求医疗机构出具疾病的书面诊断结论,了解病情、诊断结论、治疗方案及其可能产生的后果。需要为精神障碍患者施行精神外科手术等特殊治疗的,医疗机构应当告知精神障碍患者或者其监护人、近亲亲属该治疗手段可能产生的后果,取得本人或者其监护人的书面同意。

(七)通信及会客权

住院治疗的精神障碍患者享有通信、受探视权利。因病情或者治疗等原因需要限制住院精神障碍患者上述权益时,医师或者护士应当将理由告知该精神障碍患者或者其监护人、近亲亲属,并在病历中记录。

(八)诊断复核权

对被诊断患有精神障碍的患者,医疗机构应当按照国家现行的医学标准或者参照国际通行的医学标准进行诊断复核。对经诊断复核未能确诊或者对诊断复核结论有疑义的,医疗机构应当组织会诊。

二、精神障碍患者的刑事和民事法律问题

(一)精神障碍患者刑事责任能力的评定

刑事责任能力是指行为人能够正确辨认自己行为的性质、意义、作用和后果,并能依据这种认识而自觉地选择和控制自己的行为,从而对自己所实施的刑法所禁止的危害社会行为承担刑事责任的能力。精神障碍患者责任能力的评定需要符合医学条件和法学条件。

1. 无责任能力的评定 医学条件包括:临床上诊断患某种严重的精神障碍,并且处于疾病的发作期;中度或重度精神发育迟滞,或轻度精神发育迟滞伴发精神病性发作;与精神病等位的严重精神障碍,包括有严重意识障碍的癫症和4种例外状态(病理性醉酒、病理性激情、病理性半醒状态和一过性意识模糊)。法学条件包括:具备以上医学条件之一的被鉴定人,在发生危害行为的当时由于某种精神病性症状,如严重意识障碍、智能障碍、病理性幻觉、妄想、思维障碍、急性躁狂状态,而使其辨认或控制能力丧失。

2. 限定责任能力的评定 医学条件包括:精神障碍未愈,部分缓解或残留状态;轻度至中度精神发育迟滞;具有明显精神障碍。法学条件包括:具备以上医学条件之一的被鉴定人,在发生危害行为的当时由于明显的精神障碍使其辨认或控制能力有所削弱,但尚未达到丧失或不能控制的程度。

3. 完全责任能力的评定 医学条件包括:精神障碍已经痊愈,或者缓解处于间歇期;轻度或轻微的精神发育迟滞;无明显的精神障碍;诈病或无病。法学条件包括:被鉴定人具备以上医学条件之一,危害行为发生时,无客观证据可证明辨认能力或控制能力有明显削弱。

(二)精神障碍患者民事行为能力的判定

民事行为能力主要是指自然人能够以自己的行为按照法律规定处理日常事务的能力。

笔记栏

如结婚、离婚、抚养子女、遗嘱、合同以及诉讼能力。根据行为能力的大小,它被分为无民事行为能力、限定民事行为能力和完全民事行为能力。判定是否有民事行为能力需要依据医学和法律检验标准,两个标准同时并存,缺一不可。医学标准是根本,即首先要判明被鉴定人是否有精神障碍,是什么精神障碍以及其严重程度。其次,再评价法律标准,即被鉴定人是否达到辨认或控制能力受损的严重程度,从而评定其能力受损的程度,即丧失、限定还是完全责任能力。各种精神障碍的民事行为能力的判定标准大致如下。

1. 无民事行为能力 严重的精神病如精神分裂症、情感性精神障碍、老年性精神病等,多是丧失辨认或控制能力,没有自知力的,属于无民事行为能力。

2. 部分行为能力 精神发育迟滞者(中等度、轻度)多能较好地拥有对周围环境的认识、批判能力,自知力多完整,属于部分行为能力。

3. 完全行为能力 大多数人格障碍者、神经症患者及处于间歇性疾病缓解期的患者,保留着很好的辨认或控制能力,属于完全行为能力。

(三)司法精神医学鉴定

司法精神医学鉴定是指受司法部门的委托,鉴定人应用临床精神医学知识、技术和经验,对涉及法律问题又有或怀疑有精神障碍的人进行精神状况的检测分析、诊断以及判定其精神状态与法律的关系的过程。可疑患有精神障碍的刑事案件中的被告人、民事案件中的原告、服刑中的罪犯等均属于司法精神病学鉴定范畴。鉴定的任务是明确被鉴定人员有无精神障碍,患何种精神障碍,实施触犯法律行为时的精神状态及两者的关系如何,以及有无刑事责任能力、民事行为能力等。目前我国的鉴定机构主要有两种:一是医学鉴定机构,二是司法鉴定机构,鉴定机构一般采用3~5人小组鉴定方式。

三、精神科护理伦理道德的特殊要求

(一)精神障碍患者的隐私保护

隐私权是精神障碍患者的基本人权,相关的法律法规规定,即使家庭成员也无权获得患者的治疗信息(未成年人除外),包括在与媒体接触时,精神科护理人员不可以向媒体公开任何人可能存在的精神障碍信息。同时也不可因个人原因、商业或学术利益使用患者的信息。但隐私涉及内容会威胁患者或他人利益时,临床工作者有义务和责任向特定的机构透露相关信息,如自杀、暴力倾向等。

(二)有效的专业技术支持

护士应提供有效的方式使精神障碍患者不再遭受病痛的折磨,并尽量选择对患者的不良影响最少的方式。不可参与对精神障碍患者造成生理或心理伤害的任何活动。

(三)合作伙伴式的护患关系

建立相互信任、相互尊重的护患关系,允许患者有自主决定的权利,并向患者提供相关信息以便于患者根据个人价值和喜好做出合理决定。当患者因精神障碍不能做出正确决定时,应当与其家庭成员进行商讨,必要时可寻求法律咨询来维护患者的法律尊严和合法权利。任何护理的实施都不能违背患者的意愿,除非拒绝该护理措施可能会给患者或其周围人带来生命危险。

(四)尊重精神障碍患者的知情权

对患者进行评估时,精神科护士的首要职责是告知患者评估的目的,评估结果的用途,及评估可能出现的影响。当精神科护士作为第三方证人时更为重要。

(五)科学研究中的伦理

由于精神障碍患者是非常容易受到伤害的研究对象,必须格外谨慎以保护患者的自主性和精神躯体状况的完整。无论是流行病学研究,社会学研究还是与其他学科的合作研究或者多中心研究,在选择研究对象群体时必须遵守伦理准则。

笔记栏

学习小结

1. 学习内容

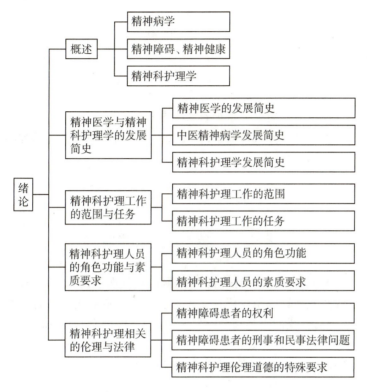

2. 学习方法

学习本章时,需理解并记忆精神病学、精神障碍、精神健康、精神科护理学这几个基本概念的含义,通过对精神医学及精神科护理学发展历史的学习了解精神病学的发展沿革。对精神科护理工作的范围、任务,以及精神科护士角色功能的学习,最好参照精神科护理人员日常工作来理解。精神障碍相关的伦理及法律问题,需通过对相关案例的分析来理解精神病患者应该拥有的权利。

扫一扫,
测一测

（余雨枫）

复习思考题

1. 根据精神医学及精神科护理学发展史,思考如何理解精神科护士的角色功能?
2. 根据精神障碍的特点,思考护理人员应如何保护精神障碍患者的权利?

PPT 课件

第二章

精神障碍的病因与分类

◤ 学习目标

识记：精神障碍的病因。

理解：精神障碍常见诊断分类系统的主要内容及特点。

运用：能区分常见精神障碍的病因，并对将要学习的各种常见的精神障碍的种类及病因形成一个系统的认识体系。

第一节　精神障碍的病因

人类对精神障碍的认识从远古时代就开始，随着现代医学的发展而不断深入，但由于精神障碍的病因复杂，其发病原因至今仍存在争议。各国学者对精神障碍的发病原因提出了许多假说。这些假说对于我们了解精神障碍、治疗精神障碍有着重要的指导作用。中医观点认为精神障碍主要是六淫致病、七情内伤、饮食劳倦等，导致脏腑气血、阴阳失调而发病。现在一般认为精神障碍的发生是生物、心理与社会共同作用所致。

一、生物因素

（一）遗传因素

遗传因素是造成异常精神活动的重要因素之一。有关精神分裂症、智力发育障碍的某些类型和偏执性精神障碍等研究显示，精神障碍具有明显的遗传倾向，但目前绝大多数的精神障碍都不能以单基因遗传来解释，而是多个基因的相互作用。通常血缘关系愈近，发病率愈高。研究显示，在普通人群中，精神分裂症的发生率约为1%，而如果有患该病的一级亲属（父母、兄弟、姐妹），发生率约为10%，若为精神分裂症患者所生同卵双生子，大约有40%～65%概率患上该病。细胞遗传学研究发现，染色体的缺失、重复、倒置、易位都可以导致精神障碍。位于染色体上的基因，发生突变时会影响到蛋白质的合成，造成体内某些酶缺乏或者功能异常，也可能会导致精神障碍。但是每个基因的影响还无法独立引起疾病，在现有条件下，调查遗传物质仍不太可能预测谁会患病。

（二）神经发育因素

神经发育异常学说逐渐成为精神疾病发病机制的主要前沿研究领域。该学说认为，遗传因素以及早期环境因素干扰了神经系统的正常发育，导致神经元增殖、分化异常，突触过度修剪或异常联系等。共同表现为脑结构改变，包括额叶、颞叶内侧及海马等脑区的灰质和白质减少和体积缩小等。已有证据表明，精神分裂症、注意缺陷多动障碍、孤独症谱系障碍可能为一个疾病谱，它们有共同的发育异常基础。个体在发育早期，由于遗传和环境因素的相互作用，影响了特定脑区的发育，导致神经发育异常，而不同脑区发育异常则分化为各种不同的精神疾病,表现出不同的临床特征。

（三）性别和年龄因素

精神障碍的发生与不同的年龄和性别有一定关系。

1. 性别　精神障碍的发生比率在不同性别人群有明显的差异。女性受月经、妊娠、分娩、泌乳和产褥等影响,易罹患抑郁障碍、焦虑障碍等;男性则多见于双相障碍、酒精依赖、药物依赖、反社会品行障碍等。

2. 年龄　不同的年龄可出现不同的精神障碍。儿童容易出现情感及行为障碍,表现为孤独症谱系障碍、注意缺陷多动障碍等。青春期则容易出现神经衰弱、强迫性障碍、分离障碍、双相障碍、精神分裂症等。中年期常表现为妄想及各种情绪问题。更年期的精神症状以情感脆弱为主,常表现为易激动、伤感、多疑、过敏、多虑等。老年期容易患脑动脉硬化性精神障碍、帕金森病、阿尔茨海默病和其他脑退行性疾病伴发的精神障碍。

（四）器质性因素

1. 感染　目前已证明全身感染、中枢神经系统感染及其他系统感染均会导致精神障碍。各种病原体感染所引起的高热可导致脑功能紊乱,从而引起各种精神障碍。常见的感染有流行性感冒、败血症、肺炎、脑炎等。

2. 躯体疾病　一些躯体疾病影响到脑功能时会导致精神障碍。常见的有肝性脑病、肾性脑病、糖尿病、低血糖、系统性红斑狼疮等疾病伴发的精神障碍。

3. 化学物质引发的精神障碍　某些对中枢神经系统有害的化学物质进入体内会产生精神障碍。常见的有海洛因、大麻等成瘾物质;酒精;镇静药、催眠药、阿托品等医用药物;苯、有机汞等工业毒物以及一氧化碳。

4. 颅脑疾病　包括颅脑外伤后脑组织损害引起的短暂的或持续的精神障碍,以及颅内肿瘤、脑变性疾病等引发的精神障碍。

（五）神经生物化学改变

脑组织是一个复杂的有机体,有关脑的神经生物化学的研究显示,精神分裂症患者的阳性症状可能与多巴胺功能亢进有关;抑郁障碍患者的抑郁心境、失眠、焦虑不安等可能与脑中去甲肾上腺素及 5-羟色胺功能活动降低有关;而躁狂症患者常表现为 5-羟色胺功能增高;月经前紧张症的发生可能与垂体催乳素分泌过多有关;更年期及产后常易发生抑郁,可能与雌激素与黄体酮的不平衡有关。

二、心理因素

早在古希腊,医学家希波克拉底就论述了情绪和性格类型对疾病和健康的影响。心理因素在精神障碍发病中起重要作用,影响精神障碍的发生发展。

（一）人格特征

人格是具有不同遗传素质的个体在不同的社会环境中形成的,带有一定倾向的、比较稳定的心理特征总和,它与精神障碍的发生密切相关。研究表明有 30%~50% 精神分裂症患者的病前人格有类似的特点,如回避性、依赖性、敏感、怪癖、情感冷淡等分裂性人格。对双相障碍与循环型人格之间关系的研究表明,外向型人格易患双相障碍,内向型人格多易患精神分裂症。巴甫洛夫将人的气质分为艺术型、思维型和中间型三类,艺术型多见于分离障碍,思维型可见于强迫性神经症,中间型常见于神经衰弱。当然,没有研究显示,人格特征与精神障碍的发生为单一相关性。

（二）应激

塞里(Selye)认为应激是个体对环境刺激所引起的非特异性的生理反应,心理学将心理应激定义为个体与环境之间相互作用中为主体所察知的需求与满足需求的能力失去平衡所产生的一种心身紧张状态。每一个生活在社会中的人,总会遇到各种各样应激源的刺激,人通过对这些刺激的认知评价,做出相应的反应。研究显示,应激与人的精神障碍间有密切的联系。地震、水灾、火灾、车祸、亲人猝死等灾难事件,多迅速引起短暂或持久的精神障碍。个体对应激的应对方式,是否逃避应激源的刺激,是否动员全部潜能正面迎战,是否积极利用社会支持系统主动求助,是否自觉学习运用多种应对策略,均会影响到人的精神健康。

知识链接

应激对儿童脑功能及行为的影响

海马与前额叶功能在儿童期脑认知功能发展过程中起着促进作用。前额叶是高级认知加工的重要脑区。在应激状态下,杏仁核激活了下丘脑和脑干,促使大量的 NA 和 DA 分泌,应激下高浓度的 NA 和 DA 会损害前额叶的功能。海马是学习记忆的主要器官,儿童需要依赖于海马系统不断获取和整合信息。应激状态下细胞内 Ca^{2+} 超载,引发海马神经元细胞长时程基因表达、调控异常,促使中枢神经系统神经可塑性改变,最终导致认知功能障碍与情绪反应异常。

不同年龄阶段的儿童对应激反应有一定的差异。学龄前儿童的反应主要体现为急躁、呆滞、睡眠失调等;学龄儿童的反应则多表现为学习能力下降和攻击行为等。青少年期的反应以自我伤害行为、丧失现实感、物质滥用等。

三、社会文化因素

社会文化因素与心理因素协同,在精神障碍的发生与发展中发挥重要作用。
(一)社会环境
社会行为规范对人的约束与压力,社会地位以及经济收入等与精神健康密切相关。童年期的家庭教养和境遇、家庭氛围、家庭成员间的关系,家庭成员间相互交流的模式,均会影响家庭成员的性格等行为模式的建立。青年期的学校教育和社会活动、成年期社会环境和生活影响等心理刺激容易引起精神紧张,导致精神障碍。
(二)文化因素
社会习俗或舆论、宗教信仰、社会群体亚文化等与人的精神健康关系密切。移居国外或到本国的陌生地区居住的移民,会因为陌生的文化环境产生精神障碍。这与移民的文化背景导致其在新的环境中表现出的文化休克有关,此外,他们还存在言语不通、生活困难等诸多适应上的问题。不同文化背景影响下产生的精神障碍的病种、症状均不相同。如中国农村居民的妄想内容多为被害以及附体等;幻觉往往以神、鬼、鼠、狐或死亡的家人等的形象为多。城市居民的妄想常以电波、光线、电子、卫星、物理性仪器摇控等居多。某些特定的民族还可出现一些特殊的精神障碍,如马来西亚、印度尼西亚等东南亚国家或地区的缩阳症,加拿大森林地区的冰神附体,澳大利亚北部的灵魂附体等。
(三)生态环境
不同的地理气候环境会影响人形成不同的生活方式及性格行为特征,人口居住的密度及居住方式、生活方式、饮食习惯、环境污染均会影响人的精神健康。如大气污染、噪声等,除了带给人体生物学伤害外,也会使人产生烦闷、紧张、焦虑等负性情绪,从而出现精神障碍。

四、精神障碍病因的中医学观点

中医认为人体是一个有机的整体,构成人体的各个组成部分之间在结构上密不可分,在功能上相互协调、作用、影响和传变。同时人是一个开放的系统,与外界环境保持一种动态的平衡状态,从而保持人体正常生理活动。若这种动态平衡因某些原因遭到破坏,可出现一系列病理变化。外界不良刺激是人体发病的重要因素,但是否发病还取决于人体的禀赋素质,以及对外界环境的适应能力。中医认为精神障碍的常见病因有外感、内伤及其他致病因素。

（一）外感致病因素

由外而内,或从肌表、口鼻侵入人体引起外感疾病的致病因素,导致精神障碍主要为六淫致病。六淫,即风、寒、暑、湿、燥、火六种外感病邪的统称。六淫是不正之气,所以又称为六邪。六淫对精神疾病的发生,可以是直接原因,也可以是间接原因。《左传》曰:"阴淫寒疾,阳淫热疾,风淫末疾,雨淫腹疾,明淫心疾,晦淫惑疾。"其中"心疾"与"惑疾"都是导致精神障碍的相关疾病。后世温病学派在风温、暑温、湿温中描述了狂乱、抽搐等神经精神症状均与外感因素有关。

（二）内伤致病因素

当人的情志活动或生活起居失常,超过自身调节范围,损伤气血阴阳而发病。导致精神障碍的内伤致病因素有七情内伤、饮食劳倦等。七情即喜、怒、忧、思、悲、恐、惊,七种情志变化,是机体的精神情绪状态。当突然、剧烈或持久的情志刺激,超出人体调适范围时,可导致机体的气机紊乱,脏腑阴阳气血失调,从而影响人的精神情志活动,出现精神情志异常。七情致病不同于六淫,可直接伤及内脏,影响脏腑气机。《素问·阴阳应象大论》曰:"怒伤肝,喜伤心,思伤脾,忧伤肺,恐伤肾。"《素问·举痛论》曰:"怒则气上,喜则气缓,悲则气消,恐则气下……思则气结。"

（三）其他致病因素

其他致病因素是指介于内因与外因之间的致病因素,如先天因素、素质因素、虫毒所伤、跌仆损伤等。此外痰饮、瘀血也是精神障碍的重要因素,是疾病过程中形成的病理产物。王清任认为气结为其发端,血瘀是其终端。《医林改错》曰:"俗言肝气病,无故爱生气,是血府血瘀。"

综上所述,现代医学认为生物学因素和心理、社会因素在精神障碍发生、发展中均起着重要作用。中国传统医学强调整体观念,天人合一,认为精神障碍多为外感致病、内伤致病及先天因素、虫毒所伤等其他因素所致,中西医学均强调各种影响因素无法截然分开,是相互作用、相互影响的。但目前精神障碍的病因学研究还不够完善,未来随着科学技术的进步,方法学的创新,精神障碍病因学的研究将会有新的突破,精神障碍遗传学研究将从细胞水平向分子水平过渡。神经生化假说将会进一步得到论证或挑战,脑功能影像学也会有新的研究成果。

ER-2-1

中国传统文化视角下的心身观

第二节　精神障碍的分类

精神障碍的分类是指将各种精神症状根据症状的发生、临床特点、病程和转归的内在规律性,以一定的标准和目的给予分类和整理,形成标准的诊断分类系统,以利于临床工作及学者间的学术交流。

近代法国精神病学家 Pinel 曾将精神障碍患者分为狂症、郁症、呆症和白痴。现代精神病学的奠基人 Emil Kraepelin 将精神障碍分为早发性痴呆(精神分裂症)、躁郁症、妄想狂等疾病。目前常用的精神障碍分类系统包括国际精神障碍分类、美国精神障碍分类、中国精神障碍分类。

一、国际精神障碍分类系统

世界卫生组织编写的《疾病及有关保健问题的国际分类》(International Statistical Classification of Diseases and Related Health Problems，ICD），简称《国际疾病分类》。1948 年 WHO 颁布了 ICD-6，首次将精神障碍分类纳入其中，但内容简单，缺乏实用价值。后几经改变，进行补充、完善后，1990 年出版了更加规范的《国际疾病分类第 10 版（ICD-10）》。ICD-10 是世界上应用最广泛的版本，其主要功能是解决疾病和死因的统计问题。但随着医学科学的迅速发展，ICD-10 中的部分内容已不再适用。为了使疾病分类更好的反应医学发展，2007 年 WHO 启动了 ICD-11 的修订工作，2012 年完成基本模型的建立，而后进入起草阶段，2014 年开始评审修订，2018 年 6 月正式出版了《国际疾病分类第 11 版（ICD-11）》。2018 年 12 月我国编译形成了《国际疾病分类第十一次修订本（ICD-11）中文版》。ICD-11 共有 28 个章节，第六章为精神、行为或神经发育障碍，第七章为睡眠-觉醒障碍。与 ICD-10 及更早的版本相比，ICD-11 最本质的变化是改变了分类单元的定义模式，建立了基于本体模型的分类体系，并根据当前医学科学的发展对分类层次和内容进行了修订与完善，提出了新的编码形式，编码容量得到极大扩展，应用范畴较 ICD-10 更为广泛。ICD-11 主要分类类别见附录一。

二、美国精神障碍分类系统

美国精神障碍分类系统称为《精神障碍诊断与统计手册》（Diagnostic and Statistical Manual of Mental Disorders，DSM），DSM-Ⅰ在 1952 年出版，1980 年出版 DSM-Ⅲ，其分类框架与前两版有较大的修改，该标准以描述性诊断为特点，摆脱了学派干扰。每种病均有具体的诊断条目，使诊断的一致性大为提高。另外还提出了多轴诊断的概念（但仍以临床轴为主）。1994 年出版了第四版（DSM-Ⅳ），逐渐向 ICD-10 靠拢。目前最新版本为 2013 年出版的 DSM-5。DSM 系统分类虽然主要用于美国，但因其有详细的诊断标准，因此具有较大的国际影响力。

DSM-5 主要疾病分类如下：

1. 神经发育障碍
2. 精神分裂症谱系及其他精神病性障碍
3. 双相及相关障碍
4. 抑郁障碍
5. 焦虑障碍
6. 强迫及相关障碍
7. 创伤及应激相关障碍
8. 分离障碍
9. 躯体症状及相关障碍
10. 喂食及进食障碍
11. 排泄障碍
12. 睡眠觉醒障碍
13. 性功能失调
14. 性别烦躁
15. 破坏性、冲动控制及品行障碍
16. 物质相关及成瘾障碍
17. 神经认知障碍
18. 人格障碍
19. 性欲倒错障碍
20. 其他精神障碍
21. 药物所致的运动障碍及其他不良反应
22. 可能成为临床关注焦点的其他状况

三、中国精神障碍分类系统

中国精神障碍分类及诊断标准(Chinese Classification and Doagmpstoc criteria of mental disorders,CCMD)。1958 年南京会议推出第一个分类方案,1978 年归纳为 10 类(CCMD-1),国内目前主要使用 2001 年出版的 CCMD-3。CCMD-3 以前瞻性现场测试结果为依据,同时也参考以前的 CCMD 版本和 ICD-10、DSM-Ⅳ。其主要分类如下:

0 器质性精神障碍

1 精神活性物质所致精神障碍或非成瘾物质所致精神障碍

2 精神分裂症和其他精神病性障碍

3 情感性精神障碍(心境障碍)

4 癔症、严重应激障碍和适应障碍、神经症

5 心理因素相关生理障碍

6 人格障碍、习惯与冲动控制障碍和性心理障碍

7 精神发育迟滞与童年和少年期心理发育障碍

8 童年和少年期的多动障碍、品行障碍和情绪障碍

9 其他精神障碍和心理卫生情况

学习小结

1. 学习内容

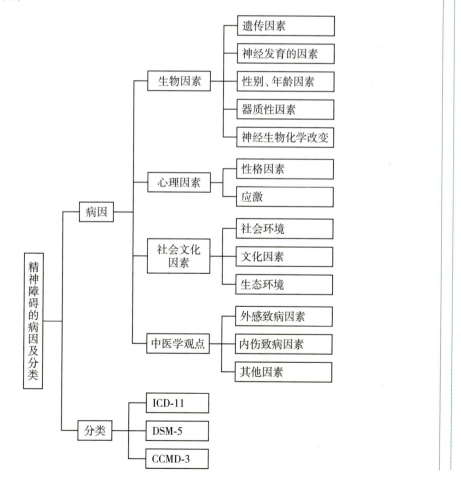

2. 学习方法

在本章学习中,对精神障碍病因的学习,可以通过查阅相关研究报告进行深入的了解,现在精神障碍病因的研究发展非常迅速,知识更新极快。精神障碍的诊断分类系统现在已相对成熟,熟悉国际通用的 ICD-11 及 DSM-5 会有助于学术交流。

（刘　曼）

复习思考题

1. 请简要描述精神障碍的病因的研究结果。
2. 请简要分析三个常用的精神障碍诊断分类系统各自的优势。

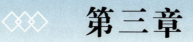

第三章

精神障碍症状学

第一节 概 述

目前,许多精神障碍的病因和发病机制尚未完全明确,精神障碍的诊断和分类主要依靠精神症状,因此精神障碍症状学的学习是做好精神科护理工作的第一步。

一、精神症状的概念

精神症状(mental symptoms)是异常精神活动的表现,它涉及人们精神活动的各个方面,并通过人的外显行为(如言语、表情、行为动作、书写等)表现和表达出来的人的异常精神活动,是大脑功能障碍的表现。研究精神症状及其产生机制的学科称为精神障碍症状学,又称为精神病理学(psychopathology)。

二、精神症状的特征

(一)多方比较是判断精神症状的首要条件

精神症状是指某种心理过程出现了障碍,既包括患者的主观体验,也包括临床医师和护士能够观察到的精神活动的客观征象。因此判断某一种精神现象是不是精神症状,需要考虑各种有关因素。我们在分析精神症状时,应该注意以下三个方面:①纵向比较,是指把目前的精神活动与过去一贯的表现相比较;精神活动是否具有明显改变;②横向比较,是指将精神活动与周围情况相似的人们相比较;是否具有明显差别,某种精神状态的持续时间是否超出了一般限度;③是否与现实环境相符,即应注意结合当事人的心理背景和当时的环境对其精神活动进行分析和判断。

(二)恰当的检查方法是准确判断精神症状的基础

精神症状检查的方法主要是交谈和观察。能否发现患者的精神症状,特别是某些隐蔽的精神症状,常常取决于良好的护患关系和检查技巧,在检查时是否可以全面、完整、公正、客观的检查精神症状,是否详细地了解患者的生活经历、性格特征以及发病时的心理社会背景。与患者交谈和观察时,要尽力消除患者的心理隔阂。同一精神症状,在不同场合或不同的人身上出现,可以有不同的诊断意义,所以必须分析此时精神症状存在的心理和环境背景;同一患者,其精神症状也不一定经常表现出来,在检查时未能发现某种症状时不能贸然否定,根据短暂、片面观察所得出的结论,很容易造成漏诊和误诊。

（三）掌握精神症状的特点是判断精神症状的核心

虽然每一种精神症状均具有各自不同的表现,但症状所表现出来的内容与患者的个体文化和生活经历有着密切的关系,因此每一个精神症状均有其明确的定义,并具有以下特点:①症状的出现不受患者意识的控制;②症状一旦出现,难以通过转移使其消失;③症状的内容与周围客观环境不相称;④多数情况下精神症状使患者感到痛苦;⑤症状给患者带来不同程度的社会和功能损害。

（四）明确精神症状认定的程序是判断精神症状的要素

对精神障碍患者进行检查时,首先应该确定是否存在精神症状,并明确存在哪些精神症状;其次,应了解精神症状出现的频度、强度、持续的时间,评定其严重程度;第三,应分析各个精神症状之间的关系;第四,应重视各个精神症状之间的鉴别,减少误诊;最后应该分析和探讨各个精神症状发生的可能诱因或原因以及影响因素,包括生物学因素和心理社会因素,以利于治疗和消除精神症状。

三、精神症状的学习方法

学习精神症状时需要注意:人的心理活动是一个整体,各种心理过程是密切配合、协同活动且不可人为分割的。人的精神活动是一个相互联系又相互制约的复杂过程,且受到多种因素的影响,如性别、年龄、受教育程度、躯体状况、人格特征、社会地位、文化背景、生活环境等。因此,在检查和分析精神症状时,须考虑到有关影响因素,以便针对性的进行护理。

第二节　常见的精神症状

临床常见的精神症状有十一种,即感知觉障碍、思维障碍、注意障碍、记忆障碍、智能障碍、定向力障碍、自知力障碍、情感障碍、意志障碍、动作与行为障碍、意识障碍。

一、感知觉障碍

感觉是人脑对直接作用于感觉器官的客观事物个别属性的反映,如某种物体的形状、颜色、大小、重量和气味等个体属性。知觉是在感觉基础上,大脑对事物的各种不同属性进行整合,并结合以往经验,形成的整体印象及整体属性的反映。如根据桃子的形状,气味、颜色等,结合既往对桃子的认知,在大脑中产生的桃子的印象就是一种知觉。正常情况下,人们的感觉和知觉是与外界客观事物相一致的。

（一）感觉障碍

感觉障碍(disorders of sensation)是指客观事物的个别属性在人脑反映过程中出现异常的心理现象。多见于神经系统器质性障碍和分离性障碍。

1. 感觉过敏(hyperesthesia)　对刺激的感受性增高,感觉阈值降低,表现患者对外界一般的刺激产生强烈的感觉体验。如对柔和的灯光感到刺眼、对轻柔的音乐感到特别刺耳、轻微的触摸皮肤难以忍受。多见于神经系统疾病、精神科多见于分离障碍、躯体忧虑障碍等。

2. 感觉减退(hypoesthesia)　对刺激的感受性降低,感觉阈值增高,表现患者对外界强烈的刺激产生轻微的感觉体验或完全不能感知。如对强烈的疼痛刺激几乎无疼痛感觉。严重时对外界刺激不产生任何感觉,称感觉缺失。多见于神经系统疾病,精神科多见于抑郁发作、木僵状态、意识障碍和分离障碍等。

3. 感觉倒错(paraesthesia)　患者对外界刺激产生与正常人不同性质甚至相反的异常感觉,如面对寒冷刺激反而觉得热,多见于分离障碍。

4. 内感性不适(体感异常,senestopathia)　是指患者躯体内部产生的各种不舒适和/或难以忍受的异样感觉,如咽喉部堵塞感、胃肠扭转感、腹部气流上涌感、蚁爬感等,性质难以描述,没有明确的局部定位,可继发疑病观念。多见于精神分裂症、抑郁发作等。

(二)知觉障碍

知觉障碍(disturbance of perception)是指由于各种原因引起知觉与客观事物不符或产生知觉异常的现象。这是精神障碍主要的精神症状,包括以下几个方面。

1. 错觉(illusion)　是患者对客观事物歪曲的知觉。错觉可见于正常人,如光线暗淡、恐惧、紧张和期待等心理状态下也能产生错觉,但经验证后可以认识并加以纠正。病理性错觉常在意识障碍时出现,带有恐怖色彩,临床上多见错听和错视。如将地上的一条绳索看成一条蛇,产生所谓"杯弓蛇影""草木皆兵"之类的错觉。常见于器质性精神障碍的谵妄状态。

2. 幻觉(hallucination)　是患者在没有现实刺激作用于感觉器官时发生的虚幻的知觉体验。幻觉是精神科常见而且重要的精神症状之一。

(1)根据幻觉所涉及的感觉器官,幻觉可分为幻听、幻视、幻味、幻嗅、幻触和内脏幻觉等。

1)幻听(auditory hallucination):是一种虚幻的听觉,即患者听到了并不存在的声音。幻听是精神科最常见的幻觉。患者听到的声音可以是单调的,也可以是复杂的;可以是言语性的,如评论、赞扬、辱骂、斥责或命令等,也可以是非言语性的,如机器轰鸣声、流水声、鸟叫声等。其中,言语性幻听最常见。幻听的声音可以直接与患者对话,也可以是以患者作为第三者听到他人的对话。幻听的内容通常与患者有关且多对患者不利,如对患者的言行评头论足、议论患者的人品、命令患者做一些危险的事情等。因此,患者常为之苦恼和不安,并可产生自言自语、对空谩骂、拒饮拒食、自杀自伤或伤人毁物等行为。

幻听可见于多种精神障碍,其中评论性幻听、议论性幻听和命令性幻听是精神分裂症的典型症状。

2)幻视(visual hallucination):患者看到了并不存在的事物,幻视的内容可以是单调的光、色或者片段的形象,也可以是复杂的人物、景象、场面等。多见于症状性精神障碍谵妄状态。幻视的内容丰富多样,形象可清晰、鲜明和具体,且多具有恐怖性质,如看到墙上有壁虎在爬、房间内有龙在飞舞等。意识清晰状态时出现的幻视,常见于精神分裂症,如患者两眼正视前方,但看到背后有人在怒视自己。

3)幻嗅(olfactory hallucination):患者闻到一些难闻的气味。如腐败的尸体气味、化学物品烧焦味、浓烈刺鼻的药物气味以及体内发生的气味等,并因此产生不愉快的情绪。例如:一位精神分裂症患者,由其母亲陪同走进诊室后突然神色紧张地说:"妈妈,我闻到了毒气味。"过一会儿惊叫:"啊! 这房间里有毒气,快跑。"于是很快跑出诊室。

4)幻味(gustatory hallucination):患者尝到食物内有某种特殊的怪味道,并因此而拒食。常继发被害妄想,主要见于精神分裂症。幻嗅和幻味有时同时存在。

5)幻触(tactile hallucination):也称皮肤与黏膜幻觉患者感到皮肤或黏膜上有某种异常的感觉。如虫爬感、针刺感等,也可有性接触感。可见于精神分裂症或器质性精神障碍等。

ER-3-1

幻听和幻视
案例

（2）按照幻觉的体验来源,幻觉可分为真性幻觉和假性幻觉。

1）真性幻觉(genuine hallucination):患者对幻觉的体验形象鲜明,如同外界客观事物形象一样,存在于外部客观空间,是通过感觉器官获得的。常常坚信不疑,甚至对幻觉作出相应的情感和行为反应。

2）假性幻觉(pseudo hallucination):患者对幻觉形象不够鲜明生动,多产生于患者的主观空间如脑内、体内。幻觉不是通过感觉器官而获得,比如听到肚子里有说话的声音,可以不用自己的眼睛就能看到头脑里有一个人像。假性幻觉以假性幻听、幻视多见。是精神自动症综合征的主要症状之一。

（三）感知综合障碍

感知综合障碍(psychosensory disturbance)是指患者对客观事物的整体属性能够正确感知,但对个别属性或局部属性,如事物的形状、大小、颜色、距离、空间等产生错误的知觉。例如,某患者看自己的整体外貌没什么改变,但鼻子是歪的(实际不歪),因此每天对着镜子矫正鼻子。临床常见的感知觉综合障碍如下。

1. 视物变形症(metamorphopsia)　患者看到周围的人或物体在大小、形状、体积等方面发生了变化。看到物体的形象比实际增大称作视物显大症(macropsia),如某患者看到他的父亲突然变成了巨人,头部顶到了房顶;视物比实际缩小称为视物显小症,如一成年男性患者感到自己家里的圆饭桌像地球一样大,自己仿佛整体就生活在饭桌上。

2. 空间感知综合障碍(disturbance of space perception)　患者对周围事物的距离、空间位置等感知错误。可能事物变得接近了或离远了,可能把静止的物体看成逐渐趋近的、后退的、滚动的或倾斜的等。如一成年女性患者在候车时,汽车已经驶进站台,而患者仍感觉汽车离自己很远。

3. 时间感知综合障碍(disturbance of time perception)　患者对时间的快慢出现不正确的知觉体验,如感到时间在飞逝,似乎身处于"时空隧道"之中,外部世界的变化异乎寻常的快;或者感到时间凝固了,岁月不再流逝,外界事物停滞不前。可见于抑郁发作、躁狂发作、精神分裂症等。

4. 非真实感(derealization)　患者感到周围事物和环境都变得不真实。看到周围的事物犹如隔了一层窗纱。如感到周围的房屋、树木等像是纸板糊成的,没有生机,像是一个舞台布景,周围人就像是没有生命活力的木偶等,但患者自知力仍存在。可见于抑郁发作、精神分裂症等。

二、思维障碍

思维是人脑对客观事物间接概括的反映,它可以揭露事物内在的、本质的特征,是人类认识活动的最高形式。思维包括分析、综合、比较、抽象、概括、判断和推理等基本过程。

正常人的思维具有如下特征:①目的性:指思维围绕一定的目的进行,并解决某一问题;②连贯性:指思维过程中的概念前后衔接,相互联系;③逻辑性:指思维过程符合思维逻辑规律,有一定的道理;④实践性:指思维能够通过客观实践的检验。

思维障碍(disturbance of thinking)是精神科常见症状,临床表现多种多样,可大体分为思维形式障碍和思维内容障碍。

（一）思维形式障碍

1. 思维奔逸(flight of thought)　思维联想速度加快、数量增多和转换加速。患者表现为特别健谈,说话滔滔不绝,口若悬河,感到脑子特别灵活,就像机器加了"润滑油"一样难以停顿下来。患者说话的语速快,语量多,主题极易随环境而发生改变(随境转移),也可有音韵联想(音联),或字意联想(意联)。写信或写作文时往往文思敏捷,一挥而就。多见于躁狂发作。

思维奔逸
(动画)

典型病案

患者　男　23岁　双相障碍躁狂发作

患者入院后,见人就打招呼,并自我介绍说:"我叫马林,'马'是美国总统'奥巴马'的'马','林'是民族英雄'林则徐'的'林'。他们的优良特性在我身上也得到了充分体现,勇敢、聪明……"当医生问其家庭住址时,患者答:"中国济南,南部山区。"随后便唱到:"我家住在黄土高坡,大风从坡上刮过,不管是西北风还是东南风,都是我的歌我的歌……"看到一位女医生过来患者立即上前,面带笑容赞美道:"我一看就知道你是一个有福的人,睫毛长长,高高鼻梁,细细身材,皮肤白白。"

2. 思维迟缓(inhibition of thought)　与思维奔逸相反,即联想抑制,速度减慢、数量的减少、内容贫乏。临床表现为言语缓慢、话少声低,反应迟缓。患者感觉自己脑子变笨,反应慢,思考问题困难。自诉"脑子生锈了","脑子不好使了"。多见于抑郁障碍。

思维迟缓
(动画)

3. 思维贫乏(poverty of thought)　指联想概念与词汇贫乏,对问题只能在表面上产生反应。临床表现想的少,说的少,词穷句短。患者体验到脑子空洞无物,没有什么东西可想;甚至表现为沉默少语,谈话言语空洞单调,严重的什么问题都回答"不知道"。多见于精神分裂症、痴呆及智力发育障碍等。

4. 思维散漫(looseness of thought)、思维破裂(splitting of thought)、语词杂拌(wordsalad)指思维的连贯性障碍,即联想概念之间缺乏必要的联系。思维散漫表现为在交谈时,患者表现为联想松弛,内容散漫,缺乏主题,话题转换缺乏必要的联系。说话东拉西扯,东一句,西一句,以致别人弄不懂患者要阐述的是什么主题思想。对问话的回答不切题,交流困难。多见于精神分裂症及智力发育障碍。思维破裂表现为患者的言语或书写内容有结构完整的句子,但各句含意互不相关,变成了语句堆积,整段内容令人不能理解。严重时,言语支离破碎,句子结构不完整,成了一些不相干字、词的堆积,称为语词杂拌,如当医生问患者姓名时,患者回答"张华,地上的云彩,汽车煮水饺,计算机,鸟在水中飞飞飞,奥氮平……"多见于精神分裂症(见图3-1)。

思维散漫
(动画)

5. 思维不连贯(incoherence of thought)　表现与语词杂拌类似,但产生背景不同,它是在意识障碍背景下出现的言语支离破碎和杂乱无章状态,多见于谵妄状态。

6. 思维中断(thought block)　指思维联想过程突然发生中断。表现为患者在无意识障碍,又无外界干扰时,言语突然停顿,片刻之后又重新开始,但所谈主题已经转换。多见于精神分裂症。

7. 思维被夺(thought deprivation)、思维插入(thought insertion)　属于思维联想障碍,前者感到自己思想被某种外力突然抽走,而后者则表现为患者感到有某种不属于自己的思想被强行塞入自己的脑中。两者均不受个人意志所支配,多见于精神分裂症。

8. 强制性思维(forced thinking)　是思维联想的自主性障碍。表现为患者感到脑内涌现大量无现实意义、不属于自己的联想,是被外力强加的。这些联想常常突然出现,突然消失,内容多变。多见于精神分裂症。

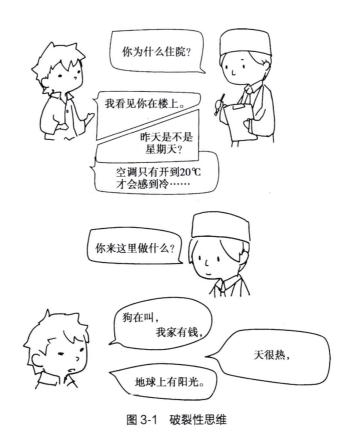

图 3-1　破裂性思维

9. 思维化声(thought hearing)　患者思考时体验到自己的思想在脑子里变成了言语声,自己和他人均能听到。思维化声是同时包含思维障碍和感知觉障碍两种成分的一种症状。多见于精神分裂症。

10. 病理性赘述(circumstantiality)　表现为联想黏滞,思维过程显得迂回曲折,过分详细,拘泥于细节,不必要的过分详尽的累赘描述,但并不离题或离题不远,最后能够达到预定的终点。临床特点为言语啰嗦、内容繁琐、无用细节过多(见图3-2)。见于癫痫、脑器质性及老年性精神障碍等。

病理性赘述
(动画)

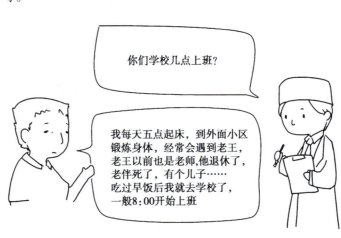

图 3-2　病理性赘述

11. 象征性思维(symbolic thinking)　属于概念转换,患者以无关的具体概念代替某一抽象概念,不经患者本人解释,他人无法理解。如患者经常反穿衣服,表示自己"表里合一、心地坦白",多见于精神分裂症(见图3-3)。

典型病案

患者 男 25岁 精神分裂症

患者视力正常,但近来手中总是拿着一副眼镜,见人就向对方晃晃手中的眼镜。患者解释:"我是想警告我周围的人,不要把我当傻子,单位里发生的那些事情,我心里明明白白,就像戴着眼镜一样,一切都看得清清楚楚。"

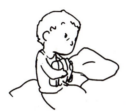

时值夏天,某患者只要睁眼醒来就紧紧抱住冰冷的暖气片不松手。

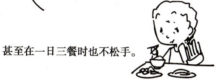

甚至在一日三餐时也不松手。

医护人员询问其原因何在:

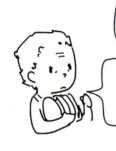

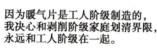

为什么总是抱住暖气片呢?

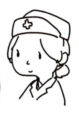

因为暖气片是工人阶级制造的,我决心和剥削阶级家庭划清界限,永远和工人阶级在一起。

图3-3 病理性象征性思维

病理性象征性思维(动画)

12. 语词新作(neologism) 是指概念的融合、浓缩以及无关概念的拼凑。患者用自创的符号、图形、文字或语言来表达一种离奇的、只有他自己才懂的意义。如用"%"代表离婚,用"○→⊙"代表求爱,以"日忧"来表示抑郁与害怕。可见于精神分裂症。

13. 逻辑倒错性思维(paralogic thinking) 以推理缺乏逻辑性为特点,表现为患者推理过程或缺乏前提依据,或因果倒置,令人感到不可理解,离奇古怪(见图3-4)。多见于精神分裂症。

逻辑倒错性思维(动画)

14. 强迫思维(obsessive thinking) 指在患者脑中反复出现的某一概念或相同内容的思维,明知不合理和没有必要,但又无法摆脱,常伴有痛苦体验。强迫思维可表现为:①反复出现某些想法,如担心被别人传染某种疾病;②总是怀疑自己的言行是否正确、得当(强迫怀疑);③反复回忆做过的事情或说过的话(强迫回忆);④反复出现一些对立的思想(强迫性对立思维),如听到"和平"就不自主地联想到"战争";⑤反复考虑毫无意义的问题(强迫性穷思竭虑),如为什么2+3=5等。强迫思维常伴有强迫动作。多见于强迫障碍,也可见于精神分裂症。

强迫思维案例

某中学生物老师，精神失常后拒食。

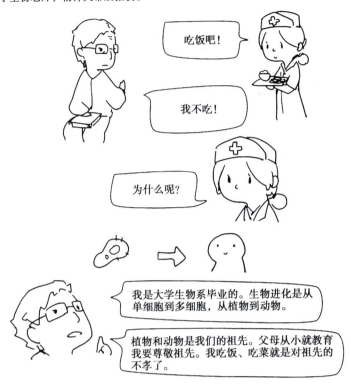

图 3-4 逻辑倒错性思维

强迫思维与强制性思维不同：前者是自己的思想，往往同一内容的思维反复持续出现，多见于强迫障碍；后者则是外力强加的不属于自己的思想，内容变化多端，且突然出现、突然消失，多见于精神分裂症。

（二）思维内容障碍

妄想案例

1. 妄想（delusion） 是在病态推理和判断基础上产生的一种病理性的歪曲的信念，其特征包括：①妄想的内容与事实不符，缺乏客观现实基础，但患者仍坚信不疑；②妄想的内容均涉及患者本人，且与个人利害有关；③妄想具有个体独特性，是个体的心理现象，并非集体信念；④妄想内容与患者的文化背景和经历有关，且通常有浓厚的时代色彩。

妄想应注意与幻想区别。幻想是一种超现实的遐想，将不同的元素或是内容组合在一起的思考形式。部分人遇到挫折或难以解决的问题时，往往想入非非，把自己放到想象的世界中，以应付挫折，获得心理上的满足。但幻想通常具有一定目的性，易于纠正。

妄想按其起源，可分为原发性妄想和继发性妄想。

（1）原发性妄想（primary delusion）：是没有发生基础的妄想。原发性妄想是一种直接的，突然发生，表现为内容不可理解，与既往经历、当前处境及其他心理活动等无关，原发性妄想是精神分裂症的典型症状，对诊断精神分裂症具有重要价值。

（2）继发性妄想（secondary delusion）：是继发于其他病理心理基础上的妄想，或与某种经历、情境等有关的妄想。如在抑郁基础上产生的自罪妄想；因亲人死于某种疾病后过分关注自己身体健康，而逐渐产生疑病妄想等。可见于多种精神障碍。

临床上常根据妄想的主要内容进行归类，常见的妄想如下：

（1）被害妄想（delusion of persecution）：是最常见的一种妄想。患者坚信他被跟踪、被监视、被诽谤、被隔离等(见图 3-5)。如坚信报纸上的某篇文章或电视中的某个评论都指向他,多具有被害性质。主要见于精神分裂症和偏执性精神病。

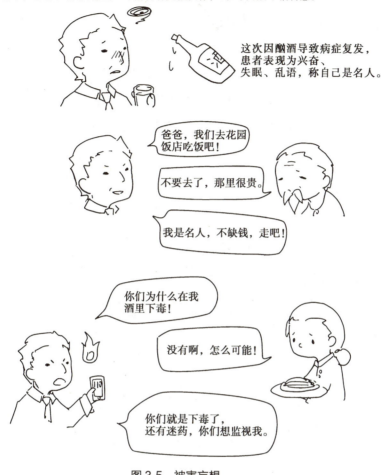

图 3-5　被害妄想

被害妄想
（动画）

（2）关系妄想(delusion of reference):是指患者将环境中与他无关的事物认为是与他有关的。如认为周围人的谈话是在议论他,别人吐痰是在蔑视他,人们的一举一动都与他有一定关系。常与被害妄想伴随出现,主要见于精神分裂症。

（3）夸大妄想(grandiose delusion):是指患者夸大自我重要性的信念。患者认为自己有非凡的才智、至高无上的权利和地位,大量的财富和发明创造或是名人的后裔,认为自己聪明过人,航天飞机、原子弹都是他发明制造的。可见于躁狂症和精神分裂症。

罪恶妄想
（动画）

（4）罪恶妄想(delusion of guilt):又称自罪妄想患者毫无根据地坚信自己犯了严重的错误或不可宽恕的罪恶,认为自己罪大恶极、死有余辜,应受到严厉的惩罚(见图 3-6)。患者可在此妄想的影响下出现拒食、自杀等行为。多见于抑郁发作,也可见于精神分裂症。

（5）疑病妄想(hypochondriacal delusion):患者毫无根据地坚信自己患了某种严重躯体疾病或不治之症,因而到处求医,即使通过一系列详细检查和多次反复的医学验证都不能纠正。如认为自己得了艾滋病、癌症、心脏病等,而且将不久于人世。严重时,患者认为"内脏都腐烂了""大脑成了一个空壳""血液干枯了",称为虚无妄想(delusion of negation)。多见于抑郁发作、精神分裂症及疑病障碍等。

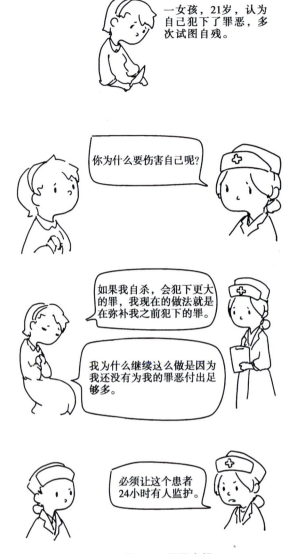

图 3-6　罪恶妄想

（6）钟情妄想（delusion of love）：患者坚信自己被异性或许多异性钟情，对方的一言一行都是对自己爱的表达。有时患者会对这种"爱的表达"采取相应的行为去追求对方，即使遭到对方严词拒绝，仍毫不置疑，反而认为对方在考验自己对爱情的忠诚，反复纠缠不休。多见于精神分裂症。

（7）嫉妒妄想（delusion of jealousy）：患者无中生有地坚信自己的配偶对自己不忠实，与别人有不正当的男女关系。为此患者跟踪监视配偶的日常生活活动或翻看配偶的手机短信和通话记录，检查配偶的衣服等日常生活用品，以寻觅私通情人的证据（见图 3-7）。多见于精神分裂症、老年痴呆等。

（8）物理影响妄想（delusion of physical influence）：也称被控制感。患者感到自己的思想、情感和意志行为受到某种外界力量的控制而身不由己。如患者经常描述被红外线、电磁波、超声波或某种特殊的先进仪器控制。多见于精神分裂症。

（9）内心被揭露感（experience of being revealed）：又称被洞悉感。患者感到内心所想的事，虽然没有说出，也没有用文字书写出来，但被别人都知道了，至于他们通过什么方式知道的，则不一定能描述清楚。多见于精神分裂症。

ER-3-12

嫉妒妄想
（动画）

28

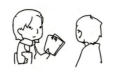

刘某，42岁。26岁时结婚，夫妻感情一直很好。

最近几年，妻子因工作出色常常忙于各种应酬，为此早出晚归。

一年前，刘某怀疑妻子与公司某男青年相爱。

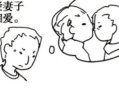

下班我来接你哈。

于是他每天"主动"接送妻子上下班。

发展到后来，妻子在公司上班，他便坐在公司门口，有的时候干脆坐在妻子的办公室门口。

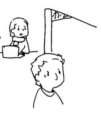

一看见妻子与男士讲话就十分愤怒，说是谈情说爱、打情骂俏。

你和他打情骂俏干什么？

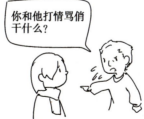

图 3-7 嫉妒妄想

典型病案

患者 女 18岁 精神分裂症

患者为高中三年级学生，虽然高考临近，但自己不敢学习。对此患者解释说："我不能学习，我心里想的一切都被别人知道了。我如果学习，我做题的思路就被周围同学知道了，他们就会超过我。我现在就像一个透明人一样，所有人都知道我在想什么。"

29

笔记栏

2. 超价观念(overvalued idea) 超价观念是一种具有强烈情感色彩的错误观念,其发生一般均有一定事实依据,不十分荒谬离奇,也没有明显的逻辑推理错误。此种观念片面而偏激,可明显地影响患者的行为及其他心理活动,多见于人格障碍。

超价观念与妄想的区别在于其形成有一定的性格基础与现实基础,伴有强烈的情绪体验,内容比较符合客观实际。

三、注意障碍

注意(attention)是指个体的精神活动集中指向一定对象的心理过程。注意可分为主动注意和被动注意两类。主动注意又称为有意注意,是自觉的、有目的的注意;被动注意又称为无意注意,是外界刺激所激发、没有目的的注意。如上课时学生听讲属于主动注意,而有的同学突然把注意力转向教室外的脚步声则为被动注意。前者与意志活动、环境要求及个人的兴趣爱好有关,需要个体做出努力;后者是对外界刺激的定向性反射反应,不需要自觉努力。

注意障碍(disturbance of attention)是指注意的范围、强度、稳定性、选择性等特征受到损害而发生障碍。与感知觉、记忆、思维和意识等精神活动密切相关,可见于多种精神障碍。

常见的注意障碍包括以下几种:

1. 注意增强(hyperprosexia) 是指主动注意增强,表现为过分关注某些事物。如妄想患者过分注意别人的一举一动。

2. 注意减退(hypoprosexia) 是指主动及被动注意兴奋性减弱。表现为注意力难以唤起和维持。多见于抑郁发作、精神分裂症等。

3. 注意涣散(aprosexia) 为被动注意兴奋性增强和注意稳定性降低,表现为注意力不集中,容易受到外界的干扰而分心。多见于注意缺陷多动障碍、焦虑障碍、精神分裂症等。

4. 注意转移(transference of attention) 为注意转换性增强和稳定性降低,表现为主动注意不能持久,注意稳定性降低,很容易受外界环境的影响而注意的对象不断转换。可见于躁狂症。

5. 注意狭窄(narrowing of attention) 是指注意范围的显著缩小。表现为当注意集中于某一事物时,不能再注意与之有关的其他事物。多见于意识障碍、智能障碍等。

四、记忆障碍

记忆(memory)是对既往事物经验在人脑中的重现。是在感知觉和思维基础上建立起来的精神活动,一般将记忆分为识记、保持、回忆和再认三个基本过程。①识记:是事物或经验在大脑留下痕迹的过程,是反复感知的过程;②保持:是识记痕迹保存于大脑免于消失的过程;③再认和回忆:再认是现实刺激与既往痕迹的联系过程,回忆是既往痕迹的重新活跃或复现。识记是记忆保存的前提,再认和回忆是记忆痕迹的显现过程。

记忆障碍(disturbance of memory)是有关记忆功能的失调或失控,表现为识记和回忆发生困难,输入的信息不能储存或难以检索。记忆障碍通常涉及记忆过程的各个部分,常见记忆障碍包括以下几种:

1. 记忆增强(hypermnesia) 是指病理性的记忆增强,患者对发病之前已经遗忘且不能回忆的事情都能回忆起来,甚至包括事件的细节。可见于躁狂发作和精神分裂症等。

2. 记忆减退(hypomnesia) 是记忆的四个基本过程普遍减退。轻者表现为近记忆力的减弱,如记不住刚见过人的名字、别人刚告诉的电话号码等。严重时远记忆力也减退,如难以回忆个人的经历等。多见于痴呆,也可见于正常老年人。

ER-3-13

记忆减退
案例

3. 遗忘(amnesia)　是记忆痕迹在大脑中的丧失,表现为对既往感知过的事物不能回忆。根据是否能够恢复,遗忘可分为暂时性遗忘和永久性遗忘,前者指在适宜条件下还可能恢复记忆的遗忘;后者指不经重新学习就不可能恢复记忆的遗忘。根据对事件遗忘的程度,遗忘可分为部分性遗忘和完全性遗忘,前者指仅仅对部分经历或事件不能回忆;后者指对一段时间内的全部事件或经历完全不能回忆。在临床上,通常按照遗忘与疾病的时间关系分为:

(1) 顺行性遗忘(anterograde amnesia):指对紧接着疾病发生以后一段时间内的经历不能回忆。该类遗忘多由于意识障碍而导致不能识记引起,如脑挫伤患者不能回忆受伤后一段时间内所发生的事。

(2) 逆行性遗忘(retrograde amnesia):指对疾病发生之前一段时间内的经历不能回忆。多见于脑外伤、脑卒中发作后,遗忘时段的长短与外伤的严重程度及意识障碍的持续时间长短有关。

4. 错构(paramnesia)　指在遗忘的基础上,对过去曾经经历过的事件,在发生的地点、情节,特别是时间上出现错误回忆,张冠李戴,并坚信不疑。多见于各种原因引起的痴呆和酒精中毒所致精神障碍。

5. 虚构(confabulation)　指在遗忘的基础上,患者以想象的、未曾亲身经历过的事件来填补自身经历的记忆缺损。由于虚构患者常有严重的记忆障碍,因而虚构的内容自己也不能再记住,所以其叙述的内容常常变化,且容易受暗示的影响。多见于各种原因引起的痴呆及慢性酒精中毒所致精神障碍。

> **典型病案**
>
> 患者　男　53岁
>
> 患者有长期酗酒史,几年前因和妻子离异后饮酒量较前明显增多。某日晚上喝酒后走路跌跌撞撞,毫无目的地乱走,好像失去了知觉,逐渐发展为意识错乱、全身发抖、情感淡漠。送到医院后患者不配合检查及治疗,总想离开病房,说自己不需要这种治疗,总是说"记不住任何事情了。"医生问:"我们曾经在哪里见过?"患者激越地答道:"在地狱里。"坚持告诉医生和护士:"我没有疯。"

五、智能障碍

智能(intelligence)是人们获得和运用知识解决实际问题的能力,包括在经验中学习或理解的能力,获得和保持知识的能力,迅速而又成功地对新情境做出反应的能力,运用推理有效地解决问题的能力等。它涉及感知、记忆、注意和思维等一系列认知过程。临床上常常通过检查患者的一般常识、理解力、判断力、分析概括力、计算力、记忆力等对智能水平进行初步判断。当然,也可以通过智力测验方法获得患者的智商(intelligence quotient,IQ),对其智能水平进行定量评价。

智能障碍(disturbance of intelligence)是指由于患者的抽象智能、机械智能和社会智能出现异常,发育停滞或退化而导致的智力改变。临床上,智能障碍可分为智力发育障碍和痴呆两大类。

(一) 智力发育障碍

智力发育障碍(disorders of intellectual development),是指先天或生长发育成熟以前(18

笔记栏

岁以前），由于各种原因影响智能发育所造成的智能低下和社会适应困难状态。患者的智力水平可能有所提高，但仍明显低于正常同龄人。

（二）痴呆

痴呆（dementia），指智力发育成熟以后，由于各种原因损害原有智能所造成的智能低下状态。痴呆的发生往往具有脑器质性病变基础，如脑外伤、颅脑感染、脑缺氧、脑血管病变等。患者临床主要表现为记忆力、计算力、理解力、分析综合、推理判断能力减弱或下降，后天获取知识与技能丧失、不能从事工作和学习，甚至生活不能自理。老年性痴呆患者还往往伴有人格改变、情感淡漠、行为幼稚及本能意向亢进等。一般来说，病变多为进行性的，常不能或不能完全恢复，治疗得当可以阻止病情发展。根据大脑病理变化严重程度的不同，痴呆可分为全面性痴呆、部分性痴呆及假性痴呆。

根据大脑病理变化的性质、所涉及的范围以及智能损害的广度，可分为全面性痴呆、部分性痴呆和假性痴呆。

1. 全面性痴呆　　表现为大脑弥漫性损害，智能活动各个方面均受到损害，从而影响患者的全部精神活动，常出现人格改变、定向力障碍及自知力缺乏。多见于老年痴呆和梅毒性痴呆等。

2. 部分性痴呆　　大脑病变只是侵犯脑的局部，患者可只产生记忆力减退，理解力下降，分析综合能力困难等，但其人格保持良好、定向力完整，有一定的自知力，可见于血管性痴呆和脑外伤后痴呆的早期。

3. 假性痴呆　　在强烈的精神创伤后可产生一种类似痴呆的表现，而大脑组织结构无任何器质性损害，称之为假性痴呆。经治疗后，痴呆样表现很容易消失。可见于分离障碍及应激障碍等。有以下特殊类型：

（1）童样痴呆（puerilism）：以行为幼稚、模仿幼儿的言行为特征。表现为已成人患者出现言行类似儿童稚气的样子，咿呀学语，吮吸手指，逢人就叫叔叔、阿姨，如一位 32 岁女性患者以幼童讲话的声调称自己才 5 岁，走路时蹦蹦跳跳。

（2）刚塞综合征（Ganser syndrome）：又称心因性假性痴呆，即对简单问题给予近似而错误的回答，给人以故意做作或开玩笑的感觉，如当问患者牛有几条腿时，患者回答"3 条腿"，对"2+2＝?"的问题，则回答"等于 5"，表明患者能理解问题的意义，回答内容切题，但不正确。行为方面也可出现类似错误，如将钥匙倒过来开锁等。但对某些复杂问题，患者却往往能正确应付，如上网、下棋、打牌等，一般生活也能自理。

六、定向力障碍

定向力（orientation）是指一个人对时间、地点、人物以及自身状态的认识能力。前者称为对周围环境的定向力，后者称为自我定向。对周围环境的定向力包括：①时间定向：即对当时时间的认识，如年、季、月、日、白天或晚上、上午或下午等；②地点定向：即对所处地点的认识，如城市的名称、身处医院还是家里等；③人物定向：即对周围环境中人物的认识，如周围人的姓名、身份、与患者的关系等。自我定向包括对自己姓名、性别、年龄及职业等状况的认识。

定向力障碍（disorientation）是指对环境或自身状况认识能力的丧失或认识错误。定向力障碍多见于意识障碍时，它是意识障碍的一个重要标志。但有定向力障碍者并不一定存在意识障碍，老年痴呆患者可出现定向力障碍，但意识清晰。

七、自知力障碍

自知力（insight）又称领悟力或内省力，是指患者对自己精神状态的认识和判断能力。自知力障碍（insight disorder）是指患者对自己精神状态的认识和判断能力的丧失或认识错误。

不同精神疾病自知力的损害程度是不同的:①焦虑障碍患者的自知力一般保持完整,即患者能够认识到自己的异常精神活动,并为此感到痛苦而积极寻求医疗帮助;②精神分裂症等重性精神障碍的自知力一般是缺乏的,即患者不能认识到自己的病态表现,否认存在精神方面的问题,认为自己的幻觉、妄想等精神病理症状都是客观现实,故往往拒绝就医、治疗。

自知力缺乏是重性精神障碍的重要标志,临床上往往将有无自知力及自知力恢复的程度作为判定病情轻重和疾病好转程度的重要指标。自知力完全恢复是精神疾病康复的重要指标之一。

八、情感障碍

情感(affection)和情绪(emotion)在精神病学中常作为同义词,是指个体对客观事物的态度和因之而产生相应的内心体验。两者既有区别又有联系,情感主要是指与人的社会性需要相联系的体验,具有稳定性、持久性,不一定有明显的外部表现,如爱与恨等;情绪则主要是指与人的自然性需要相联系的体验,具有情景性、暂时性和明显的外部表现,如喜与怒等。

一般来说,情感是在多次情绪体验的基础上形成的,并通过情绪表现出来;反过来,情绪的表现和变化又受已形成情感的制约。在精神病学中,情感和情绪往往作为同义词使用。

心境(mood)是指一种较微弱而持续的情绪状态,是一段时间内精神活动的基本背景。

情感障碍(disturbance of affection)是指情感活动的变态与失常。可通过观察和分析情感反应的强烈程度,持续时间的长短,与所处的环境是否相符等加以判断。

情感障碍通常表现为三种形式,情感性质改变,情感波动性改变及情感协调性改变。

(一)情感性质改变

1. 情感高涨(elation)　是指正性情感活动明显增强,患者表现为不同程度的病态喜悦,整天喜笑颜开等。谈话时语音高昂,眉飞色舞,表情丰富。自我感觉良好,由于其高涨的情感与精神活动的其他方面比较协调,故有较强的感染性,易引起周围人的共鸣。常见于躁狂发作。

2. 情感低落(depression)　是负性情感活动的明显增强。患者表现为表情忧愁、苦闷、唉声叹气,暗自落泪等,甚至感觉自己前途灰暗,没有希望。严重时悲观绝望而出现自杀企图及行为。多见于抑郁发作。

3. 焦虑(anxiety)　是指在缺乏相应的客观刺激情况下出现的内心不安状态。表现为患者顾虑重重、紧张恐惧,坐立不安,严重时可表现为搓手顿足,惶惶不可终日,似有大祸临头的感觉,常伴有心悸、出汗、手抖、尿频等自主神经功能紊乱症状。多见于焦虑障碍。

ER-3-14

焦虑案例

4. 恐惧(phobia)　恐惧可见于正常人,是指面临某种事物或处境时出现的紧张不安反应。病态的恐惧是指与现实威胁不相符的恐惧反应,表现为紧张、害怕、提心吊胆,伴有明显的自主神经功能紊乱症状,如心悸、气急、出汗、四肢发抖,甚至大小便失禁等。恐惧往往伴有回避行为,多见于恐惧障碍。

5. 欣快(euphoria)　是在智能障碍基础上出现的与周围环境不协调的愉快体验。表现为患者自得其乐,似乎十分幸福。但由于智能障碍的影响,表情比较单调刻板,往往会给人以呆傻、愚蠢的感觉。多见于痴呆。

(二)情感波动性改变

1. 情感不稳(emotional instability)　是情感活动的稳定性障碍,表现为情感反应极易变化,从一个极端波动至另一个极端,喜怒无常,变化莫测。与外界环境有关的轻度情感不稳是一种性格的表现;多见于脑器质性损害所致的精神障碍。

2. 情感淡漠(apathy)　患者对外界刺激和与自己有切身利害关系的事物,缺乏相应的情感反应及内心体验。表现为对周围事物漠不关心,对亲人情感冷漠,即使遇到生离死别、久别重逢、目睹惊险场面都表现得无动于衷。多见于晚期精神分裂症。

3. 易激惹(irritability)　是情感活动的激惹性增高,表现为极易因小事而引起较为强烈的不愉快情感反应,如暴怒发作。多见于人格障碍、躁狂发作等。

(三)情感协调性改变

1. 情感倒错(parathymia)　指情感反应与其内心体验或处境不相协调,甚至截然相反。如遇到非议的事反而表现喜悦,遇到高兴的事反而表现伤感,多见于精神分裂症。

2. 情感矛盾(affective ambivalence)　指患者在同一时间对同一人或事物产生两种截然不同情感反应,但患者并不感到这两种情感的矛盾和对立,没有痛苦和不安。如患者因怀疑母亲迫害自己而憎恨她,但同时又对她亲近关心。多见于精神分裂症。

九、意志障碍

意志(volition)是指人们自觉地确定目标,并根据目标调节支配自身的行动,克服困难,最终实现预定目标的心理过程。意志是人类特有的心理现象,意志与认识活动、情感活动紧密相连,而又相互影响。

意志障碍(disorder of volition)是指意志过程出现活动过强或减退等异常表现。常见的意志障碍有以下几种:

1. 意志增强(hyperbulia)　是指意志活动增多。患者在病态情感或妄想的支配下,表现出持续性某种顽固性的意志活动。例如有嫉妒妄想的患者坚信配偶有外遇,长期对配偶进行跟踪、监视、检查;有疑病妄想的患者到处求医;有夸大妄想的患者夜以继日地从事所谓的发明创造等。见于精神分裂症、躁狂发作等。

2. 意志减退(hypobulia)　是指意志活动减少。患者表现生活动机不足,缺乏积极主动性和进取心,对任何事物不感兴趣,意志消沉,不愿活动,生活懒散,得过且过,甚至不能工作,整日呆坐或卧床不起。见于抑郁发作及精神分裂症。

3. 意志缺乏(abulia)　是指意志活动缺乏。患者对任何活动缺乏动机、要求,生活处于被动状态,处处需要别人的监管。严重时行为孤僻、退缩,对饮水、进食等本能的要求也没有,常伴有思维贫乏、情感淡漠。多见于精神分裂症、智力发育障碍和痴呆。

4. 矛盾意向(volitional ambivalence)　表现为对同一事物,同时出现两种完全相反的意向,但患者并不感到这两种意向的矛盾和对立,没有痛苦和不安。如患者碰到朋友时,想去握手,却把手缩回来。多见于精神分裂症。

十、动作与行为障碍

动作(movement)是指简单的随意和不随意运动,如挥手、点头等。行为(behavior)是一系列动作的有机组合,是为达到一定目的而进行的复杂的随意运动。两者既有区别,又有联系,故往往被同时联合使用、称为动作行为。人们的动作行为受到动机和目的的制约,并与认知、情感和意志活动保持协调一致。

精神障碍患者由于病理性感知、思维、情感等影响,可以出现不同形式的动作行为障碍(disorder of movement and behavior)主要表现为:

(一)精神运动性兴奋

精神运动性兴奋(psychomotor excitement)是指整个精神活动增强,动作行为及言语活动明显增加。包括协调性精神运动性兴奋与不协调性精神运动性兴奋。

1. 协调性精神运动性兴奋　动作和行为的增强与思维、情感、意志等精神活动协调一致,并与环境保持较密切联系。患者言语动作协调有序,动作有目的,整个精神活动是协调的,与现实不脱节。多见于躁狂发作。

2. 不协调性精神运动性兴奋　指言语动作增多与思维、情感意志等精神不相协调。患者言语动作紊乱,动作缺乏目的,使人难以理解,多见于精神分裂症、谵妄状态。

(二)精神运动性抑制

精神运动性抑制(psychomotor inhibition)是指整个精神活动降低,行为动作和言语活动的减少,临床上包括木僵、蜡样屈曲、缄默症和违拗症。

1. 木僵(stupor)　指动作行为和言语活动被完全抑制,患者经常保持一种固定的姿态,很少活动或完全不动,表现为不言、不动、不食、不喝、不吐唾液、不解二便、无表情、对外界刺激无任何反应,外表如同泥塑木雕的塑像。症状较轻者,可表现为少语、少动、表情呆滞,无人时能自动进食,可自行大小便,称为亚木僵状态。可见于精神分裂症、严重抑郁发作、应激障碍、脑器质性损害所致精神障碍和严重药物反应等。

2. 蜡样屈曲(waxy flexibility)　在木僵的基础上,患者出现肢体可任人随意摆布,即使处于不舒适的姿势,也可以似蜡塑一样,较长时间维持不动,故称为蜡样屈曲。如患者平躺时将其枕头取走,患者仍维持枕着枕头的姿势很长时间不变,称之为"空气枕头"。可见于精神分裂症。

3. 缄默症(mutism)　是言语活动的明显抑制。表现为患者缄默不语,也不回答问题,有时可以手示意或用书写交流。如某患者入院后一直不说话,精神检查时患者仅用书写的方式回答医生提问。多见于分离障碍及精神分裂症。

4. 违拗症(negativism)　是指患者对他人的要求加以抗拒或相反的行为。可分为主动违拗(active negativism)和被动违拗(passive negativism),前者表现为不但拒绝执行他人要求,而且还做出与要求截然相反的行为,如让患者睁眼时,患者把眼睛闭得更紧;后者则表现为对他人的各种要求一概拒绝执行。可见于精神分裂症。

(三)刻板动作

刻板动作(stereotyped act)是指患者持久地机械地重复某一单调的、无任何意义的躯体动作。如患者反复将上衣扣子解开又系上,在家里作推磨式的转圈运动。常与刻板言语(stereotyped speech)同时出现。多见于精神分裂症、孤独症谱系障碍等。

(四)强迫动作

强迫动作(compulsive act)患者明知没有必要,却难以克制的去重复做某种动作行为,如果不重复,患者往往焦虑不安,如强迫性洗涤、强迫性检查等。强迫动作多与强迫思维有关。常见于强迫障碍。

十一、意识障碍

意识(consciousness)是指个体对周围环境及自身状态感知的清晰程度及认识反应能力。大脑皮质和脑干网状激活系统的兴奋性对维持意识起着重要作用。

意识障碍(disorder of consciousness)是患者意识清晰度的降低,意识范围缩小及意识内容的变化。意识清晰度下降时,患者可出现感知觉迟钝、注意力不集中、理解困难、判断能力降低、记忆减退情感反应迟钝、行为缺乏目的性、定向力障碍等。其中,定向力障碍是判断意识障碍的重要指标。

1. 嗜睡(drowsiness)　意识清晰度水平降低较轻微。在安静环境下经常处于昏昏入睡状态,但给予刺激后可以立即醒转,并能进行简单应答,停止刺激后患者又进入睡眠状态。

2. 混浊(confusion)　意识清晰度轻度受损,患者表现反应迟钝、思维缓慢,注意、记忆、理解困难,对周围环境定向障碍,能回答简单问题,但对复杂问题则表现茫然不知所措。此时吞咽、角膜、对光反射尚存在,但可出现强握、吸吮等原始反射。

3. 昏睡(sopor)　患者意识清晰度水平较前者更低,表现为患者对周围环境定向力和自我定向力均丧失,没有言语功能。患者对一般刺激没有反应,只有强痛刺激才引起防御性反射,如压眶反应。此时角膜、睫毛等反射减弱,对光反射、吞咽反射仍存在,深反射可亢进,病理反射可呈阳性,可出现不自主运动及震颤。患者不能喂食,不知咀嚼,大小便失禁,缺少自发运动,护理时完全不合作。

4. 昏迷(coma) 患者意识完全丧失,以痛觉反应和随意运动消失为特征。对任何刺激均不能引起反应,吞咽、防御,甚至对光反射均消失,可引出病理反射。

5. 朦胧状态(twilight state) 指在意识清晰度降低的同时伴有意识范围缩小。以突然发生、突然终止,反复发作为特征,患者的意识范围狭窄,同时伴有意识清晰度的降低。患者在狭窄的意识范围内,可有相对正常的感知觉,以及协调连贯的复杂行为,但除此范围以外的事物都不能进行正确感知及判断。表现为联想困难,表情茫然迷惘,也可表现为焦虑、恐惧、暴怒与狂喜等体验,有定向障碍,可因误解而出现冲动行为,或有片段的幻觉、错觉、妄想以及相应的行为,事后遗忘或部分遗忘。

ER-3-15

谵妄状态
案例

6. 谵妄状态(delirium) 是患者在意识清晰度降低的同时,出现大量的错觉、幻觉,以幻视多见。这些幻觉和错觉以形象鲜明的恐怖性幻视和错视为主,如猛兽、毒蛇等。在恐怖性幻视及错视的影响下,患者往往产生紧张、恐惧情绪反应,出现不协调性精神运动性兴奋。思维不连贯,理解困难,可有片段的妄想。周围定向力障碍,部分患者甚至会丧失自我定向力。

7. 梦样状态(oneiroid state) 是指意识清晰度降低的同时伴有梦样体验。患者表现外表好像清醒,完全沉湎于幻觉幻想中,与外界失去联系,对真实环境感不清晰,就像做梦一样。一般持续数日或数月,恢复后对梦样内容能够部分回忆。

第三节　常见的精神障碍综合征

虽然精神症状的表现复杂多样,但许多精神症状之间往往具有一定联系。在临床上,通常将具有一定内在联系、且往往同时出现的一组精神症状称为精神疾病综合征。常见的精神疾病综合征如下。

一、幻觉妄想综合征

幻觉妄想综合征(hallucinatory-paranoid syndrome)以幻觉为主,并在幻觉的基础上产生相应的妄想,幻觉和妄想联系紧密,且相互影响。如一患者耳边出现同学议论的声音(幻听)后,逐渐怀疑并对其进行跟踪迫害(妄想)。多见于精神分裂症,也可见于脑器质性损害和精神活性物质所量精神障碍等。

二、躁狂综合征

躁狂综合征(manic syndrome)以情感高涨、思维奔逸和活动增多为特征。主要见于躁狂发作,也可见于脑器质性损害所致精神障碍。另外,某些药物如糖皮质激素、抗抑郁药物等也可引起类似发作。

三、抑郁综合征

抑郁综合征(depressive syndrome)以情感低落、思维迟缓和活动减少为特征。主要见于抑郁发作,也可见于脑器质性损害所致精神障碍。另外,某些药物如利血平等也可引起类似发作。

四、紧张综合征

紧张综合征(catatonic syndrome)是以全身肌肉张力增高得名,包括紧张性木僵和紧张性兴奋两种状态。紧张性木僵包括木僵、违拗、刻板言语和动作、模仿言语和动作、蜡样屈曲等症状,可以持续数周甚至数月。紧张性木僵根据病因可分为功能性木僵状态和器质性木僵状态。紧张性兴奋常常表现为持续时间较短的,突然暴发的兴奋和暴力行为,之后又突然进入木僵或缓解。严重者表现为漫无目的的乱跑,与人对立,易激怒,甚至产生攻击行为。临床常见的紧张综合征多见于精神分裂症、抑郁发作、急性应激障碍和脑器质性损害所致精神障碍、药物中毒等。

五、遗忘综合征

遗忘综合征(amnestic syndrome)又称为柯萨可夫综合征(Korsakoff's syndrome),患者无意识障碍,智能相对完好,是以近事遗忘、虚构和定向力障碍为特征。多见于酒精中毒性精神障碍、颅脑损伤所致的精神障碍、脑肿瘤及其他脑器质性精神障碍。

学习小结

1. 学习内容

```
                                    ┌── 概述 ──── 精神症状概念、特征及学习方法
                                    │
                                    │           ┌── 感知觉障碍
                                    │           │
                                    │           ├── 思维障碍
                                    │           │
                                    │           ├── 注意障碍
                                    │           │
                                    │           ├── 记忆障碍
                                    │           │
                                    │           ├── 智能障碍
                                    │           │
            精神障碍症状学 ──────────┼── 常见精神症状 ──┤── 定向力障碍
                                    │           │
                                    │           ├── 自知力障碍
                                    │           │
                                    │           ├── 情感障碍
                                    │           │
                                    │           ├── 意志障碍
                                    │           │
                                    │           ├── 动作与行为障碍
                                    │           │
                                    │           └── 意识障碍
                                    │
                                    │           ┌── 幻觉妄想综合征
                                    │           │
                                    │           ├── 躁狂综合征
                                    │           │
                                    └── 常见精神疾病综合征 ──┤── 抑郁综合征
                                                │
                                                ├── 紧张综合征
                                                │
                                                └── 遗忘综合征
```

笔记栏

2. 学习方法

学习本章时,同学们要明确本章的学习目标,掌握精神障碍症状学基本定义和临床意义,熟悉各症状之间的鉴别,学会分析各症状之间的关系,了解各种症状发生的可能诱因或原因及影响因素,包括社会、心理因素等。

通过课堂理论学习,联系已有的知识经验,勤于思考,善于鉴别,注意实现生活中典型的精神障碍案例,将临床案例与所学知识紧密结合起来,把 PBL 学习方法及情景学习法融入学习中。

扫一扫,
测一测

（刘　洁）

复习思考题

1. 简单谈谈自己对感觉障碍的理解。
2. 简单分析定向力障碍和意识障碍的关系。
3. 简单叙述协调性精神运动兴奋和不协调性精神运动性兴奋的含义。

第四章

精神科护理的基本技能

PPT 课件

第一节　精神障碍患者的治疗性沟通

治疗性沟通是护理工作的一项基本技术,是建立护患治疗性关系的重要手段。在精神科护理工作中,护士应熟练掌握沟通技巧,正确处理护患关系,旨在提高患者、家属对疾病的认识和对治疗护理的依从性,促进患者康复,同时减少由于沟通不良引起的纠纷。

一、治疗性沟通的要求

(一)正确认识精神疾病和精神障碍患者

精神障碍是由于各种原因导致大脑功能活动发生紊乱的慢性迁延性疾病。患者的许多行为是疾病的表现,与人品道德无关,不能以常人的标准来评判。

(二)准确了解精神障碍患者的情况

1. 一般情况　姓名、性别、年龄、相貌、民族、籍贯、宗教信仰、文化程度、职业、个性特征、兴趣爱好、生活习惯、婚姻家庭情况、经济状况等。

2. 疾病情况　患病经过、病情特点、诊断、治疗、护理要点、心理需求、特殊注意事项等。

(三)培养护士的良好素质

1. 同理心和接纳的态度　同理心是护士与患者建立治疗性关系的第一要素,同理就是护士换位思考,在患者的立场了解和思考问题,是护士对患者的思想、感受、心态、处境与需要等进行观察,客观地加以判断,采取适当的措施帮助患者解决问题。接纳的态度反映了护士相信患者拥有同自己一样的做人的权利及尊严。对患者接纳并有同理心的护士会尊重、同情、理解、关爱患者,包容患者所表现的疾病言行,即使患者出言不逊,甚至不堪入耳的谩骂或伤人毁物的行为,护士也会主动调整和控制自己,同时劝告患者。具备同理心和接纳的态度是护士接触患者,建立良好的护患关系的基础。

2. 尊重患者的人格,维护患者的权益　精神障碍患者一方面有自卑心理,另一方面自尊心又特别强,比健康人更渴望被尊重、被重视、被关爱。因此,在接触交往中,应及时满足患者的合理需要;若确实不能满足的,应耐心向患者解释,取得患者的理解。通过交谈或座谈会征求患者的意见和建议,及时改进和采纳提出的方案,使患者感受到被重视。对患者的病史、隐私要保密。需要患者的配合时,应"请"字在先。得到患者帮助后,应诚恳地说"谢谢"。各种治疗、护理和检查前尽可能向患者讲解、说明,尊重患者的知情权。

3. 经常沟通和一致性的态度　患者在住院期间应有相对固定的护士与其经常性地沟通、交流,使其得到关心、支持、安慰,从而能维持和增进护患之间的情感联系,使护患治疗性关系逐步得到发展。一致性是护患治疗性关系的另一个重要基础,护士一致性的态度能使患者从中获得安全感。一致性不仅是指责任护士对同一患者的态度应前后一致,或对不同患者要始终以一样的以真诚态度接纳、对待,也指病区里其他护士也以一致性方式处理患者的问题。

护士在护患治疗性关系建立过程中起着主导作用。护士自身的言谈、举止、仪容仪表、知识、技能等会对患者形成强大的影响力。因此,护士必须意识到自己的作用,努力完善"自我",在日常护理工作中,护士精神饱满,仪表整洁,谈吐文雅,会使患者感到愉快、亲切、舒适;护士行动敏捷利索,操作轻柔熟练,患者就会有安全感。

二、治疗性沟通的实施过程

建立治疗性护患关系是一个动态连续的过程,从患者住院开始,整个过程可分为初期、工作期、结束期三个阶段,三者既独立又有重叠,贯穿于患者住院的全过程。

(一)初期

从护士与患者第一次见面即展开,是相互介绍、了解、熟悉的阶段。此阶段护士的主要任务是:①与患者建立相互了解、信任和开放的治疗关系;②了解患者寻求医疗帮助的原因;③了解患者对医院的期望;④做好入院评估,制定护理计划。

此期护士主要是对初入院患者主动介绍其关心的信息,如住院环境、病室规则、自己的角色与职责、其他与医疗有关的人员等,建立护士与患者之间的彼此信任。有些患者因为疾病的影响,会对护士产生敌视、违拗、淡漠等行为表现,护士应根据情况选择适当的方法与患者沟通。在不断地沟通过程中,护患彼此都在不断观察和评估,患者会根据护士的言行举止来判断护士对自己的关心程度、护士的可信任程度,护士良好的素质和较强的工作能力会使患者感到安全可靠从而愿意与之配合。了解患者寻求医疗帮助的原因,以及需要解决的问题,对医院的期望;如果有些问题不能解决或对医院的期望值过高,要有礼有节地耐心指出,并协商解决的办法。对患者的入院评估需要收集关于患者生理、心理、社会文化及精神疾病方面的信息,明确护理问题。

(二)工作期

当患者与护士之间产生了信任感,有了共识,则护士与患者的关系就进入了工作期。此期是解决问题的阶段,护士的主要任务是:①认识和确定患者的问题,与患者共同制定治疗目标;②引导患者表达自己的感受,讨论功能失调的原因;③鼓励患者学习新的行为方式,增进其独立能力和自我责任感,发展有效的应对机制。

使患者行为改变是工作期的重点,护士要根据健康问题与患者共同制定治疗目标,目标的制定要先易后难。此时护士与患者能够比较深入的讨论其行为、期望、挫折和困难以及解决问题的方法,在护士的鼓励下,患者增强自信心和自我责任感。另外,患者可能对护士做出一些试探性的行为,如故意挑剔、为难来观察护士是否可以信赖。因此,护士的尊重、宽容、接纳能推动治疗性护患关系的发展。

（三）结束期

经过工作期，通过护患之间的密切合作达到了预期目标，患者的各种症状有了改善，显示出自我照顾的能力，准备出院，护患治疗性关系将进入结束期。此期护士的主要任务是：①帮助患者认识分离事实，共同讨论其感受；②再次评价患者的健康状态，评价护理目标是否达到；③制定出院计划，做出院指导。

此期护士要让患者接受分离的事实，逐步减少对护士的依赖，护士应帮助患者应对并处理好因分离引起的否认、愤怒、忧伤等焦虑情绪和行为表现。回顾治疗的进展和达成的目标，讨论发病过程和问题所在，提供健康教育和出院指导。

三、治疗性沟通的技巧

（一）不同住院阶段患者的沟通技巧

1. 新入院患者的沟通技巧　入院时是护士和患者从陌生到认识的阶段，此阶段的目标是建立信任感。这时护士要注意：①表情自然，举止优雅，仪容端庄，语调平和，眼神正视对方；②有礼貌地称呼对方；③做自我介绍；④采集病史时应主动倾听，专注对方，保持开放、放松的姿势；⑤适时提供信息给患者，介绍病房环境、相关制度，减少患者的不解、猜疑，同时使患者感到被尊重。⑥对于精神症状丰富的患者，既不要夸大病情，也不要轻描淡写，避免增加患者的疑心和焦虑，甚至引发暴力行为。

2. 住院期间患者的沟通技巧　此阶段护患沟通的目标是确认和解决患者的问题。

（1）提问：护士可提一些开放式的问题启发患者谈话，如"你哪里不舒服？""你想和我谈些什么？""你感觉住院这段时间有什么变化吗？"等，避免封闭式的问题。

（2）倾听：护士需耐心地倾听患者，不要轻易打断对方谈话，不要因患者讲话不清楚或速度慢而分心；不要急于做出判断，仔细体会"弦外之音"，以了解对方要表达的真实内容；及时做出反应，如时不时地点头，或说"是""哦"等，表示对患者的谈话感兴趣，希望能继续说下去；与患者保持适当的距离，身体稍前倾，保持眼神的交流。

（3）核实自己的感觉：可不加判断地重复患者说话的重点及关键内容，加以释义和澄清。例如患者说"总有人骂我。"护士可以说："有人骂你，是吗？"澄清时护士可说："我不了解你所说的意思，你是否告诉我……"等。大多数患者不会在乎多次重复的询问，躁狂症患者可能因烦躁而放弃沟通，应加以注意。核实后，应注意留有一些停顿的时间，以便对方进行纠正、修正。核实技巧的适当运用有助于信任感的建立。

（4）鼓励与重复：使用"嗯""这样呀""然后呢"等言语或用点头、目光注视、微笑等非言语行为，表示关注并鼓励患者进一步表达自己的感受。精神障碍患者的幻觉、妄想往往和他的生活环境、周围的人和事、自身的利益有关。从这些问题的描述中可以找到问题的症结，也可通过描述感受发现某些症状的前兆，及早采取防范措施。

（5）护士的自我暴露：护士将观察到的患者的某些行为告诉患者，也可就自身的感受、思想和经验与患者进行分享，既能使患者感到自己是注意的中心，也可表达护士对患者的关心，有利于缩短双方的距离。

（6）呈现事实：精神障碍患者常有幻觉症状，尤其是听幻觉，护士应态度委婉地表达出怀疑，但不必坚持从而与患者形成对立的关系。护士可以说"我可以理解你的感受，但事实上我听不到，别人也听不到。"有时患者会生气，觉得在欺骗他，会去向其他患者核实，经几次验证后，患者对症状的认知会慢慢动摇。因此，护士不能为讨好患者而赞同患者的话。

（7）适当使用沉默：沉默可以给患者一个考虑的机会，使其情绪得到充分的宣泄，也可以给护士提供观察非语言性行为的时间,尤其在患者谈及痛苦体验而哭泣时,护士保持适时的沉默是十分必要的,此时,劝慰的话反而使患者感到被同情而更加悲伤。

(8)总结反馈:护士与患者以平等的关系来分析问题、分享经验。对存在的问题应一同进行分析,并应鼓励患者自己想出比较好的方法,在选择方法的过程中,双方就彼此的想法相互沟通,护士应暗示患者自己有能力,有责任为自己做出决定,并且找出解决的办法。当一个问题解决了,应一同分享经验。

3. 出院阶段患者的沟通技巧　此阶段的沟通目标是全面巩固康复的效果,提高社会适应功能。面对这一时期的患者,护士应全面评估患者的状态:患者症状或问题有无缓解;社会功能有无改善;自我认同感有无增加;是否能运用适应性的防御机制;是否达到预定目标。根据患者的康复状况,护士要协助患者回顾曾经学习的内容并将学习转移到与他人的互动中,指导患者不要因为社会上的一些人对精神疾病的偏见而自暴自弃,而是将感情转移到建设性活动上,以正确对待及处理生活中的事件,培养良好的性格,克服性格中的缺陷,如忧伤、悲观、失望等,逐渐提高社会适应能力;一旦出现自己无法应对的情况,鼓励患者寻找资源,如打电话咨询医务人员,或寻找亲友、病友的帮助,交流思想,倾吐心中的不快,以减轻心中的压抑。

(二)特殊情况下的沟通技巧

处于特殊情况的患者需要采用一些特殊的沟通技巧。

1. 对消极抑郁的患者　护士应启发其诉说,耐心倾听,用同理心去感受患者的抑郁心境。

2. 对兴奋躁动,有攻击行为的患者　对兴奋躁动的患者,首先将其安置在安静的环境中,了解原因,尽量满足患者的合理需要。同时应善于诱导,转移患者的注意力,使其尽快安静下来。对有攻击行为的患者,护士不能单独与患者共处一室,避免激惹性言语,不要站在患者正面,防止患者突然冲动伤人。

3. 对存在幻觉患者　护士应认真倾听患者对幻觉体验的诉说,不要急于否定,而应予同情和安慰,稳定患者的情绪,不随意附和患者,不随意表示对患者症状的认同,也可设法转移话题或患者的注意力。

4. 对存在妄想患者　在和患者交谈时,不要过早否定患者的病态思维,不要在患者面前交头接耳,以免患者妄想泛化。

5. 对缄默不语的患者　护士可以关切地坐在其身旁,让患者充分感受护士对他的理解和重视。

6. 对木僵患者　应注意保护性医疗制度,木僵患者虽终日卧床、缄默不语,但患者意识清楚,因此要避免在患者面前讨论其病情,做任何治疗护理仍应事先向患者介绍清楚。

7. 对异性患者　护士态度要自然、谨慎、稳重,避免患者把正常的关心误认为恋情,而产生麻烦。

8. 对保护约束的患者　保护约束前做好耐心解释沟通,保护约束后护士要多关心,多询问。落实好基础护理,让患者体会到护士对其的关心,增加治疗护理依从性。

四、治疗性沟通的影响因素

(一)护士自身的因素

1. 护士的人格品质　护士本身人格不成熟、不稳重、心理调节能力不佳等,会使患者产生不信任感,从而影响护患沟通。

2. 护士缺乏知识和技巧　护士对患者所表达出的信息不能正确识别,而以自己的主观想象解释患者的感受,都会使护患交流受阻。

3. 护士是否具备同理心 护士能否换位思考,从患者的角度和立场了解和思考问题,去感受、理解和分享患者的感情、心态、处境和需要。但同时护士要掌握好一个度,明确自己是一个治疗者的身份。

4. 沟通前缺少计划 交谈前如果没有对本次沟通的主题、内容,以及要达到的目标做出计划,缺少对会谈中可能出现的问题的处理措施,往往导致交谈内容零散,缺乏重点,甚至损害已经建立的护患关系。

5. 使用非治疗性沟通 过度或频繁提问,给患者不实的保证,转换话题,使用指责性语言等,易使患者感到不被尊重,容易反感或增加自卑感,使护患关系无法正常发展。

6. 其他 护士不了解患者的情况,泄露患者的隐私,没能采取一致性态度对待患者等都会影响护患关系。

(二)患者方面的因素

患者对自己的疾病、健康状况认识不清楚,不了解治疗措施、病房管理要求或与护士在知识、价值观、处事态度、语言、经验等方面存在较大的差距,使双方无法达成共识,以致沟通进行困难。

第二节 精神科整体护理

精神科整体护理是以患者为中心,以现代护理观为指导,以护理程序为框架,以恢复患者健康为目标,为患者提供有计划的、连续的和系统的,涉及生理、心理、社会、文化等方面的优质服务。这种护理模式要求护士将护理程序应用到护理工作和护理管理的各个环节。以下根据护理程序的五个步骤——评估、诊断、计划、实施、评价几个方面阐述精神科整体护理。

一、护理评估

评估是护理程序的第一阶段,是有目的、有计划、有系统地收集资料的过程,以达到全面了解患者健康状态的目的。收集资料应以人的基本需要为基础,以患者为中心来考虑,着重了解患者的健康状况、生长发育状况、生活方式、环境及对疾病的生理心理反应等。

(一)评估的方法

1. 观察 护士运用感觉器官(视、听、触、嗅)来获取患者的有关健康资料。

(1)直接观察:护士与患者直接接触,面对面交谈,通过患者的言行、表情及护理查体了解患者的精神症状、心理需要与躯体状况。

(2)间接观察:护士通过患者的亲朋好友、同事及病友了解患者的情况,从患者的书信、日记、绘画、手工作品中了解患者的思维活动及有关的情况。对思维内容不肯暴露或不合作的患者,间接观察是十分必要的。

(3)护理观察量表:目前临床常用的有"护士用住院患者观察量表(Nurses' Observation Scale For Inpatient Evaluation,NOSIE)""精神病患者护理观察量表(NORS)"。护士依据对患者病情纵向观察进行量表的评定,根据不同时间护士评定结果所绘制的轮廓图,能够反映治疗中病情的演变及治疗效果。

2. 交谈 护士运用交谈技术与患者及其亲属、医生和其他护士沟通交流,获取患者的有关健康资料。交谈的内容包括患者对自己健康状况的主观感受,患者亲属、医生、其他护

ER-4-1

护士用住院患者观察量表

ER-4-2

精神病患者护理观察量表

士对患者健康状况改变的反映。

3. 体格检查 护士通过护理查体,评估患者生命体征及各系统器官的功能状态,以便及时发现问题和了解病情变化。

4. 查询 护士通过对书面文字材料的查询,获取患者有关健康资料。包括既往病史及检查治疗记录,各种实验报告,患者往来的书信等。

（二）评估的内容

精神科护理的评估内容应更加注重精神科的特点。

1. 一般情况 患者受教育程度、婚姻状况、职业、宗教信仰、门诊和入院诊断、住院次数、病程。患者的仪容仪表、衣着及个人卫生情况;患者的营养状况、睡眠、大小便情况以及生活自理能力;患者与周围人接触交往的态度;患者对住院及治疗、护理的态度等。

2. 精神症状 患者有无意识障碍;有无幻觉、妄想;病理性情感;意志行为活动情况;有无自杀、自伤、伤人、毁物、外走等行为;自知力如何;症状有无周期性变化。

3. 躯体情况 患者生命体征是否正常;有无外伤、水肿、呕吐、脱水;有无躯体疾病或症状。

4. 治疗情况 患者院外治疗情况,有无假服药、藏药、拒服药现象;治疗的效果和药物的不良反应。

5. 心理需求 包括患者目前的心理需要、心理负担、急需解决的问题及心理护理的效果。

6. 患者及周边环境安全 包括病区的门窗、地面、床单元等有无安全隐患,患者有无发生暴力和意外的企图和行为的可能。

（三）评估中的注意事项

1. 客观性 护士将观察到的病情,客观地进行记录与交班,不要随意加入自己的猜测,以免误导其他医务人员对患者病情的了解和掌握。

2. 整体性 患者是一个完整的个体,不但要注意患者的身体,还要兼顾其心理,情绪,智能状态,行为,模式,社会因素等。

3. 注意资料来源,如患者自己、患者的亲属朋友、其他医务人员和门诊病历、住院病历、出院记录、实验室报告、以往健康记录等。

（四）准确记录

护理记录能及时反映患者的健康状况、病情及治疗护理过程,以供其他医务人员了解患者病情,确定或修改医疗护理的措施。护理记录是医疗文件的组成部分,也可作为科研的资料,在发生医患纠纷时,还要作为呈现给法庭的证据。

1. 护理记录的方式与内容 护理记录的种类、方式多种,临床上采用何种记录方式与所在医疗机构的相关规定、护理角色功能及患者的情况有关。主要有以下几种:

（1）入院护理评估单:记录方式可有叙述性书写,或表格式填写。内容包括一般资料、简要病史、精神症状、心理社会情况、日常生活与自理程度、护理体验、主要护理问题等。一般在患者入院 24 小时内完成。

（2）护理记录单:反映患者的主要病情及护理要点。包括交班报告、临床护理记录单、即将出院患者的护理记录等。

（3）其他:如新入院护理病例讨论记录,阶段护理记录,转出入院记录,死亡护理记录等。

2. 护理记录的原则与要求 客观、真实、准确、及时、完整。尽可能把患者原话记录下来,少用医学术语。特别注重护士接触患者过程中观察到的一些客观病情及所采取的护理措施的描述。书写项目齐全,字体端正、字迹清楚,不可涂改,签全名及时间。

🔍 知识链接

住院患者护理评估单

姓名: 性别: 年龄: 床号: 住院号:

职业: 民族: 婚姻: 文化程度: 信仰:

入院时间: 入院方式:□步行 □扶行 □轮椅 □平车 □120急救

联系人: 关系: 电话:

入院诊断: 修正诊断:

主诉:

既往史:□有 □无 过敏史:□有 □无 饮食:□正常 □异常

饮酒:□无 □偶尔 □经常 □有 年 g/d

吸烟:□无 □偶尔 □经常 □有 年 支/d

睡眠:□正常 □异常 小时/天 症状:□入睡困难 □早醒 □失眠

自理:□正常 □障碍(全部 部分)疼痛:□无 □有(部位)

活动:□自如 □改变 小便:□正常 □异常 大便:□正常 □异常

皮肤及黏膜:□正常 □水肿 □黄染 □发绀 □破损 □苍白(部位/面积)

视力:□正常 □异常 听力:□正常 □异常

特殊防范:□伤人 □毁物 □易激惹 □自伤 □自杀 □外走 □跌倒

专科护理评估(病情表现、心理状况、护理需求等)

二、护理问题/诊断

护理诊断是指护士凭专业知识和技能,通过询问、观察和检查患者,对个人、家庭、社区现存的或潜在的健康问题和生命过程的重大事件所作出的临床判断。

根据护理诊断分类系统(nursing diagnoses definitions and classification,NANDA-I)(2018-2020)按人类反应形态所做的分类,精神科护理中可以用到的护理诊断常见的有:应对无效;不依从行为;生活自理能力缺陷;健康管理无效;言语沟通障碍;社会交往障碍;睡眠型态紊乱;低自尊;无望感;思维过程改变;有对自己或他人施行暴力的危险;自残;自杀的危险;焦虑;恐惧;性生活型态无效;体象紊乱;自我认同紊乱等。

三、护理计划

护理计划是对存在的问题制定解决的方法。包括:确认健康问题、建立护理目标、制定护理措施。

(一)确认健康问题

根据患者问题的急迫性和重要性按先重后轻、先急后缓的原则进行排序,优先解决危及患者生命和他人安全的问题,如自杀、伤人、毁物、外走、拒食、严重药物不良反应等。

(二)建立护理目标

护理目标是希望患者达到的健康状态,是进行护理评价的依据之一。制定护理目标需要切合实际,应该是在护理工作范围内患者能够达到的。护理目标根据时间可分为两类。

1. **短期目标** 一般指一周内患者能达到的目标,适合于病情危、急、重、变化快的患者。

ER-4-3
北美护理诊断协会——最新155个护理诊断

2. 长期目标　指一周以上、数周或数月才能达到的目标。适合于病程长及康复期患者。

（三）制定护理措施

精神科护理措施制定应注意"四防"护理,有些措施应与有自知力的患者商量,取得其配合,措施要具体、可操作,同时护理措施需要与医生、心理治疗师等其他相关人员的措施相配合。

四、护理措施

护理措施是对护理计划付诸实践的过程,在临床工作中,对新入院患者或危重患者,护理措施往往在计划未制定前已经开始实施。

（一）护理措施实施方法

1. 直接提供护理　责任护士对所负责的患者按照护理计划的内容执行护理活动,对患者进行照顾。

2. 与他人合作　护理活动往往需要多名护士协作、参与,具有连续性。应分工明确,交接班清楚。

3. 体现动态变化　根据患者病情变化,调整护理计划,护理活动也应做相应的改变。

4. 咨询指导和教育　护士对患者及其家属提供咨询,进行教育,鼓励参与护理活动,达到自我维护健康的目的。

（二）精神障碍患者的护理措施

1. 常规护理

（1）保持病区整洁,空气流通和舒适安静,创造良好的治疗和休息环境,并根据病情进行分级护理,选择合适的病房。

（2）进行各种操作前应向患者做好告知、解释工作,并认真观察病情和治疗反应,发现异常及时报告医师,详细记录和交接班。

（3）坚守工作岗位,加强巡视,对意识不清、精神运动性兴奋或抑郁状态等重点患者严加护理,以防自杀、自伤、伤人、外走、毁物等意外事件的发生。

（4）观察患者的饮食,三餐护士均需在场,观察进食量及进食状态,对生活不能自理者应按时协助喂水、喂饭,对拒食和拒药者应设法劝导,并报告医师。

（5）观察患者的排便,每天询问患者二便的次数、性质、量,对生活不能自理的患者需重点观察。出现异常及时汇报医师。

（6）做好晨晚间护理,督促和协助患者定时洗澡、更衣、理发、剃须、修剪指(趾)甲。饭前、便后洗手,每日梳头、洗脸、洗脚,女患者清洗会阴,做到"三短、四洁"。对长期卧床、生活不能自理或自理困难者应重点照顾,注意观察皮肤受压情况,定时翻身,保持皮肤和床单元清洁、干燥,防止压疮发生。女性患者要注意月经期的卫生护理。

（7）患者晚10时后不能入睡,应了解原因,必要时与值班医生联系。

（8）封闭式病房的患者户外活动、治疗需要护士陪伴,开放式病房的患者外出活动需护士或者家属陪同,以防止意外发生。

（9）做好心理护理,护士应经常了解患者心理状况并根据患者具体情况进行咨询和安慰,做好说服解释工作,消除患者顾虑。

（10）做好患者及家属的宣教,包括相关规章制度、疾病知识及各项检查治疗等。

2. 安全护理　精神障碍患者受疾病的影响,往往失去自我防护的能力,既不能正确辨认各种危险因素,也不能正确反映身体的不适。在精神症状的支配下,出现自杀、自伤、伤人、毁物等特殊行为;因缺乏自知力否认有病,拒绝住院与治疗,也可出现情绪激怒与反抗行为,发生冲动和出走,危及他人和自身的安全;在精神科各种治疗护理过程中,也可出现各种突发、危急情况。因此,安全护理是精神科护理质量的一项重要指标,护士的安全意识要贯穿于护理活动的始终,随时发现不安全的因素,谨防意外发生。

(1)患者的安全管理:责任护士要掌握病情、诊断、用药情况,熟悉患者,对有严重自伤、冲动伤人、出走企图或行为的患者要做到心中有数,随时在护士的视线范围内,密切观察病情变化。严重者必须安置于重症病室内 24 小时重点监护,发现有意外先兆,要及时采取有效措施,防患于未然。按照分级护理的要求,护士定时和不定时的巡视病房,随时警惕潜在的不安全因素,尤其是厕所、病房僻静处、暗角、走廊尽头。及时了解病情,发现问题,预防意外。在夜间、凌晨、午休、开饭时、发药后、交接班期间,是意外发生的高峰时段,护士应特别警惕,加强巡视,杜绝意外的发生。凡患者入院、会客、外出检查和活动返回病房时,护士应认真检查有无危险物品带入。住院期间患者不得随意进出治疗室、办公室、开水房、备餐室等,严防患者擅自取药、藏药、拿走其他的危险物品。

(2)环境设施的安全管理:病房设施应尽量简单并且安全,病床高度应以患者坐在床边,双脚掌可平放在地面为宜。地面平坦、干燥,患者穿轻便、防滑、合脚的软底鞋,避免滑倒。厕所和淋浴间,地面应有防滑垫及扶手。饮用水温度不宜太高,防止患者烫伤。墙上无暴露的钉子、电线,电源插座有保护装置等。病区门窗必须牢固,专人定期和不定期的检查门窗、水管等设备,发现损坏及时修理。医护人员进出办公室、治疗室、开水房、配餐室、值班室等均应随手锁门并确认是否锁好。

(3)危险物品的管理:禁止患者或家属带刀、剪、绳、玻璃制品、金属器械、打火机等到病房或存留在患者身边,药品、保护带要定位、定量上锁存放,班班交接登记,严防患者获取。指甲刀、剃须刀和缝针必须在护士的看护下使用,用后及时收回。患者吸烟需定时、定点,切忌卧床吸烟,严防引起火灾和烧伤患者。对家属探视时所带危险物品,护士应劝其带走,如特殊情况未带走的,由护士放置在安全地点代为保管,避免患者得到产生安全隐患。在治疗和护理过程中使用的物品要清点数量和种类,用后应如数收回,防止患者获得后作为自伤和外走的工具,使用约束带时应班班交接。完善管理制度,对危险物品须定期和不定期检查。

(4)安全知识的宣教:重视对家属和患者有关安全常识的宣传和教育,争取他们对安全管理的理解和配合,反复宣教,并签字确认。对留陪的家属,应做好患者危险行为观察的指导,使其能发现患者的危险行为。

(5)护士对安全的管理:护士应严格执行各项规章制度和护理常规,尤其对实施保护性约束患者,应安置在重症病室内单独隔离,专人看护,定时巡视,观察患者的意识、情绪、四肢血液循环情况,保护带班班交接,做好各种安全防护措施,以防遭到其他患者的报复伤害。对有攻击或严重自杀危险患者应掌握接触技巧和防范技巧。

3. 行为矫正和训练 是根据学习心理学和实验心理学的理论,对患者反复训练,达到矫正不正和不良行为的一种治疗方法。其原理是运用强化和处罚原则,即对正确的、正常的行为,给予正强化,给予鼓励;而对那些偏离正常的不良行为给予负强化,给予处罚。经过反复多次的强化可达到消除不良行为的目的。

(1)正强化:正强化可分为 4 个步骤。第一步,确定希望患者改变的行为;第二步,确定患者这一行为的直接后果;第三步,设计一个新的结果来取代原来的结果;第四步,对新的结果实施强化。代币法是精神科病房中最常见的正强化法。以某种象征物作为患者良好行为出现后的正性强化物,达到使患者养成良好习惯的目的。1977 年 Paul 比较了代币法和环境治疗对精神分裂症的疗效,经 6 年的观察,发现代币法可使 89% 的患者行为得以改善,而环境治疗只能使 46% 的患者行为得以改善。代币法实施的第一步是确定目标。由护士和患者共同确定存在的不良行为,制定消除不良行为的方案。其次是约定代币的使用方法。护士与患者共同确定合适的代币,如设计精美的卡片;以及代币给予标准,如患者在一天中做到了其中一项目标要求,可得 1 个代币券,连续做到 3 项,可得到 5 个代币券,对已经做到又退步者则扣发代币券。代币券可换成患者喜欢的物品,如 3 个代币券可兑换一支牙膏。第三步是达到自我控制。有学者认为代币法是由外因来控制个体行为,其效果可能是暂时的,停止代币活动,学习来的行为可能随之消失。另一部分学者则认为,习惯成自然,通过学习而来的行为可能会继续保持,尤其是一些良好行为建立之后,除了代币的直接奖励外,其他社会性的精神鼓励,如别人的赞许和自尊心的提升,均可使患者自我行为达到自我控制而不再出现不良行为。代币法实施中,首先应注意强化物须是患者喜欢的物品,否则没有作用,如对小孩可奖励糖果,而对成人则不适宜。其次应及时兑现强化物,明确强化物的意义及目的,准确表扬和批评,明确获得奖励的行为。第三是逐步提高强化目标,逐渐减少强化次数,也可以由实物转为言语的强化。

(2) 负强化:负强化即是去除一个坏刺激,以引发所希望的行为。如将有伤害他人和毁物行为的患者,单独置于保护性隔离室内,以期减少其不良行为的出现次数,继而使不良行为慢慢消退。

4. 心理护理

(1) 新入院患者:由于新入院患者多数无自知力,护士避免与其争辩是否有病;患者对病房环境感到陌生,容易产生焦虑、紧张、恐惧情绪,护士应向安静合作的患者介绍病房环境、病友、作息制度和会客制度,使患者感到温暖,受到关心和帮助;做安全检查过程中,要尊重患者,说明道理,争取患者合作。

(2) 住院期间患者:护士要深入接触患者,了解病情的动态变化和心理活动,有针对性地采取有效护理措施,其目的在于满足患者的基本生理需要和安全需要,同时要注意满足其自尊心和自信心的需要。

(3) 出院患者:出院前患者的心理活动复杂,应使用针对性强的个别化心理护理。帮助患者制定合理的休养计划,树立回归社会和家庭的信心,达到预防疾病复发恶化,保持身心健康的目的。

五、护理评价

护理评价是护理程序的最后一个环节。护理评价的内容包括:①评判实施护理措施后,患者的健康状况是否达到所预期的目标结果;②复审护理计划,主要探讨目标部分实现或未实现的原因;③发现新问题,做出全面判断,制定新计划和措施。评价的种类包括:①连续评价,在实施护理措施后即将进行评价;②定期评价,按一定的时间间隔评价预定目标的实现情况;③终末评价,对患者出院时的健康状况,预期目标的实现情况的评价。

第三节　精神障碍患者的组织与管理

病房对患者来说既是一个治疗单元,又是一个集体生活的场所,由于精神疾病患者住院时间相对较长,疾病的特殊性和行为表现的多样性,如果没有良好的组织管理工作,势必影响患者的治疗和护理。因此,精神疾病患者的组织与管理,是精神科病房管理的基础,是顺利开展医疗护理工作的关键。

笔记栏

一、精神疾病患者的组织

（一）成立休养委员会

由病房护士、恢复期患者、病情稳定的患者、有管理能力且热心为病友服务的患者共同组成休养委员会。工休委员会的委员要带头和督促患者积极参加病区的各项活动。

（二）定期组织学习，开展各项活动

病房护士与委员会的委员们定期开会，研究、讨论、制定学习计划与开展各项活动的安排。

（三）定期召开工休座谈会

听取患者对医疗护理服务的意见，向患者提出需要配合的事项，对表现良好的患者给予表扬和鼓励。

二、精神疾病患者的管理

（一）制定制度

包括患者作息制度、探视制度、住院患者休养制度（如进餐、睡眠、服药、参加工娱疗时间等），护士应经常宣传制度的内容，让患者明确遵守制度的意义，促进患者养成良好的生活习惯。对意志行为减退的患者或记忆力差者，需有耐心并进行强化训练，督促患者遵守各项制度。

（二）树立良好的风气

医护人员要以身作则，注意自己的仪表、言行举止、文化素养、工作态度以及行为规范，以良好的形象来影响患者。有计划地开展各种评优活动，提倡病友间相互关心、帮助，友好相处。使患者不仅管好自己，还能关心他人和集体，营造病房的良好风气。

（三）丰富住院生活

有计划地为患者安排丰富多彩的文娱、体育、作业与学习活动，并对活动进行讲评和评优。患者在集体活动和良好的氛围中能转移病态思维，安定情绪，获得信心和希望，使其安心住院，配合治疗，这些有利于病房的和谐、安定和安全。

📖 知识链接

精神科分级护理

根据病情、医嘱执行护理级别，特级以红三角标记、一级以蓝三角标记、二级和三级不做标记。

特级护理对象：伴有严重躯体疾病，病情危重随时需要抢救的患者；有严重自杀、伤人、毁物、外走行为需要严加防范的患者，意识障碍患者，严重药物反应的患者，癫痫持续状态以及木僵状态的患者等。

护理要求：严密观察病情及生命体征，实施床旁交接班。根据医嘱，正确实施治疗、给药措施。严格执行各项诊疗及危重患者护理常规，保证监护仪使用中的有效性；实施护理操作安全性；呼吸机管道消毒灭菌可靠性；严格执行精神科安全管理制度，将患者安置于重症室，禁止接触其他患者，及时采取冲动干预。每班进行安全检查，确保患者、病区及工作人员自身的安全。准确评估，制定护理计划，认真细致做好各项基础护理和专科护理，严防并发症，确保患者安全。准确记录出入量，危重患者记录单书写及时、准确、客观、完整。

笔记栏

一级护理对象:精神症状明显的患者;有自杀、自伤、伤人、外逸意念,但无相应行为的患者;存在被害、自罪妄想及幻觉所致的异常行为的患者;生活不能完全自理的患者等。

护理要求:每小时巡视患者,观察病情变化,根据病情定期测量体温、脉搏、呼吸、血压。严格执行各项护理常规,确保患者安全。准确评估患者,认真细致做好基础护理、专科护理,预防并发症,满足患者合理需要。提供护理相关的健康指导。根据病情做好护理记录。

二级护理对象:急性症状消失、病情趋于稳定、生活部分自理的患者。

护理要求:每 2 小时巡视患者,观察病情变化,按护理常规测量生命体征,采取相应的护理措施,提供护理相关的健康指导。生活上给予必要协助,了解患者病情及心态变化,满足其合理需要。

三级护理对象:精神症状基本控制,病情稳定的患者;自知力基本恢复的患者。

护理要求:每 3 小时巡视患者,观察病情变化,按护理常规测量生命体征,了解患者病情及心态变化,满足其合理需要。督促、指导患者进行自我护理,做好健康教育和康复指导。

第四节　精神科康复训练

精神疾病患者由于长期受疾病的影响,社会功能受损,思维、情感、意志活动呈现一个衰退的疾病过程,患者生活能力下降、对周围事物漠不关心、不与人交往等。通过对患者进行生活、职业、学习等技能的康复训练,尽最大可能恢复患者的社会功能,或最大限度减轻社会功能损害程度,使其适应和重新回归社会。

一、建立康复信念

通过讲座、小组讨论、个别心理治疗、集体心理治疗的多种方式,正性强化患者的康复信念,使患者充分理解康复训练的意义、过程、要求及康复训练对促进疾病恢复的重要作用,帮助患者正确认识、对待疾病,对有可能出现的问题不回避,不恐惧,主动配合训练。

二、社会技能训练

(一)训练目的

帮助患者逐步掌握各种行为技能,学会社会交往技巧;增强集体意识,学会接纳和自我开放以及应对应激情况的能力,提高社会适应能力,防止或减缓社会功能衰退。

(二)训练方法

1. 人际交往能力的训练　目的是让患者如同正常人那样在社会人群中生活交往。通过开展互动游戏、文娱、体育等集体活动形式可推动发展患者间的合作积极性和加强整体观念,改善患者的人际交往能力。

2. 自我照顾训练　训练患者自己主动沐浴、更衣,保持皮肤清洁和衣着整齐、适时;训练患者主动完成梳头、洗脸、理发、剃须等个人卫生,注意仪容仪表。

3. 思维协调性训练　通过情景剧的模拟,训练患者准确表达对某件事情肯定或否定的感受。

ER-4-4

人际交往
能力训练
(图片)

三、学习行为技能训练

培养和帮助患者学会处理应付各种实际问题的行为技能。对长期住院和慢性衰退患者尤为重要。可采取课堂教学的形式,也可采用小组讨论、对话、宣传册或表演心理剧、情景剧形式。

(一)一般性教育活动

一般性教育活动的形式可采用讲座、小组讨论、短期培训等。内容可以是疾病知识,心理社会康复知识,心理健康知识,卫生常识,时事形势教育等。

(二)家庭生活技能训练

模拟家居环境及实地练习,以个别或小组形式训练有关日常生活技巧。内容包括家庭清洁工作、家庭的布置、物品的采购、食物的烹饪、钱账的管理、家庭社交礼节及交通工具使用等。

(三)心理剧和情景剧表演

安排患者编写生活短剧,确定要害情节,由 4~5 名患者轮流表演,2~3 人做评委(包括指导者),表演完后依次评价。

(四)应对压力训练

通过观看录像带、患者提问、小组讨论、模拟实践、协助患者制定康复计划等形式,帮助患者识别压力,鼓励患者以正确的方式表达情绪,必要时及时寻求他人帮助,达到减轻内心压力的目的。

四、职业行为训练

职业行为训练即作业疗法,目的是训练患者的注意力和意志力,培养劳动习惯和工作乐趣,增加一定的工作和职业技能,使之能融入社会。

(一)简单劳动作业

其工序简单,技术要求低,品种内容适合大多数患者,是目前国内绝大多数精神病院中所实行的劳动作业安排。训练种类有手工劳动、粘贴或折叠纸盒、拼图等。

(二)工艺制作

工艺制作训练可以激发患者的创造力,增强才能,提高兴趣,稳定情绪,对患者的心理社会康复比较有利,参加对象以精神残疾程度较轻并期望学习技艺者为主。内容包括编织、美术品创作、各种刺绣等。

五、放松训练

松弛疗法或放松训练是通过一定的训练使患者在精神上及躯体上放松的一种行为治疗方法。其最终目的是使整个机体活动水平降低,达到心理上的松弛,从而使机体保持内环境平衡与稳定。在进入放松状态时,交感神经活动功能降低,表现为全身骨骼肌张力下降即肌肉放松,呼吸频率和心率减慢,血压下降,并有四肢温暖,头脑清醒,心情轻松愉快,全身舒适的感觉。松弛疗法具有良好的抗应激效果。放松训练的方法主要有三种,即呼吸放松法、肌肉放松法、意念放松法。

(一)呼吸放松法

第一步:准备姿势,呼吸放松有三种准备姿势:坐姿、卧姿、站姿。选择一个安静的地方,如果你身边有椅子,舒适地坐下,如果在室内,全身放松,仰卧在床上。如果身边什么也没有,则全身放松,站在自己认为最方便的地方。

第二步:用鼻子慢慢吸气,把空气吸到腹部深处,吸气时间根据习惯逐渐延长,吸足气后,憋气 2 秒钟,再把吸进去的气用鼻孔缓缓呼出,使腹腔逐渐收缩,待气彻底呼出后,再开始吸气。呼吸要"慢、长、轻",呼吸节奏以吸、止、呼的比例为 1:4:2 效果最好。体会"深深地

ER-4-5

家庭生活
技能训练
(图片)

ER-4-6

工艺制作
(图片)

笔记栏

吸进来,慢慢地呼出去"的感觉,每天练习 3 次,每次约 5 分钟。

（二）肌肉放松法

肌肉放松的要点是:先紧张,后放松,在感受紧张之后,再充分地体验放松的效果。肌肉放松过程中需要注意当收紧肌肉时,每次只可收紧约 5 秒,但放松就须 15~20 秒,让自己感觉收紧及放松时的肌肉。做一个部位时,其他部位要尽量放松。每个部位要连续做 2 次,才能做下一个部位。整个练习约需 15~20 分钟,做的时候,切忌心急,要慢慢做。同时要有效地掌握此方法,必须每天都练习 1~2 次,约 2~3 周后,才能慢慢感觉容易放松自己。

1. 面部肌肉　闭上双眼,转动眼球;紧皱眉头,就像生气时一样;皱起鼻子和脸颊部肌肉;咬紧牙关。

2. 颈部肌肉　将头用力下弯,使下颌抵住胸部。

3. 臂部肌肉　双手平放,掌心向上,握紧拳头;抬起双臂向外伸直,用力收紧。

4. 肩部肌肉　肩部尽量提到耳下。

5. 背部肌肉　向后用力弯曲背部,努力使胸部和腹部凸出,成桥状。

6. 胸部肌肉　双肩向前并拢,紧张胸部四周肌肉。

7. 腹部肌肉　高抬双腿以紧张腹部四周的肌肉。

8. 臀部肌肉　将双腿伸直平放于地,用力向下压两只小腿和脚后跟;将臀部用力夹紧,努力提高骨盆的位置。

9. 大腿肌肉　绷紧双腿,使双脚后跟离开地面。

10. 小腿肌肉　双腿向上方朝膝盖方向用力弯曲;双腿朝向前下方用力弯曲。

11. 脚趾骨　将双脚脚趾慢慢向上用力弯曲,其他部位不要移动;将双脚脚趾向下用力弯曲。

（三）意念放松法

跟着指导语做,约 10~15 分钟完成。

指导语:闭上你的眼睛,用鼻子慢慢吸气,约 5 秒钟后,缓缓地把气呼出来,现在你幻想来到海边,你静静地俯卧在海滩上,周围没有其他的人;你感觉到了阳光温暖的照射,触到了身下海滩上的沙子,全身感到无比的舒适;海风轻轻地吹来,带着一丝丝海腥味,海涛在轻轻地拍打着海岸,有节奏地唱着自己的歌;你静静地躺着,静静地倾听这永恒的波涛声……你感到呼吸均匀而平衡,感到凉爽的空气正舒适地通过鼻孔;肺部感到舒适;心脏跳动很缓慢;你休息好了;此时,你感到全身舒服,精神倍增,你是安静的……现在,我会数十下,每数一下,你会更加的放松,数第十下的时候,你可以慢慢地睁开眼睛,感到自己十分放松。1、2、3、4、5、6、7、8、9、10,现在你可以睁开眼睛了。

第五节　精神障碍患者的家庭护理与社区防治

一、精神障碍患者的家庭护理

家庭护理就是以家庭为单元,把家庭看成是一个整体,并在特殊环境中进行心理治疗及护理的过程,借助家庭内沟通与互动方式的改变,以护理人员为主体,指导患者家属对患者的护理,帮助患者更好地适应其生存空间。精神疾病患者的家庭护理是与住院及门诊均有联系的治疗模式。它能维持持续性的医疗服务,减少疾病反复和促进患者康复。并且家庭是患者支持系统最主要的来源之一,稳定和睦的家庭气氛是患者康复的基础,家庭成员的心理素质状况、护理技巧是提供良好支持的重要条件。

（一）护理评估

1. 评估患者 患者文化背景,职业角色,工作经历,娱乐活动,宗教信仰等;患者的营养、排泄、饮食睡眠、日常生活情况,生命体征,急、慢性躯体疾病,精神疾病史,用药情况,意识清晰度等。了解患者患病前在家庭中的情况并与现状比较,包括患者在情感、人格和行为、家庭角色、与家庭其他成员的关系、在家庭结构中的位置等方面,患病后这些方面有何改变。患者的精神症状,尤其是阴性症状。患者的应对能力、人际交往能力以及对自身所患疾病的认识能力等。

2. 评估家庭 家庭提供患者生存、成长、安全等生理、心理、社会方面的基本需要的功能。家庭结构是否健全,每一个成员在家庭中的位置、角色、承担的责任与权力、家庭规范和价值观对患者的影响。家庭情感氛围与家庭环境。家庭的社会支持系统是否完整。家庭的精神健康水平。家庭对患者疾病的看法,对护理计划的了解程度,对精神疾病知识掌握程度及预测病态行为的能力。

（二）护理目标

1. 家庭能够提供适合患者病情需要的生活环境,使患者从医院出院回到家中的过程顺利。

2. 家属了解疾病的有关知识,能识别疾病的重大变化。

3. 家属能在医护人员的指导下,协同患者制定合理的作息时间、治疗及日常生活康复计划,并能督促实施。

4. 家属掌握药物治疗的相关知识、治疗过程中的注意事项,能及时识别药物治疗过程中的副作用并给予相应处理。

5. 患者与社会能够保持比较密切的接触,减少其对家属的依赖,减轻退缩行为及交流情绪,延缓或控制精神衰退,逐渐恢复社会功能。

6. 患者精神症状维持稳定,在家庭中逐渐恢复自我照顾的能力。

（三）护理措施

1. 一般护理 护士要与患者及家属保持密切联系并建立良好的护患关系,定期随访、指导,帮助解决患者的问题。定期评估家庭护理的效果,与患者及家属一起制定或修改康复计划。督促治疗康复计划的实施。进行家庭精神卫生健康教育,传播精神疾病的防病知识,提高患者家庭支持系统的效应。

2. 日常生活护理 包括患者的个人卫生、饮食、睡眠、安全管理方面的护理。

3. 观察病情动态 密切观察患者的情绪变化,如激惹、兴奋、焦虑、抑郁等。尤其应定期评估抑郁症状,必要时及时就医。应高度警惕患者睡眠规律的变化,睡眠质量下降,常常预示着疾病的复发。自知力恢复是判断精神疾病痊愈的重要标志之一。自知力下降,常是精神病复发的征兆表现。患者主动配合治疗的程度可作为观察自知力的指标之一。患者出现以往发病时的妄想、幻觉、言行异常等精神症状时应及时到医院复诊。患者诉说头痛、头昏、注意力不集中、记忆力减退或其他躯体不适,应判断是否是疾病复发的先兆。

4. 维持用药的护理 向家属和患者讲解药物的作用与副作用以及维持用药的重要性,提高患者服药的依从性。指导家属对药品进行妥善保管,防止药品潮解失效,同时应防止患者一次性大量吞服药物,造成严重后果。对不合作的患者,要指导家属掌握督促检查的方法,必要时护士亲自督促患者服药。密切观察药物疗效及不良反应,并做相应处理,必要时及时到医院复诊。

5. 心理护理 帮助患者及家属正确认识精神疾病,消除对疾病的恐惧,不安及焦虑。循序渐进,耐心帮助和启发患者认识疾病的现象、状态产生的机制及治疗的结果,消除自卑感,增强治疗和康复的信心。正确对待社会偏见,鼓励和指导患者增加与社会接触交往,积

笔记栏

极主动地融入正常社会人群中去,参加一些力所能及的劳动。正确应对学习和工作所带来的压力,帮助患者克服各种困难,延缓精神衰退,重建社交能力。尊重、关心患者,对于患者出现的一些令人感到尴尬的言行,家属要以平等的心态给予支持和关爱,要从患者的角度去感受他们的心情。良好和睦的家庭氛围有利于缓解患者内心的痛苦,有利于疾病的康复。给予患者表达情感的途径及机会,鼓励家属经常与患者交谈,让患者有一个表达内心情感的机会,指导患者应对和处理负面情绪及应激的方法和技巧。合理的交流不仅能给患者以情感上的支持也可以强化患者思维活动的过程,减少思维退化。

二、精神障碍患者的社区防治

社区精神医学是在社区的层面上实施和研究精神疾病的预防、治疗及康复的一门学科。它以社区为服务单元,以社区居民为工作对象,开展对精神疾病的预防、治疗、康复及社会统筹安排和管理。

(一)社区精神卫生服务的发展

社区精神卫生服务是在 20 世纪 50 年代发展起来的,经过几十年的发展,世界各国的社区精神病学发展很快,已成为当代精神病学的重要发展方向之一,并且已取得相当的成绩,最显著的成效就是发展了社区医疗,减少患者的住院率。美国大的精神病院的床位数从 1955 年的 50 多万张降到 1980 年的 13.8 万张,至 1985 年,全美已有社区精神卫生中心 750 个。英国很早就主张在社区中照顾精神障碍患者,主张在综合医院建立精神科,而不主张开设大的精神病专科医院。由于社区精神卫生的开展,英国的精神科床位数从 1964 年的 15.2 万张降低到 1981 年的 7.6 万张,患者住院时间大大缩短,大量的康复服务机构的建立,使众多的精神障碍患者重新整合在社会之中。

我国在 1958 年全国第一次精神病防治工作会议上便提出了"积极防治,就地管理,重点收治,开放治疗"的工作方针,把社区精神卫生服务列为工作重点之一。至 20 世纪 70 年代,部分地区建起了三级精神病防治网,成立了一些社区精神病防治机构。1986 年全国第二次精神卫生工作会议召开以后,社区精神卫生工作得到了进一步的发展。1992 年,国家卫生、民政、公安部及中国残疾人联合会联合颁布了《全国精神病社区防治康复工作"八五"实施方案》,首先在 64 个市县试点区开展,覆盖近 7 000 万人口,取得显著效果。2010 年,我国全面建成社区卫生服务体系。这些举措更加促进和推动了我国社区精神卫生工作的向前发展。

(二)开展社区精神卫生服务的要求

1. 多方位的服务　社区精神卫生工作不仅是局限于对个体的早期诊治与康复,更重要的是要面向整个社区,促进群体的精神卫生水平,减少精神疾病的诱发因素,为社区内的居民提供精神卫生教育、咨询、诊治及预防等服务,因此政府机构要制定有关精神疾病防治和精神卫生促进方面的全国性和地方性的政策,一方面保障对精神疾病患者的治疗和保护,另一方面要发展各种措施来促进精神卫生,减少精神疾病及精神卫生问题的发生。

2. 多部门合作,多学科、多方位人员共同参与　由卫生、民政、公安、残联及其他有关部门的通力合作,精神科医生、护士、社会工作者、心理学工作者和政府官员、企业家、商界名流的参与以及全体居民的积极响应,才能确保社区精神卫生工作的顺利开展,提高社区居民整体的精神卫生水平。

3. 良好的可行性　社区精神卫生服务通常在社区卫生行政部门的管理与组织下实施,所制定的计划应符合社区的需要和实际,工作方案应有系统的程序与整体思路。

(三)社区精神卫生服务的组织与实施

1. 服务组织　社区精神卫生的服务组织包括由政府、卫生、公安、民政、社会福利、商界

笔记栏

等部门的人员组成的社区精神卫生组织。由精神科医生、护士、心理工作者、社会工作者、某些特殊的培训师和治疗师以及志愿者组成的工作组。以及有广大的社区居民积极参与,社会各种力量协同,所形成的牢固的社会支持网络。

2. 实施要点

(1)评估需求:通过流行病学调查,了解社区的需求,了解社区内影响精神卫生的危险因素和保护因素。

(2)制定措施:社区干预措施的制定必须针对影响精神卫生的生物、心理、社会方面的危险与保护性因素,应建立在有效性原则的基础上,采用既能减少各种精神卫生问题及疾病的发生危险,又能增进身心健康及产生社会经济效益的干预措施。

(3)组织实施:政府部门应对社区干预方案和卫生政策的大规模实施予以支持,必须严格按照操作指南执行以保证实施的质量。

(4)效果评估:长期随访评估会增加对干预效果的了解,会发现更清楚和更令人信服的信息,对决定何时干预和干预多久有指导作用。通过建立质量评估系统,使政策制定者、资助者、执行者和受干预者知道该措施目前的效果以及进一步改进的可能性和必要性。

三、社区精神卫生护理

(一)社区精神卫生护理工作的范围

1964年,Caplan首先提出了"三级预防"模式,对精神病学实践产生了巨大影响。一级预防即病因预防,二级预防重点是早期发现、早期诊断、早期治疗,三级预防要点是预防疾病复发。

1. 一级预防中的护理工作范围

(1)健康教育:面对所有社区居民,宣传精神卫生促进与保健知识,包括不同生理阶段的精神卫生指导,个体应变能力的培养等。

(2)咨询:开展各种健康咨询,包括精神卫生、恋爱婚姻、优生优育、儿童青少年及老年健康等。

(3)促进精神健康的工作:如服务对象的自我精神健康保健、社会及环境精神卫生、良好的生活方式等。

(4)特殊预防工作:消除或减少致病因素,提高人群的抗病能力,保护高危人群等。

2. 二级预防中的护理工作范围

(1)早期发现精神疾病患者:可以通过定期精神健康筛查,在社区居民中进行自我精神健康评估检查,家访巡视和提供咨询等护理时能够发现。

(2)确认精神健康的危险及相关因素:收集影响精神健康并造成精神障碍的危险因素,及时报告有关人员。

(3)及时帮助和护理患者:如及时进行危机干预,及时要求患者或家属送患者求医,尽早合理用药,防止各种暴力和意外事件发生。

(4)联系会诊、转诊:发现危险行为或行为异常者要及时与社区人员协助,帮助家属联系会诊、转诊。

3. 三级预防中的护理工作范围

(1)防止病残:尽可能使患者恢复心理功能和社会功能,预防精神疾病的复发,减少后遗症和并发症。

(2)康复护理:主要包括功能性或调整性的心理康复;各种康复场所对患者的护理与训练;健康教育与咨询等。

(3)环境安排:指导并协助家庭成员调整患者的生活环境,合理安排合适的日常生活内容,调剂患者娱乐与休息,及时解答患者和家属碰到的问题等。

（4）督促巩固和维持治疗:定期家访,协助和督促患者按时、按量服药,并进行生活自理及社会技能训练等。

（5）做好管理工作:包括对康复之家、各种职业与技能训练场所、患者公寓等的管理,制定规章制度,环境布置和设施安装等,使机构正常运行,以扶持患者享受社会生活,减轻医院和家庭负担。

（二）社区精神卫生护理工作的要求

护士除应具备扎实的专业护理技能外,还要有良好的职业道德和敬业精神,具备良好的细致的观察能力,指导患者正确用药,观察患者用药后的直接和间接反应。掌握精神疾病的各种治疗方法和技巧及常用的心理治疗方法。包括对急、慢性患者的处置,给予精神障碍患者直接的治疗性服务,并有能力对社区精神卫生护理工作进行组织、计划和研究。

（三）社区精神卫生的护理程序

1. 护理评估

（1）对患者评估:评估患者生理功能状况、心理（精神）状况、就医过程、社会功能状况、文化背景、患者参与社会活动的独立程度,以及患者感受他人对自己态度的能力等。

（2）对家属的评估:家庭情感氛围与家庭环境,家庭对患者疾病的看法,对精神疾病知识掌握程度及预测病态行为的能力,家庭结构是否健全,家庭的社会支持来源,家庭成员之间的交流沟通方式,家庭成员的精神健康水平。

（3）对社区评估:社区居民对精神卫生的需求。患者是否与社区精神卫生机构有接触,患者是否得到社区内卫生机构追踪护理及持续性的治疗,患者是否参加社区内的各种休闲活动等。

2. 护理诊断 护理诊断包括分析个体、家庭、社区之间互动中出现的问题,通过评估可以发现患者的工作技能,维持人际关系的能力,教育基础,特殊才能。还可以发现患者潜在的生理、心理、社会功能等方面的问题,从而采取相应措施应对。

3. 护理计划 对慢性精神障碍患者需制定适宜并且切实可行的护理计划,应考虑到患者的长期生活环境、心理、社会状况,制定的护理目标不要持有过高的期望,对急性精神障碍患者或已康复的患者,则应制定短期目标。

4. 护理措施

（1）对患者的护理措施:包括日常生活护理,社会技能康复训练,心理康复和健康教育。

（2）对家庭的护理指导:包括对家属的健康教育,定期随访,帮助患者充分利用社区中已有的支持系统。

（3）社区服务:根据自己的专业知识,协助社区领导制定切合实际、可操作性强的社区精神卫生工作计划,同时,积极依靠社区政府的卫生领导部门共同采取措施,妥善处理工作中的各种难题。

ER-4-7

精神分裂症
患者的社区
康复

第六节　精神科中医情志护理

中医学认为,情志是人们的一种心理活动形式,是人体对外界事物的情绪反应,并以喜、怒、忧、思、悲、恐、惊（中医称之为"七情"）等形式表现出来,属于正常的情感活动范围,不会引起疾病。但是突然、剧烈或持续的情志刺激,就会引起气机紊乱、伤及内脏,如"怒伤肝,喜伤心,思伤脾,悲伤肺,恐伤肾",甚至造成精神错乱,此时情志因素转变为致病因素。

中国历代医学家从不同角度全面论述了七情与疾病发生、发展、转归的关系,《灵枢·口

笔记栏

问》指出："悲哀愁忧则心动,心动则五脏六腑皆摇。"《证治要诀·癫狂》认为："癫狂由七情所郁,遂生痰涎,迷塞心窍。"现代医学亦认为,精神疾病的发生、发展与精神心理因素有着密切的联系,故精神疾病的现代护理观(以患者为中心、以护理程序为框架的系统化整体护理观)与中医学的整体观念有着天然的联系,将二者有机地结合起来实施于临床,对精神科护理工作可起到相互协同与促进的作用。

一、情志护理的目的与原则

不同的疾病,有不同的精神改变,而不同的情志,又可直接影响不同的脏腑功能,从而产生不同的疾病。如何设法消除患者的紧张、恐惧、忧虑、愤怒等情绪因素的刺激,帮助患者树立战胜疾病的信心,积极配合治疗和护理,是情志护理的主要目的。情志护理的原则主要有四:一是诚挚体贴、全面关心;二是有的放矢、因人施护;三是清静养神、宁心寡欲;四是怡情畅志、保持乐观。

二、情志护理的基本方法

情志变化直接影响人体脏腑气机的变化。《素问·汤液醪醴论》指出："精神不进,意志不治,故病不可愈",历代医家皆提倡:"善医者,必先医其心,而后医其身。"因此应加强情志护理,以达到治病求本。情志护理方法多样,临床运用时可灵活选取适当的方法,以期达到较好的效果。

(一)说理开导

通过正面说理开导,了解患者心理状态,取得患者信任,使患者认识到喜怒不节是导致疾病的主要因素,"和其喜怒""喜怒有度"有益养生和康复,从而引导患者自觉戒除恼怒等不良心理因素,调和情志,及早从不正常的心态中解脱出来。

(二)清静养神

静,即清静、心静,心无邪思杂念、清新静欲。给患者创造清静养神的客观条件,指导患者少思少虑,排除杂念,使其精神内守,心平气和;学会"节喜怒、静六欲",保持宁静、豁达、乐观,达到《黄帝内经》所说的"恬惔虚无,真气从之,精神内守,病安从来"的境界。

(三)移情易性

移情,指排遣情思,将思想焦点转移,护理过程中,将患者精神注意力从疾病转移到其他方面。易性,指改变心志,包括排除或改变患者的某些不良情绪、习惯或错误认识,使其恢复正常心态或习惯,以利疾病的康复。

(四)情志相胜

情志相胜是以五行相克为理论依据,用一种情志抑制另一种情志,达到使其淡化或消除不良情绪,恢复到正常精神状态的一种情志护理方法。情志五行相克规律,即怒胜思、思胜恐、恐胜喜、喜胜悲、悲胜怒。古代医家常用此法治疗情志病证,如对于过怒所致病证,以怆恻苦楚之言感之;对于突然或过度喜悦所致的精神散乱,施恐怖以治之;对于过度思虑所致疾患,以怒而激之。

(五)顺情从欲

对于精神状态忧郁或有压抑感的患者,应尽量顺从患者的意志和情绪,满足其身心需要,即顺其情,从其意;只要是合理的、条件又允许的情况下,不压抑其情感,如可向医护人员哭诉宣泄,气调则情舒。此法应用时应配合说理开导,宣泄不宜过久、过重。

(六)气功调神

气功疗法在调摄精神中可起到重要的作用,指导患者进行适当的气功锻炼能加速疾病康复的进程。从气功的本质来讲,调神起着主导作用,特别强调"入静",实际上是帮助患者排除各种干扰,用意志来调整体内的生理活动,从而抵御不良情绪的干扰。

学习小结

1. 学习内容

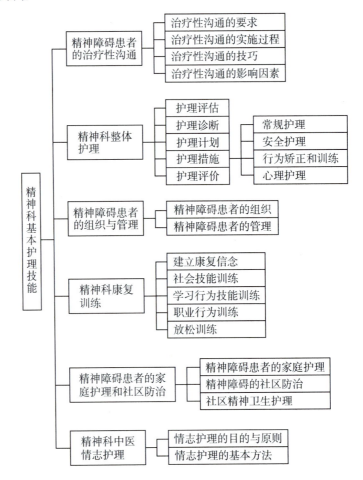

2. 学习方法

学习本章时,首先请同学们明确本章的学习内容及目标,并结合精神障碍症状学、精神康复、心理咨询技术的内容学习。通过课堂学习,联系已有的知识经验,勤于思考,并注意与心理学、人际沟通技巧知识相联系,还可通过课外专业书籍及相关联知识的学习来巩固所学知识,充分掌握精神科护理的基本技能。

(黄晓玉)

扫一扫,
测一测

复习思考题

1. 请叙述接触精神障碍患者的基本技巧。
2. 简述精神科安全护理措施。
3. 请简述精神疾病的评估内容。
4. 请回答精神科康复训练的内容及方法。

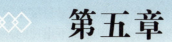

第五章

精神障碍患者急危状态的防范与护理

笔记栏 📝

PPT 课件

> ✍ **学习目标**
>
> 　　识记:精神障碍患者急危状态中暴力行为、自杀行为、出走行为、木僵及噎食、吞食异物的概念、发生原因及表现形式。
> 　　理解:精神障碍患者急危状态的护理评估、预防及护理措施。
> 　　运用:能有效预防和紧急处理精神障碍患者急危事件的发生。根据患者的具体情况,提出相应的护理诊断及护理措施。

　　精神障碍患者的急危状态是指突然发生、自身无法控制、可能危害患者个人及他人生命或物体安全的需要立即干预的严重状态,主要包括暴力行为、自杀行为、出走行为、木僵、噎食和吞食异物等表现形式。

第一节　暴力行为的防范与护理

　　暴力(violence)行为是指一种强烈的攻击行为,可能是身体的、言语的或象征性的攻击行为,对患者、家庭及社会造成严重危害甚至危及生命。精神障碍患者的暴力行为主要是基于愤怒、敌意、憎恨或不满等情绪,对他人、自身和其他目标所采取的破坏性攻击行为,其对象可以直接表现在对某一个人躯体上的伤害或对某一物体的严重破坏性上,还可潜在地表现在言语性的威胁或做出的冲动姿态,是精神科最为常见的急危事件,在家庭、社区、医院等场所均可发生。

　　由于对暴力行为的概念和判定标准不同,对精神障碍患者暴力行为发生的统计数据相差较大。据世界卫生组织(WHO)统计,每年约有 143 万人死于暴力行为(战争除外),更多人受伤于非致命性暴力行为。精神障碍患者暴力行为的发生是突然的,会对其自身、他人及环境的安全构成较大威胁,是精神科管理中的重点。精神科的暴力行为多见于精神分裂症、人格障碍、精神活性物质依赖、神经认知障碍相关的脑部疾病、双相障碍、抑郁障碍、病理性激情等患者。

一、护理评估

(一)暴力行为发生的原因及危险因素评估

　　1. 精神症状　大多数患者在出现暴力时都处于精神症状控制下,主要包括妄想、幻觉、躁狂状态、冲动、情绪障碍和意识障碍等。其中与杀人冲动有关的精神症状以妄想最多见,其次为思维逻辑障碍、幻觉、其他感知障碍与病理性激情、意识障碍等。一般来说,活跃的精

ER-5-1

暴力行为与
疾病诊断的
关系

笔记栏

神症状,尤其是那些让患者感到有威胁的症状,如感觉思想被控制、行为被监视等,会增加暴力行为发生的危险性。在受妄想内容影响或意识障碍下出现的冲动伤人行为往往是突发性的,最难以预防。情绪障碍患者则常因"小事情"而激发暴力行为,而引起情绪波动的事情也常难以控制。有自杀行为患者发生暴力行为的可能性比较小,但仍需要密切观察病情动态变化,因有部分抑郁患者可能出现以杀人达到杀死自己的目的情况,或者扩大自杀行为。

2. 心理学因素　主要包括心理发展和个性特征。据对暴力行为的研究证明,早期的心理发育或生活经历与暴力行为密切相关,它会影响个体是否会选择非暴力应对方式的能力。个体受到挫折或受到精神症状控制时,是采用暴力行为还是退缩、压抑等方式来应对,与个体的性格、心理应对方式、行为反应方式等有关。习惯用暴力行为来应对挫折的个体最可能再次发生暴力行为。反社会性人格障碍和边缘性人格障碍患者,多采用暴力行为来应对危机与挫折,因此这类患者的暴力行为发生率相当高。心理学家研究发现,发生暴力行为的犯罪者具有下列性格特征:①多疑、固执、缺少同情心与社会责任感;②情绪不稳定、易紧张,喜欢寻求刺激,易产生挫折感;③缺乏自尊与自信,应对现实及人际交往能力差。

3. 社会与人口学因素　社会环境、文化等因素会影响精神障碍患者暴力行为的发生。如精神障碍患者聚集在过分拥挤、缺乏隐私的环境中或处于被动时,容易发生暴力事件。失业使患者脾气不佳,容易迁怒于周围人引发暴力。社会学习理论也认为,暴力行为是在社会化过程中由内在和外在的学习而来,内在学习是指实行暴力行为时的自我强化,而外在学习发生于对角色榜样(如父母、同伴或娱乐界偶像)的观察。年龄、性别、婚姻状况等人口学因素也是评估暴力行为的危险因素,其中年轻、男性、单身、失业患者发生暴力行为的可能性较大。有暴力行为史的患者再次发生暴力行为的概率要高于一般患者。

4. 诱发因素　常见的诱发因素有以下几个方面:①抗精神病药物的不良反应,使患者难以耐受;②工作人员的工作态度和自身行为激惹患者(如歧视或挑逗患者),管理经验不足,与患者的人际交往距离不恰当;③患者的需求未得到满足等。

(二) 暴力行为发生的征兆评估

1. 行为方面　早期会出现一些异常兴奋行为,如踱步、不能静坐、握拳或用拳击物、下颚紧绷、呼吸增快、全身肌肉紧张,突然停止正在进行的动作等。

2. 语言方面　有一些语言的暗示,如威胁真实或想象的对象,强迫别人注意,说话声音变大,带敌意性威胁、谩骂,不合理要求增多,妄想性言语等。

3. 情感方面　与逐步升级的兴奋行为相伴随的情感表现,如愤怒、敌意、异常焦虑、易激惹、异常欣快、情感不稳定,预示着患者情绪即将失去控制。

4. 意识水平　意识状态发生改变,如思维混乱,精神状态突然改变,定向力缺乏,记忆力损害,无力改变自身现状等。

二、护理诊断

有对他人施行暴力的危险　与精神症状、应对方式、环境因素等有关。

三、护理目标

1. 短期目标　患者能够明确导致暴力行为的原因和感受;患者没有发生暴力行为。
2. 长期目标　患者能以积极的方式处理挫折、紧张等感受,不发生暴力行为。

四、护理措施

(一) 暴力行为的预防

1. 控制精神症状　督促患者坚持按医嘱服用精神药物,控制精神症状,减少由于精神障碍引起的暴力行为。

2. 加强环境管理　保持环境安静、整洁,避免嘈杂、拥挤、强光等环境刺激;定时定人进行安全检查,管理好各种危险物品,如刀、棍、锐器、破玻璃、火柴、打火机、燃油等,以免被冲动的患者当作攻击的工具。

3. 注意交流技巧　医护人员在与患者沟通交流时,要保持恰当的交往距离(与有暴力倾向的患者交流时须有 1 个手臂以上的交往距离),态度和蔼可亲,语调平静低沉,避免刺激性语言和威胁性、紧张性或突然性的姿势;给患者做治疗时应尊重患者,尽可能满足患者的一些合理要求,不争执;避免患者参与一些竞争性的工娱治疗活动;避免在患者面前或视线内与人私语,以免产生敌意。

4. 提高自控能力　教会患者人际沟通的方法和表达愤怒情绪的适宜方式(如言语表达,捶沙袋、枕头、棉被,撕纸,做运动,听音乐等),以有效提高患者的自我控制能力,减少暴力行为的发生。明确告知患者暴力行为的后果,无法自控时,可求助医护人员给予保护性约束。

(二) 暴力行为发生时的紧急处理

以"安全第一,劝诱为主,将危害降到最低限度"为紧急处理原则。安全第一即首先应考虑人员安全,包括医护人员、暴力行为者、其他患者及亲属的安全。若有可能,应按照急危状态处理预案,选派有经验的医护人员参与处理暴力行为。采取必要措施防止患者发生意外(如高处坠下、触电、火灾等),切忌采用威胁的手段与方法,以免患者发生自杀自伤。尽快疏散围观人群,转移被攻击对象。告诫在场的亲属切忌单独行事,应与现场解决危机的医护人员密切协作。

发生暴力行为时的紧急处理方法,一般多采用言语安抚、约束隔离和应用药物三种方法。

1. 言语安抚　保持与患者安全距离 1 米左右,呈 45°(切勿正面接触),通过对话劝诱患者停止暴力行为。虽然精神障碍患者发生暴力行为的原因及诱因各异,言语安抚效果有限,但好言劝慰、满足患者合理要求,有助于稳定患者情绪,并赢得时间以寻求专业人员的帮助。言语安抚时,应用平静、平和的声调及语气与患者交流,用直接、简单、清楚的语言提醒患者暴力行为的后果。必要时由患者信任的亲属、主治医护人员出面对话劝诱也有一定的效果。

2. 约束隔离　如言语劝诱无效,可采用适当的形式制服并约束患者。在约束保护患者的同时,应持续与患者对话,以委婉、平和的语气告知身体约束的目的与时间。约束与隔离,既可保护患者和其他人员的安全,又可帮助患者重建自我行为的控制能力,还可减少对整个病区治疗秩序的破坏。

(1) 制服患者:若患者手中有武器,不可贸然行事,应由保安人员或警察出面制服为宜;若患者手中没有武器,则由 4 人同时行动,每个人负责固定患者的一个肢体,行动果断迅速、协调准确,在不使患者受到伤害的基础上,快速制服患者。

(2) 约束患者:可给患者穿上约束衣,或以四点约束法将其约束在保护床上。约束成功后,应立即进行安全检查,去除患者身上的凶器及其他危险物品。

(3) 隔离患者:患者被约束后最好单独隔离,并加强监护。隔离的应用基于三项治疗性原则:封闭、孤立及减少感官刺激。封闭是指将患者限制在一个相对独立、安静、安全的房间,以防伤害自己和他人;孤立是指将患者隔离,暂时脱离使其不安的人际关系或环境;减少感官刺激则指单调而安静的隔离环境可以减轻患者感官负荷,使情绪趋于稳定。

3. 药物治疗　有效的药物治疗既可代替约束隔离患者,也可与约束隔离同用。常用药物有氟哌啶醇、地西泮(安定)。一般肌肉注射(简称"肌注")给药,以氟哌啶醇最为常用。用药后应注意观察患者生命体征、症状消长情况及用药反应等。

ER-5-2

保护性用具的使用(视频)

ER-5-3

四点约束法(图片)

笔记栏

（三）暴力行为发生后的处理

对于暴力行为过后的患者，为了稳定情绪，重建行为方式，可给予药物治疗、改良无抽搐治疗、心理行为治疗。应用抗精神病药物治疗，可有效地控制病情，减少精神障碍引起的暴力行为。部分患者经辅助电抽搐治疗后，常获意想不到的疗效，但使用时应严格掌握适应证和禁忌证，切忌将电抽搐治疗当作惩罚手段。心理行为治疗主要目的是重建患者的心理行为方式，如控制情绪的方法，人际交往的技巧，如何应对挫折等，使其对自身的行为能正确地评估，从而建立适合自己的行为方式。

五、护理评价

1. 患者是否发生攻击行为，有无伤害自己或他人。
2. 患者是否能够预知失去自制力前的征兆，并立即寻求帮助。
3. 患者是否能够以建设性的方式处理自己的愤怒情绪。
4. 患者是否能够识别应激源并有效处理应激压力。
5. 患者的人际关系是否改善。

六、护理案例

患者，男，20岁，高三学生。其祖父有精神分裂症病史。近3个月来，感觉周围的同学在背后议论、嘲笑他，说他是父母在路边捡到的遗弃儿。上课注意力不集中，学习成绩明显下降，在宿舍里多次和同学发生冲突。近2个月来，脑海中经常有人指指点点、评头论足、彻夜难眠，遂休学家中；向父母要钱购物、上网，挥霍无度；如不满足要求，就出现攻击行为，甚至持刀威胁。有时坐在家中听到几个同学躲在隔壁，议论他是遗弃儿、非父母亲生，大怒之下冲到邻居家捶打电视、掀翻桌椅。情况不能自控，家属骗其住院治疗。诊断：精神分裂症。

精神检查：患者神志清楚，定向力可，对医生的检查较警觉，并警告医生：自己没病，你们得让我出去，否则有什么后果你们是要负责的。易激惹，言语稍有不慎，情绪高涨，出现攻击与冲动行为。病前性格任性，只与谈得来的人讲话。

该患者的护理如下。

（一）护理评估

患者的暴力行为主要与患者的幻觉或妄想等精神症状有关。患者的性格任性，易激惹，有暴力行为的倾向。患者目前有暴力行为的先兆：警觉，面部肌肉紧张，易激惹，情绪激动、眼神充满愤怒等表现。

（二）护理诊断

有对他人施行暴力的危险　与幻觉、妄想、需求未得到满足等有关。

（三）护理目标

1. 患者不发生暴力行为。
2. 患者能够确认自己激动、愤怒的原因，并能够控制自己的攻击性行为。
3. 患者能够以恰当的方式表达不良情绪，并能够积极应对处理。
4. 患者能够预知暴力发生的征兆，并能够主动寻求帮助。

（四）护理措施

1. 将患者安置在色彩柔和、宽敞、安静、舒适、安全的环境中，避免嘈杂。
2. 减少诱因，与患者沟通交流时，态度要和蔼可亲，避免刺激性言语；做治疗时应尊重、关心患者，尽可能满足其合理要求，不争执。避免在患者面前或视线内与人私语，以免产生敌意。避免让患者参加一些竞争性的工娱治疗活动。

3. 密切观察精神症状,遵医嘱给予药物治疗,尽快控制幻觉、妄想等症状。

4. 提高患者自控能力,指导其发泄愤怒的方式。告诫患者无法自控时,求助医护人员给予保护性约束。

5. 严格执行安全管理制度,管理好各种危险物品,以免患者冲动时当作攻击的工具。若患者发生伤人毁物行为,按精神科暴力行为患者的紧急预案进行处理。

(五)护理评价

1. 患者在住院期间没有发生暴力行为;幻觉、妄想等精神症状逐步得到缓解。

2. 患者能够预知暴力征兆,主动寻求帮助,并能够积极处理愤怒情绪。

第二节　自杀行为的防范与护理

自杀(suicide)是指有意识地伤害自己的身体,以达到结束生命的目的。自杀是精神科较为常见的急危事件之一,也是精神障碍患者死亡的最常见原因。自杀行为按程度的不同,可分为:①自杀意念(suicide ideation):指有自杀的想法或意向,但无具体自杀行动,意念较强时可导致自杀行为;②自杀威胁(suicide threat):指口头上表达自杀的愿望,但无具体自杀行动;③自杀姿态(suicide gestures):指以不至于死亡的自杀行动来表达其真正的目的;④自杀未遂(uncompleted suicide):指有自杀的念头或想法,并有相应的行为,但由于各种原因(如被救、手段不坚决或懊悔而自动终止等),未造成死亡;⑤自杀死亡(completed suicide):又称完成自杀或成功自杀,指有自杀的念头或想法,并付诸行动,最终造成死亡。

全球每年有超过 80 万人死于自杀,是 15~29 岁年龄人群的第二位死亡原因,其中 70 岁以上人群的自杀率最高。世界卫生组织(WHO)2017 年的数据显示,我国自杀率为 8.7 万/10 万,每年有约 13 万人死于自杀,在自杀死亡患者中的 65%患有精神障碍。

一、护理评估

(一)自杀的原因及危险因素评估

自杀的原因很复杂,是生物、心理、社会因素共同作用的结果,其中精神障碍是自杀常见的原因之一。

1. **精神障碍**　所有精神障碍都会增加自杀的危险性,自杀率较高的精神障碍包括:抑郁障碍(单相或双相)、精神分裂症、酒精和药物依赖以及人格障碍。与自杀有关的一些精神症状包括抑郁、幻觉、妄想、睡眠障碍等。因而针对精神障碍患者,除了要评估普通人群可能有的自杀原因及个体的特殊原因外,还需着重评估与自杀相关的精神障碍与精神症状。抑郁是自杀者最常见的内心体验,也是自杀的一个最常见原因。幻觉与妄想是导致自杀的另一组精神症状。精神分裂症患者可在听幻觉的命令下出现自杀行为。有迫害内容的幻觉或妄想的患者也可能采取自杀行动,以避免受到残酷的"迫害"。抑郁障碍有罪恶妄想的患者,以死赎罪,"以死谢天下"。过量的酒和药物会使患者产生中毒性幻觉或妄想,引发自杀。有些精神分裂症患者采取自杀行动时则缺乏可以解释的原因,主要是当时脑中突然出现了自杀冲动,然后便有了自杀行动。

2. **心理社会学因素**　有以下心理特征者在精神应激状态下自杀的可能性较大。①对社会,特别是对周围人群抱有深刻的敌意,喜欢从阴暗面看问题。此观点源自弗洛伊德提出的"自杀者将愤怒转向自我"的学说;②缺乏判断力,表现为没主见,遇事犹豫不决,不相信他人,总是相信坏事会发生;③从思想上、感情上把自己与社会隔离开来,社会交往减少,自我价值降低;④认识范围狭窄,看问题以偏概全,走极端;⑤行为具有冲动性,情绪不稳定,神经质。此外缺少社会支持,如离婚、亲人去世或被亲人遗弃、失学、失业、失去财产、名誉受损等,都可能让患者觉得孤立无援,无能为力,从而选择以死解脱。

3. 其他因素 包括中年或老年、男性、离婚或单身等人口学特征;以前有自杀或自伤行为、抑郁障碍、精神分裂症、酗酒或药物滥用、人格障碍等精神病学特征;慢性消耗性躯体疾病,如恶性肿瘤、艾滋病等。

上述多因素同时具备者,发生自杀行为的可能性较大。有家族精神病史或自杀史,近期内有重大压力或创伤性事件,病情突然"好转"或突然拒绝治疗者,惯常生活方式突然改变者,均须高度警惕该患者近期内可能出现自杀行为。

(二)自杀行为发生的征兆评估

1. 有企图自杀的病史。

2. 情绪低落,表现为紧张、无助、无望、经常哭泣。

3. 失眠,体重减轻,害怕夜晚来临。

4. 将自己与他人隔离,特别是将自己关在隐蔽的地方或反锁于室内。

5. 存在命令性幻听,幻听内容可能是命令患者去自杀。

6. 对现实的或想象中的事物有负罪感,觉得自己不配生活在世上。

7. 存在被迫害、被折磨或被惩罚的想法或言论。

8. 在抑郁了较长一段时间后,突然显得很开心,且无任何理由。

9. 显得非常冲动、易激惹,行为比较突然,在预料之外。

10. 问一些可疑的问题,如"值夜班的人员多长时间巡视一次""这种药要吃多少才会死""这窗户离地面有多高"或"流血死亡需要多长时间"。

11. 谈论死亡与自杀,表达想死的意念,常常发呆。如患者说"我不想活了""没有什么值得我活下去了"或"这是你最后一次见到我"。

12. 对于将自己的事情处理得有条不紊表现出异常的兴趣,并开始分发自己的财产。

13. 收集和储藏绳子、玻璃片、刀具或其他可用来自杀的物品。

(三)自杀意愿的强烈度评估

自杀意愿的强烈度取决于自杀意念出现的频率和这种心理活动的程度以及是否有明确的自杀计划。一般来说,患者若有一个周密的自杀计划和计划实行的具体方式,其自杀的危险性就非常高。尽管患者的自杀常表现得较为突然,但大多数自杀是经过精心策划的。因此,要评估患者自杀的危险性,必须通过严密观察和倾听来获取患者自杀的线索、自杀的机会和致死度,还可从其他相关者那里得到一些有用的信息,动态评估自杀的意愿和程度。

(四)评估自杀意念强度的辅助工具

在临床实际工作中,护理人员还可借助于一些量表来评估患者的自杀风险和预测自杀的危险性,如贝克抑郁量表、绝望量表、抑郁自评量表、自杀评估表等。

二、护理诊断

1. 有对自己施行暴力的危险 与绝望的情绪、幻听等有关。
2. 应对无效 与社会支持不足、处理事物的技巧缺乏有关。

三、护理目标

1. 短期目标 患者不再伤害自己;患者能够表达自己痛苦的内心体验。

2. 长期目标　患者不再有自杀意念;患者对自己有积极的认知,对未来抱有希望;患者能够掌握良好的应对技巧。

四、护理措施

(一)自杀的预防

1. 高度重视　对有精神障碍伴有自杀意向的患者,医护人员的责任是防止他们采取自杀行动。正确诊断、积极有效的治疗和科学合理的护理是最好的预防措施。在治疗未起作用之前,需要护理人员和亲属对患者进行严密监护。

2. 环境安全　患者生活的环境中杜绝可用于自杀的物品,如刀、剪、绳、玻璃、药物、有毒物品等,吊扇、电灯开关、窗户等生活设施应增加安全设施,以免成为自杀工具。

3. 严密监控　对有严重自杀企图的患者应急诊入院,但入院本身不能防止自杀,因此,应采取适当措施加强监护,将患者置于医护人员的视线之内,每10~15分钟观察一次患者活动并作好记录,对高度自杀危险者应有专人护理。

4. 心理护理　与患者建立良好的护患关系,及时提供支持性心理护理。鼓励患者表达不良心境、自杀的冲动和想法,使内心活动外在化,可产生疏导效应。帮助患者认识他的心情或情感属于人之常情,尝试学习新的应付方式。教会患者在无法应付时如何求助,而不是采取自杀行动。同时,也要向患者表明,医护人员随时可以提供帮助,并会竭尽全力为其治疗。

5. 其他措施　督促患者遵医嘱服药,确保治疗顺利进行。防止藏药现象,以免患者悄然积存药物用于自杀。在无禁忌证的情况下也可采用电抽搐治疗。鼓励参加有益活动,动员社会支持系统,树立积极的生活目标,增强其成就感、归属感、自我价值感。

(二)常见自杀方式的紧急处理

国内外资料显示,精神障碍患者多采用自缢、服毒、坠楼、撞击、割腕、触电、溺水、煤气等方式进行自杀。当自杀行为发生时,医护人员应争分夺秒对患者进行抢救。

1. 自缢　自缢是精神科患者常用的自杀手段。衣裤、被单、带子、绳索、皮带、铁丝等都可成为自缢的工具;任何可着落的地方均可悬挂,常见的地方有浴室、厕所、树枝、窗框、门框、门拉手上,也有患者在被窝里自缢。精神病患者一般在清晨、后半夜或无人时采取自缢行为。一旦发生应迅速冷静地采取急救措施。包括解除呼吸道梗阻,保持呼吸道通畅,心肺复苏,复苏后护理等。

2. 服毒　指精神障碍患者有意藏匿大量抗精神病药物或安眠类药物后集中顿服而中毒,以达到自杀的目的。一经发现,需立刻组织抢救。包括促进药物的催吐、洗胃、导泻、血液灌注等。

3. 坠楼　如果患者自高处坠落,先判断其意识是否丧失,有无头痛、呕吐,外耳道有无液体流出,再检查有无开放性伤口,肢体有无骨折。对开放性伤口,应立即用布带结扎肢体近心端止血。如有骨折,应减少搬动,使用硬板搬运,并观察有无内脏损伤。如出现休克,就地抢救,初步处理的同时,联系相关科室进行后续的治疗。

4. 撞击　发现患者撞击时,应立即阻止,转移注意力。不听劝告,自己又无法控制的患者,应将其约束。迅速了解患者伤势,观察意识、瞳孔、呼吸、脉搏、血压及有无呕吐等。如有开放性伤口,立即行清创、缝合。配合医生抢救处理。

(三)自杀急救后的处理

对自杀患者急救之后,常需进一步使用精神药物治疗。对自杀观念非常强烈者,采用电抽搐治疗常能取得较好疗效。另外,心理治疗或危机干预可帮助患者解决存在的问题与矛盾,改变原有的思维和行为方式,提高适应能力。

五、护理评价

1. 患者能否自己述说不会自杀,一旦出现自杀意念,能否积极寻求帮助。
2. 患者的抑郁情绪是否好转,能否建立和保持积极的自我概念。
3. 患者是否学会向他人表达情感的有效方法,人际关系是否成功。
4. 患者是否获得良好的支持系统,感觉被他人接受,有归属感。

六、护理案例

患者,女,32岁,文员。8年前睡觉时受到惊吓后出现抑郁,性格孤僻,不愿与人交往,家人未予重视。6年前,症状逐渐加重,出现烦躁不安,有被害妄想,曾有过轻生念头,在当地医院住院治疗2月余症状控制,之后患者自行停药,出现情绪不稳,胡思乱想,不与家人交往,整天待在屋里,有时竟呆坐几个小时没有任何反应,对生活失去信心,对任何事情都没兴趣。2年前,在公共厕所用水果刀割左侧腕部,被过路群众发现并制止,自杀未遂。后又口服氯氮平等药物,剂量不详,服药很不规律,仍时有轻生念头。近1个月来上述症状加重,遂送其入院。诊断:抑郁障碍。

精神检查:神志清楚,接触困难,表情呆板,注意力不集中。情感淡漠,亲情感疏远,有明显抑郁焦虑内心体验,个人卫生状况欠佳。

该患者的护理如下。

(一)护理评估

患者有较重的抑郁症状,如情绪低落、失眠、轻生念头等。患者个性孤僻,兴趣减少。患者自杀意愿较为强烈,有割腕自杀未遂史。

(二)护理诊断

有对自己施行暴力的危险　与被害妄想、情感淡漠、绝望等情绪有关。

(三)护理目标

1. 患者不发生自杀行为,出现自杀意念时能够及时寻求帮助。
2. 患者能够表达自己痛苦的内心体验。
3. 患者对自己有积极的认知,对将来充满希望。
4. 患者能够学习并掌握良好的应对技巧。

(四)护理措施

1. 高度重视　患者为精神障碍患者伴有自杀意向。在治疗未起作用之前,护理人员和亲属均需高度重视,防止意外发生。

2. 环境安全　患者生活的环境中杜绝可用于自杀的物品,如刀、剪、绳、玻璃、药物、有毒物品等,以免成为自杀工具。

3. 严密监控　将患者置于医护人员的视线之内,每10~15分钟观察一次患者活动并作好记录。

4. 心理护理　与患者建立良好的护患关系,及时提供支持性心理护理。鼓励患者表达不良心境、自杀的冲动和想法。

5. 其他措施　督促患者遵医嘱服药,确保治疗顺利进行。防止藏药现象。鼓励参加有益活动,动员社会支持系统,树立积极的生活目标,增强其成就感、归属感、自我价值感。

笔记栏

（五）护理评价

1. 患者没有发生自杀行为。

2. 患者出现自杀意念时能够主动寻求医护人员帮助。

3. 患者的抑郁情绪逐步好转。

4. 患者需要进一步建立良好的人际关系和支持系统。

第三节　出走行为的防范与护理

出走是精神科的重要急危事件之一,它是指患者在住院期间,未经医生批准、擅自离开医院的行为。患者的出走会使治疗中断,令家属和院方担忧。由于精神障碍患者自我防护能力较差,出走可能造成自己受伤或伤害他人,还可能因为走失而导致各种意外。因此,精神科护理人员必须加强预防和处理患者的出走行为。

一、护理评估

（一）出走的原因及危险因素评估

1. **精神症状**　导致患者出走的精神症状有:①自知力丧失,否认有精神疾病,逃避就医而出走;②妄想和幻觉,认为住院是对其迫害或受听幻觉的支配而逃离医院;③抑郁状态,患者因医院防范严密,无法自杀成功而悄然到院外选一处"净土"实施自杀行为;④意识障碍,有意识障碍的患者常因定向障碍出走后找不到回路,也可能受到错觉和幻觉的影响为躲避"恐怖"或"迫害"而出走,大多数患者心不在焉,清醒后对出走的过程不能回忆;⑤智能障碍,如严重精神发育迟滞和严重痴呆患者,出走后往往找不到回家的路,而且越走越远,流离他乡。

2. **心理社会因素**　引起患者产生出走行为的心理社会因素有:①强制入院的患者对封闭式管理、治疗手段、住院环境感到恐惧、单调、受约束和限制;②一些病情好转的患者,因想念家人,或急于完成某项工作而出走;③工作人员态度生硬,对患者不耐心,不能满足其需求;④管理松懈或工作人员疏忽大意,患者趁外出做检查、洗澡、从事工娱治疗活动时或选择病房门窗破损未及时修补时出走。

（二）出走的征兆评估

1. 患者有出走病史。

2. 患者有明显的幻觉、妄想。

3. 患者对疾病缺乏认识,不愿住院或强迫入院。

4. 患者对住院及治疗感到恐惧,不能适应住院环境。

5. 患者强烈思念亲人,急于回家。

6. 患者有寻找出走机会的表现。

（三）出走患者的表现

部分患者出走前的先兆表现,如焦虑、频繁如厕、东张西望、失眠等。意识清楚的患者多采用隐蔽的方法,寻找出走的机会"乘虚而出"。如常在门口附近活动,窥视情况,乘门前人员杂乱或工作人员不备时出走。意识不清的患者,不知避讳,会旁若无人地从工作人员身边走出,盲目游荡,一旦出走成功,寻找困难,且危险性较大。

二、护理诊断

1. **有走失的危险**　与幻觉、妄想、思念亲人或意识障碍有关。

笔记栏

2. 有受伤的危险　与自我防御能力下降、意识障碍有关。

三、护理目标

1. 患者对自身疾病和住院能够正确认识,愿意安心住院。
2. 住院期间不发生出走行为。
3. 患者没有因出走而发生意外。

四、护理措施

(一)出走的预防

预防患者出走原则为加强抗精神病药物治疗、加强监护、安排恰当的心理治疗、防止出走发生。具体措施如下。

1. 加强护患沟通　取得患者信任,关心体贴患者,帮助患者适应医院环境,配合治疗和护理。

2. 动态观察病情　对有出走企图或不安心住院的患者,应做到心中有数,重点监护;将其安置在工作人员的视线范围内,10~15 分钟巡视一次患者的活动情况,并给予安慰与解释,力求消除患者出走的想法。

3. 严格执行病区安全管理制度　随时锁好各门户,避免患者伺机出走。患者外出活动或做检查要专人陪护,禁止单独外出。

4. 积极治疗控制精神症状　遵医嘱给予抗精神病药物治疗,适当安排心理治疗,尽快控制精神症状,防止意外出走。

5. 鼓励家属探视　减轻患者的孤独感。

(二)患者出走后的处理

立即报告病区领导、与患者家属联系,并由院方尽快组织力量寻找患者,必要时请公安部门或其他人员予以协助。找到后要做好患者的医疗与护理,不可斥责,要了解原因,防止再次发生出走。

五、护理评价

1. 患者有无出走的想法和计划。
2. 患者是否能够适应医院环境,是否对治疗护理焦虑、恐惧。
3. 患者是否对自身疾病有正确的认识,是否表示要安心住院。
4. 患者是否因出走受到伤害或伤害他人。

六、护理案例

患者,男,36 岁,工人。8 年前,因工作调动与领导发生矛盾,被保卫部门关了几天后,不敢开灯、开窗帘,怀疑父母在饭菜下毒、认为领导要谋害自己。送入当地精神病院,诊断为"精神分裂症",治疗好转后出院。其后患者病情多次反复,症状大致同前。近 3 个月来,胡言乱语,疑人害自己,几次想外出逃跑,被家人制止,遂送入院封闭治疗。诊断:精神分裂症。

精神检查:患者神志清楚,接触困难,表情呆板,注意力不集中,疑心大,情绪不稳,易激惹。入院后检查治疗不配合。无自知力,存在被害妄想,称领导又派人来害自己,一定要潜逃出境。

该患者的护理如下。

(一)护理评估

患者企图出走的原因主要为精神症状所致。

（二）护理诊断

有走失的危险　与幻觉、被害妄想有关。

（三）护理目标

1. 患者能够对自身疾病和住院有正确的认识,能够安心住院。

2. 患者能够适应医院环境,住院期间不发生出走行为。

（四）护理措施

该患者有强烈的出走愿望,可采取药物治疗,尽快控制精神症状,动态观察病情,加强护患沟通,鼓励家属探视,如患者外出派专人陪护。

（五）护理评价

1. 患者能够安心住院。

2. 患者能够正确认识自身疾病和治疗,逐步适应医院环境。

第四节　木僵行为的防范与护理

木僵(stupor)为严重的精神运动性抑制,指动作、行为和言语活动的完全抑制或减少。患者经常保持一种固定姿态,很少活动或完全不动。轻者言语和动作明显减少或缓慢、迟钝;重者全身肌力增高,随意运动完全抑制。木僵不同于昏迷,患者一般无意识障碍,各种反射存在,对外界事物能正确感知。

一、护理评估

（一）木僵的原因及危险因素评估

可出现木僵状态的精神障碍有:①精神分裂症的紧张性木僵;②情感障碍的抑郁性木僵;③严重应激障碍的反应性木僵;④脑器质性病毒的器质性木僵(可见于病毒性脑炎、一氧化碳中毒性脑病、脑肿瘤、脑外伤、脑血管病等);⑤药物引起的药源性木僵。进行护理评估时,注意详细询问病史,了解木僵发生的时间、过程、起病急缓及发生的原因。

（二）木僵的表现

木僵持续时间长短不一,短的可几小时,长的可几年,既可逐渐消失,也可突然结束,部分患者可突然进入兴奋状态,或与兴奋状态交替出现。木僵的典型表现为动作和言语的明显减少,有时呆坐不语、刻板动作、模仿语言或违拗等症状。轻度木僵称为亚木僵状态,表现为问之不答,唤之不动,表情呆滞,但无人时能自动进食,解大小便。严重时不言、不语、不动、不食、不饮,双目凝视,面无表情,推之不动,呼之不应,甚至针刺也无反应。大、小便充盈也不去排便,口腔有唾液或食物不往下咽也不吐出,任其顺口角流出。全身肌肉张力增高,并可出现"蜡样屈曲"或"空气枕头"等。呼吸脉搏变慢,血压偏低,嘴唇和肢端发绀,瞳孔缩小,对光反射迟钝。患者虽然对外界环境没有反应,但一般可有正确的感知,有的患者在木僵解除后能够清楚说出病中的经过。在安静环境中,与患者小声耳语,有时可获得回答,有的患者在夜深人静时,可在室内走动,解小便或寻找食物等,但一遇到外界刺激又立即陷入木僵状态。

二、护理诊断

1. 营养失调:低于机体需要量　与不能自行进食有关。

2. 生活自理能力缺陷(进食、沐浴、如厕、穿着等) 与精神运动抑制有关。

3. 有施行暴力行为的危险 与突然进入兴奋状态有关。

4. 有受伤的危险 与自我保护能力缺失有关。

5. 有感染的危险(如皮肤、口腔、肺部等) 与长期卧床、抵抗力下降等有关。

6. 有废用综合征的危险 与长期卧床有关。

7. 便秘和尿潴留 与精神运动抑制有关。

三、护理目标

1. 患者生命体征稳定,不发生并发症。

2. 患者木僵解除后,生活自理能力和心理社会功能恢复正常。

四、护理措施

(一)安全护理

将患者安排在隔离室,单人居住。隔离室或重症监护室环境应安静、光线柔和、温度适宜。由于木僵患者失去防御能力,要防止其他患者的干扰和伤害。同时,也要提防患者突然转为兴奋而出现冲动伤人行为。

(二)病情观察及处理

动态观察病情变化,配合医生做好相关的治疗和检查,并做好记录。患者若无禁忌证,应尽早给予电抽搐治疗。

(三)生活护理

由于木僵患者丧失生活自理能力,护士应帮助患者做好个人卫生,口腔,皮肤,大、小便,饮食等护理。木僵患者进食多有困难,需耐心喂食,必要时安置胃管行鼻饲饮食,及时补充体液和营养,维持水、电解质和能量代谢的平衡。视木僵患者具体情况可在监护室试留饭菜、饮用水等。

(四)心理护理

由于患者意识清楚,护理人员在执行任何治疗与护理措施时应态度和蔼、语言亲切、耐心细致、动作轻柔。操作时都予以解释,多给予正性的鼓励,帮助其树立战胜疾病的信心。切忌在患者面前谈论病情或取笑患者,以免对患者造成恶性刺激,使病情复杂化。

(五)功能锻炼

对于长期卧床的木僵患者,应定时翻身、按摩,做肢体被动练习,以防肌肉萎缩和关节功能的丧失。

五、护理评价

1. 患者生命体征是否平稳,有无发生并发症。

2. 患者有无发生受伤或伤人等意外情况。

3. 患者生活自理能力是否恢复正常。

4. 患者心理社会功能是否恢复正常。

六、护理案例

患者,女,36岁,已婚,职员。无精神病家族史及重病史。入院前3个月,无明显精神刺激因素,突然失眠,变得特别沉默,一天讲不到三句话,整日呆坐保持一个姿势,饮食被动,生活需人照料,晚上夜深人静时则起身把橱中饭菜吞吃一空,自语,痴笑。近2周来变得不言不动,不哭不笑,推她不动,喂她不食,口腔内积着大量唾液不肯吐出,膀胱胀满不肯排尿。诊断:精神分裂症紧张型木僵。

精神检查:患者神志清楚,表情刻板,缄默不语,僵卧不动,对被动运动有抗拒,有蜡样屈曲及空气枕头,间或出现模仿言语及模仿动作。躯体检查与神经系统检查无特殊发现。病前性格温和、胆怯、寡言,家庭和睦。

该患者的护理如下。

（一）护理评估

患者的木僵与精神分裂症有关,患者的生命体征平稳,患者饮食摄入情况差,要注意发生营养不良的可能。

（二）护理诊断

1. 营养失调:低于机体需要量　与不能自行进食有关。

2. 生活自理能力缺陷(进食、沐浴、如厕、穿着等)　与精神运动抑制有关。

3. 有施行暴力的危险　与突然进入兴奋状态有关。

4. 有受伤的危险　与自我保护能力缺失有关。

5. 有感染的危险(如皮肤、口腔、肺部等部位)　与长期卧床、抵抗力下降等有关。

6. 便秘和尿潴留　与精神运动抑制有关。

（三）护理目标

1. 患者生命体征保持稳定,不发生并发症。

2. 患者不发生受伤或伤人等意外情况。

3. 患者木僵解除后,生活自理能力和心理社会功能恢复正常。

（四）护理措施

按木僵患者的的常规护理进行处理。

（五）护理评价

1. 患者生命体征平稳,没有发生并发症。

2. 患者没有发生受伤或伤人等意外情况。

3. 患者生活自理能力和心理社会功能基本恢复正常。

第五节　噎食的防范与护理

噎食是指食物堵塞咽喉部或卡在食管的狭窄处,甚至误入气管,导致呼吸窒息。精神障碍患者发生噎食窒息者较多,其原因主要是服用抗精神病药物发生锥体外系不良反应,出现吞咽肌肉运动不协调所致。表现为患者在进食时突然发生严重呛咳、呼吸困难、出现面色苍白或青紫等危象,甚至窒息死亡,应立即处理。

一、护理评估

（一）噎食产生的原因及危险因素评估

1. 与治疗相关的因素　因服用抗精神病药物出现锥体外系不良反应,引起吞咽肌肉运动不协调,抑制吞咽反射所致。或电抽搐治疗后未完全清醒,在意识模糊状态下进食引起。

2. 与疾病相关的因素　神经认知障碍相关的脑部疾病患者,吞咽反射迟钝,因抢食、急促进食而发生噎食。癫痫患者在进食时如抽搐发作也可能导致噎食。颅脑神经损害患者也可能由于吞咽反射迟钝,导致食物进入气管。

(二)噎食的表现

程度较轻者出现呛咳、呼吸困难、面色青紫、双眼发直、双手乱抓、四肢抽搐;严重者则表现为意识丧失、全身瘫软、四肢发凉、大小便失禁、呼吸和心跳停止。

二、护理诊断

1. 吞咽障碍　与抗精神病药物不良反应或脑器质性疾病有关。
2. 有窒息的危险　与进食速度过快有关。

三、护理目标

1. 患者在住院期间不发生噎食。
2. 积极采取各项预防措施,患者进食能够细嚼慢咽,有效防止噎食。

四、护理措施

(一)噎食的预防

1. 严密观察患者病情及抗精神病药物的副反应,如锥体外系反应。
2. 对有严重锥体外系副反应的患者,按医嘱给予拮抗药物(口服盐酸苯海索或肌注东莨菪碱)。
3. 加强饮食护理,对药物副反应较重,吞咽困难的患者,应给予流质或半流质饮食,必要时给予喂食或鼻饲。对抢食及暴饮暴食者,专人护理,单独进食,限量分次进食。

(二)噎食发生时的紧急处理

按窒息患者急救原则处理。

1. 就地抢救、分秒必争、畅通呼吸道、防止并发症。
2. 急救时特别注意畅通呼吸道,具体做法为立即清除口咽部食物,将患者俯卧位,猛压其腰腹部迫使膈肌猛然上移,使气流将进入气管的食团冲出。如果重复5~6次无效,用大号针头在环甲软骨上沿正中部位插入气管,使呼吸道暂时通畅;然后,进行紧急气管切开,插入气管套管,恢复正常的通气。
3. 如心脏停搏,应立即进行胸外心脏按压,自主呼吸恢复,立即氧气吸入,专人持续监护。
4. 取出食物后应防止吸入性肺炎。

五、护理评价

1. 各种预防措施是否有效,患者有无发生噎食。
2. 患者是否做到缓慢进食、细嚼慢咽。
3. 患者发生噎食是否得到及时准确的抢救,急救措施是否有效,有无并发症发生。

六、护理案例

患者,男,39岁,工人,因失眠、多疑、敏感、自语自笑8年,加重1个月第3次住院治疗。诊断:精神分裂症(偏执型)。用氯氮平治疗1个月疗效不佳,改电抽搐治疗。第3次电抽搐治疗结束半小时后送患者回病房,患者感到非常饥饿,要求进食,工作人员给其馒头,患者一口将半个馒头咽下而出现噎食,面色青紫,双眼发直,两手乱抓。

笔记栏

该患者的护理如下。

（一）护理评估

患者发生噎食的原因为电抽搐治疗后进食过快所致。

（二）护理诊断

1. 吞咽障碍　与精神障碍电抽搐治疗有关。

2. 有窒息的危险　与进食过于急促有关。

（三）护理目标

1. 患者噎食状态解除。

2. 有效防止再次发生噎食。

（四）护理措施

按噎食发生时的紧急处理原则进行急救处理,立即清除口咽部食物,畅通呼吸道,防止窒息,并警惕再次噎食。

（五）护理评价

1. 患者得到及时准确的抢救。

2. 患者能够缓慢进食,未再发生噎食。

第六节　吞食异物的防范与护理

吞食异物是指患者吞下了食物以外的其他物品。吞食异物的种类各异,小的如戒指、别针、刀片等,大的如体温表、筷子、剪刀等。除金属外,可以是塑料、布片或棉絮等。吞食异物导致的后果十分严重和紧急,需严加防范和正确处理。

一、护理评估

（一）吞食异物的原因及危险因素评估

精神分裂症患者吞食异物可能由于思维障碍引起,也可能是一种冲动行为或者想以此作为自杀的方法。抑郁障碍和人格障碍患者也以吞食异物作为自杀手段。

（二）吞食异物的表现

吞食异物的危险性视吞食异物的性质不同,锋利的金属或玻璃片可损伤重要器官或血管引起胃肠穿孔或大出血;吞食塑料等可引起中毒;吞下较多的纤维织物可引起肠梗阻。

二、护理诊断

1. 有受伤的危险　与吞食锐器有关。

2. 有中毒的危险　与吞食金属、塑料等物品有关。

3. 便秘　与吞食异物有关。

三、护理目标

1. 患者住院期间没有吞食异物。

2. 患者能够认识到吞食异物的不良后果,改变吞食异物的不良行为。

ER-5-4

吞食异物的
种类（图片）

四、护理措施

（一）吞食异物的预防

1. 对有吞食异物倾向的患者了解原因，不要斥责。耐心地向其说明吞食异物导致的不良后果，并帮助患者改变行为方式。

2. 加强对各类危险物品的管理，患者如果使用剪刀、针线、指甲钳等物品时，要确保在护理人员的视线范围内。

（二）吞食异物后的处理

1. 当患者出现肠梗阻、急腹症或内出血（表现为休克），应考虑有无吞食异物的可能，并追问病史，同时进行身体检查及 X 线、B 超等辅助检查，积极予以处理。

2. 根据吞食异物性质或大小采取不同的措施，并处理相应的并发症。吞食异物严重的并发症为异物误入气管，引起严重呛咳和呼吸困难，甚至窒息、死亡。此时应按窒息患者急救原则处理。

五、护理评价

1. 患者是否吞食异物，是否因吞食异物发生内出血、中毒等危险情况。

2. 患者是否认识到吞食异物的危险性，并改变行为方式。

六、护理案例

患者，女，14 岁，4 月前因学习压力大出现心情不好，什么事不想做，不愿与人交流，浑身乏力。烦躁，身体疼痛感，疼痛部位不定，持续十多分钟。自感注意力不集中，记性下降，觉得活得没意思。食欲下降，睡眠差。8 月份首次就诊，诊断：抑郁状态。予以氟伏沙明、氯硝西泮治疗，症状改善不明显。期间曾顿服几十片氟伏沙明，被家人及时发现，予以洗胃等处理。后调整药物为舍曲林、右佐匹克隆，睡眠改善，但仍有消极观念，基本不能坚持上学。为求进一步治疗家属要求入院。入院后诊断：抑郁状态。一周后，患者夜间情绪低落，将发卡吞入腹中，于第二天护士发现异常，经询问得知吞了发卡。

该患者的护理如下。

（一）护理评估

患者发生吞食异物的原因与抑郁状态有关，以吞食异物作为自杀手段。

（二）护理诊断

1. 有受伤的危险　与吞食锐器有关。

2. 有中毒的危险　与吞食金属、塑料有关。

（三）护理目标

1. 患者吞食异物状态解除。

2. 患者能够认识到吞食异物的危险后果，不再吞食异物。

（四）护理措施

1. 根据吞食异物性质或大小采取相应的措施，进行身体检查及 X 线、B 超等辅助检查，积极予以处理，并处理相应的并发症。

2. 向患者了解原因，耐心说明吞食异物的危险后果，改变不良行为。并加强危险物品的管理。

（五）护理评价

1. 患者得到及时准确的急救处理。

2. 患者认识到吞食异物的危险性,不再发生吞食异物。

学习小结

1. 学习内容

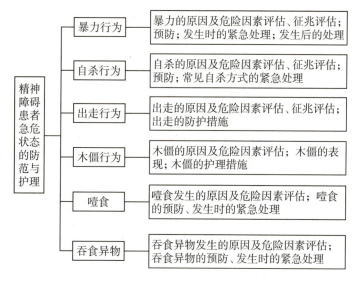

2. 学习方法

在本章学习中,暴力、自杀、出走、噎食和吞食异物等行为是精神障碍患者常发生的急危事件,可结合各小节案例学习和理解。其中木僵行为是精神症状的一种特殊表现,属于精神科特有的专科现象,可结合精神障碍症状学、精神分裂症章节的讲解进行知识链接,联系记忆,巩固学习。

扫一扫,
测一测

（荣　燕）

复习思考题

1. 阐述精神障碍患者暴力行为发生的征兆评估。

2. 阐述精神障碍患者暴力行为发生时的处理措施。

3. 简述精神障碍患者自杀行为的预防措施。

4. 简述木僵患者的临床特点及护理措施。

PPT 课件

氯丙嗪的
问世

胰岛素休克
疗法

第六章

精神障碍治疗的护理

学习目标

识记:精神药物的概念与分类,每一类药物的代表药、适应证与禁忌证、不良反应与处理。电抽搐治疗前、中、后的护理要点。

理解:每一类药物的作用机制。改良电抽搐治疗的治疗原理。

运用:在熟悉精神障碍各种治疗方法作用的基础上,运用护理程序,为患者制定和实施个性化的治疗护理方案及健康指导计划。

20世纪第一个抗精神病药物——氯丙嗪的问世,使患者摆脱了被拘禁的命运,开创了现代精神障碍治疗的新纪元。目前精神障碍的系统治疗主要包括药物治疗、物理治疗、心理治疗和中医药治疗等方式。其中,药物治疗是改善精神障碍,尤其是严重精神障碍的基本措施;物理治疗(如电抽搐治疗、经颅磁刺激治疗)在精神障碍治疗中占有一席之地;心理治疗和中医药治疗已成为精神障碍治疗的重要组成部分,对精神障碍患者的康复起着促进作用。曾经广泛应用过的胰岛素休克疗法、发热疗法等已很少使用,精神外科治疗也已被限制使用或仅在严格适应证下使用。

在精神疾病的整个治疗过程中,无论是治疗方案的制定与执行、治疗效果的观察与评价,还是各种技术与方法的操作与实施,护理工作都起着十分重要的作用。护士在实施系统治疗方案时,既应横向观察精神疾病的各个方面及相关的躯体疾病生理状态,还应纵向注重个体的心理社会因素与当前精神疾病的关系,以及评估家庭关系在精神疾病的发生和治疗康复中的作用。

第一节 精神药物治疗的护理

一、精神药物的概述

精神药物(psychotropic drugs)主要是指作用于中枢神经系统,影响精神活动的药物。由于对大脑及其障碍的了解有限,精神障碍的药物治疗仍然是以对症性的、经验性为主要特点。近20年来,品种繁多、结构各异以及多靶点的各类精神药物不断开发上市,但临床上使用的精神药物在传统上按其使用目的分为四类:抗精神病药物(antipsychotics)、抗抑郁药物(antidepressants)、抗躁狂药物(antimanics)和抗焦虑药物(anxiolytics)。此外,还有改善脑循环和神经细胞代谢的脑代谢药(nootropic drugs)以及治疗儿童注意缺陷和多动障碍的精神振奋药(psychostimulants)。

（一）抗精神病药

抗精神病药物是指治疗精神分裂症、躁狂发作和其他具有精神病性症状的精神障碍的一类药物。按药理作用分为第一代抗精神病药（又称神经阻滞剂、传统抗精神病药、典型抗精神病药）和第二代抗精神病药（又称非传统抗精神病药、非典型抗精神病药、新型抗精神病药）。前者主要药理作用为阻断中枢多巴胺 D_2 受体，治疗中可产生锥体外系副作用和催乳素水平升高，代表药为氯丙嗪、氟哌啶醇、奋乃静、氟奋乃静、舒必利等。后者主要药理作用为阻断5-羟色胺2A（5-HT$_{2A}$）和多巴胺 D_2 受体，治疗中较少产生锥体外系症状和催乳素水平升高，代表药为利培酮、氯氮平、奥氮平、喹硫平、齐拉西酮、阿立哌唑等。常用的抗精神病药物见表6-1。

表6-1　常用的抗精神病药物

分类	药名	剂量范围（mg/d）
第一代抗精神病药		
吩噻嗪类（phenothiazines）	硫利达嗪（thioridazine）	300～600
	奋乃静（perphenazine）	16～64
	氟奋乃静（fluphenazine）	5～20
硫杂蒽类（thioxanthenes）	氯普噻吨（chlorprothixene）	300～600
丁酰苯类（butyrophenones）	氟哌啶醇（haloperidol）	5～20
苯甲酰胺类（benzamides）	舒必利（sulpiride）	600～1 200
二苯氧氮平类（dibenzoxazepines）	洛沙平（loxapine）	30～100
第二代抗精神病药		
苯异噁唑类（benzisoxazoles）	利培酮（risperidone）	2～8
	帕利哌酮（paliperidone）	3～12
苯异硫唑类（benzisothiazoles）	齐拉西酮（ziprasidone）	80～160
苯异噻唑类（benzothiazoles）	鲁拉西酮（lurasidone）	40～120
二苯二氮䓬类（dibenzodiazepines）	氯氮平（clozapine）	150～600
	奥氮平（olanzapine）	10～20
二苯硫氮䓬类（dibenzodiazepines）	喹硫平（quetiapine）	300～750
苯甲酰胺类（benzamides）	氨磺必利（amisulpride）	400～1 200
喹诺酮类（quinolinones）	阿立哌唑（aripiprazole）	10～30
苯基吡啶类（phenylpytidines）	布南色林（blonanserin）	8～24

1. 临床应用　抗精神病药物的治疗作用可以归于三个方面：①抗精神病作用，即抗幻觉、妄想作用（治疗阳性症状）和激活作用（治疗阴性症状和认知缺陷）；②非特异性镇静作用；③预防疾病复发作用。

（1）适应证：主要用于治疗精神分裂症和预防精神分裂症的复发，控制躁狂发作，以及用于其他具有精神病性症状的非器质性或器质性精神障碍。

（2）禁忌证：严重的心肝肾疾病、严重的全身感染、甲状腺功能亢进或减退、重症肌无力、闭角型青光眼、既往有同种药物过敏史者禁用。白细胞过低、老年人、孕妇和哺乳期妇女等慎用。

笔记栏

2. 给药方法　口服给药为主,采取递增法逐渐加大剂量至治疗量,持续治疗数周,待病情稳定后再逐渐减少药量至维持治疗量(相当于治疗剂量的 1/4~1/2)。维持治疗时间须根据病情而定,一般为 2 年。部分病情严重、反复发作的患者需要终生服药。

3. 不良反应与处理　与非典型抗精神病药物相比较而言,典型抗精神病药物的不良反应较为多见,其常见不良反应见表 6-2。

表 6-2　典型抗精神病药物常见不良反应

主要作用	主要不良反应
抗多巴胺能效应	急性肌张力障碍、静坐不能、类帕金森症、迟发性运动障碍(TD)
抗胆碱能效应	口干、出汗减少、排尿不畅或尿潴留、便秘、视物模糊、青光眼发作
抗肾上腺素能效应	直立性低血压、镇静、鼻充血等
其他作用	心律不齐、抑郁、体重增加、闭经、溢乳、低体温、光敏感、皮肤/角膜/晶状体色素沉着
恶性综合征	高热、意识障碍、震颤、肌强直、自主神经功能紊乱

锥体外系反应(微课)

(1) 锥体外系反应(抗多巴胺能效应):为传统抗精神病药治疗最常见的神经系统副作用,主要有四种表现。

1) 急性肌张力障碍:急性肌张力障碍(acute dystonia)出现最早。男性和儿童比女性更常见。呈现不由自主的、奇特的表现,包括眼上翻、斜颈、颈后倾、面部怪相和扭曲、吐舌、张口困难、角弓反张和脊柱侧弯等。易误诊为破伤风、癫痫、分离性障碍等,抗精神病用药史常有助于确立诊断。肌注东莨菪碱 0.3mg 或异丙嗪 2mg 可即时缓解,或加服抗胆碱能药如盐酸苯海索(安坦),或换服锥体外系反应低的药物。

2) 静坐不能:静坐不能(akathisia)在治疗 1~2 周后最为常见,发生率约为 20%。表现为无法控制的激越不安、不能静坐、反复走动或原地踏步。易误诊为精神病性激越或精神病加剧,故而错误地增加抗精神病药剂量,使症状进一步恶化。宜用苯二氮䓬类药如地西泮和 β 受体阻滞剂如普萘洛尔等处理,或选用锥体外系反应低的药物。

3) 类帕金森症:类帕金森症(Parkinsonism)最为常见。治疗最初 1~2 月发生,发生率可高达 56%。女性比男性更常见,老年患者常因淡漠、抑郁或痴呆而误诊。主要临床表现有运动不能、肌张力高、震颤和自主神经功能紊乱。最初始的形式是运动过缓,体征上主要为手足震颤和肌张力增高,严重者有协调运动的丧失、僵硬、佝偻姿势、慌张步态、面具脸、粗大震颤、流涎和皮脂溢出。可通过减少药物剂量,或剂量不变加服抗胆碱能药物盐酸苯海索等处理。

4) 迟发性运动障碍:迟发性运动障碍(tardive dyskinesia,TD)多见于持续用药几年后,极少数可能在几个月后发生。用药时间越长,发生率越高。女性稍高于男性,老年和脑器质性患者中多见。TD 是以不自主的、有节律的刻板式运动为特征。其严重程度波动不定,睡眠时消失,情绪激动时加重。TD 最早体征常是舌或口唇周围的轻微震颤或蠕动,继而出现口、舌、身体、四肢的怪异动作,如伸舌、咀嚼动作、不停眨眼、手足舞动挥舞等。该不良反应尚无有效治疗药物,关键在于预防、使用最低有效剂量或换服锥体外系反应低的药物。抗胆碱能药物会促进和加重 TD,应避免使用。早期发现、早期处理有可能逆转 TD。

（2）其他神经系统不良反应：主要有恶性综合征和癫痫发作。恶性综合征少见但会危及生命。主要表现有高热、意识障碍、震颤、肌强直和自主神经功能不稳定，如心悸、出汗等。患者可伴发感染、心衰、休克而死亡。一旦发生，应立即停用抗精神病药物，给予支持性治疗；还可使用肌肉松弛剂单曲林和促进中枢多巴胺功能的溴隐亭治疗。癫痫发作多见于氯氮平、氯丙嗪和硫利达嗪治疗时，这些抗精神病药物能降低抽搐阈值而诱发癫痫，可改用氟哌啶醇和氟奋乃静等治疗伴有癫痫的精神病患者。

（3）自主神经的不良反应：常见的有抗胆碱能不良反应，患者表现为口干、出汗减少、尿频、尿急或尿潴留、便秘、视力模糊、促发青光眼。轻者可不予处理；重者出现抗胆碱能危象，应减药或停药，必要时用毒扁豆碱 0.5~1mg 肌肉注射或静脉注射。此外，还有抗肾上腺素能不良反应，患者表现为直立性低血压、镇静、鼻充血、反射性心动过速、射精抑制。直立性低血压在治疗开始的头几天最为常见，尤其是注射给药容易发生，患者由坐位突然站立或起床时可以出现晕厥无力、摔倒或跌伤。轻者平卧休息，注意起床或起立时动作应缓慢；重者可用去甲肾上腺素、间羟胺等升压，禁用肾上腺素，因肾上腺素兼有 β 受体激动作用，使外周血管扩张，加剧低血压。

（4）其他不良反应：主要表现为心律不齐，心电图常有 Q-T 间期延长和 T 波倒置。情绪抑郁，体重增加，女性患者可引起泌乳和闭经，老年人有低体温，氯丙嗪有增加癫痫发作的倾向，长期治疗可对光敏感，皮肤、角膜、晶状体上形成紫灰色素沉着；氯丙嗪还可引发黄疸，一旦出现应停药。氯氮平可致白细胞减少，应警惕。

（5）精神方面的不良反应：主要表现为过度镇静作用，表现为疲乏、嗜睡、动作缓慢，严重的可出现意识障碍。减药或停药可消失或恢复。

（6）过量中毒：过量中毒的最早征象是激越或意识混浊，可见肌张力障碍、抽搐和癫痫发作。脑电图显示突出的慢波。常有严重低血压以及心律失常、低体温。毒扁豆碱可用作解毒药。针对过量中毒的治疗基本上是对症性的，如大量输液，注意维持正常体温，应用抗癫痫药物控制癫痫等。

（二）抗抑郁药物

抗抑郁药物是指治疗各种抑郁状态和预防抑郁障碍反复发作的一类药物，但不会提高正常人的情绪。部分抗抑郁药对焦虑、恐惧、惊恐发作、强迫、疑病及慢性疼痛等也有一定疗效。按临床应用出现的先后，抗抑郁药物分为传统抗抑郁药物和新型抗抑郁药物。按化学结构及作用机制的不同，传统抗抑郁药物分为两类：①三环类抗抑郁药（tricyclic antidepressants，TCAs），包括在此基础上开发出来的杂环或四环类抗抑郁药；②单胺氧化酶抑制剂（monoamine oxidase inhibitors，MAOIs）。新型抗抑郁药物，分为以下几类：①选择性 5-羟色胺再摄取抑制剂（selective serotonin reuptake inhibitors，SSRIs）；②5-羟色胺和去甲肾上腺素再摄取抑制剂（serotonin norepinephrine reuptake inhibitors，SNRIs）；③去甲肾上腺素和多巴胺再摄取抑制剂（norepinephrine dopamine reuptake inhibitors，NDRIs）；④选择性去甲肾上腺素再摄取抑制剂（noradrenaline reuptake inhibitors，NRIs）；⑤5-羟色胺阻滞和再摄取抑制剂（serotonin antagonist and reuptake inhibitors，SARIs）；⑥α_2 肾上腺素受体阻滞剂或去甲肾上腺素能及特异性 5-羟色胺能抗抑郁药（noradrenergic and specific serotonergic antidepressant，NaSSA）；⑦褪黑素能抗抑郁药（melatonergic antidepressant）；⑧治疗抑郁的植物药或中成药。除 MAOIs 只作为二线药物外，SSRIs、其他递质机制的新型抗抑郁药以及 TCAs 均可作为一线抗抑郁药。常用的抗抑郁药物见表 6-3。

笔记栏

表6-3　常用的抗抑郁药物

分类	药名	剂量范围（mg/d）
三环类抗抑郁药（TCAs）	丙咪嗪（imipramine）	100~300
	氯米帕明（clomipramine）	100~300
	阿米替林（amitriptyline）	100~300
	多塞平（doxepin）	100~300
	马普替林（maprotiline）	100~225
单胺氧化酶抑制剂（MAOIs）	吗氯贝胺（moclobemide）	300~600
选择性5-羟色胺再摄取抑制剂（SSRIs）	氟西汀（fluoxetine）	20~60
	帕罗西汀（paroxetine）	20~60
	氟伏沙明（fluvoxamine）	100~300
	舍曲林（sertraline）	50~200
	西酞普兰（citalopram）	20~60
	艾司西酞普兰（escitalopram）	10~20
其他递质机制的新型抗抑郁药		
5-羟色胺和去甲肾上腺素再摄取抑制剂	文拉法辛（venlafaxine）	75~375
	度洛西汀（duloxetine）	60~120
5-羟色胺阻滞和再摄取抑制剂	曲唑酮（trazodone）	150~300
去甲肾上腺素和多巴胺再摄取抑制剂	安非他酮（bupropion）	300~450
去甲肾上腺素再摄取抑制剂	瑞波西汀（reboxetine）	8~12
α₂肾上腺素受体阻滞剂	米安色林（mianserine）	30~90
	米氮平（mirtazapine）	15~45
褪黑素受体激动剂	阿戈美拉汀（agomelatine）	25~50

1. 三环类抗抑郁药　三环类抗抑郁药（TCAs）是临床上治疗抑郁症的首选药之一。其中，丙咪嗪1957年开始应用于临床，是最早发现的具有抗抑郁作用的化合物。三环类常用药为丙咪嗪、阿米替林、多塞平（多虑平）、氯米帕明（氯丙咪嗪）等。四环类常用药有马普替林（麦普替林）、米安舍林、阿莫沙平等。其作用机制是抑制突触前膜对去甲肾上腺素（NE）和5-羟色胺（5-HT）的回收。

（1）适应证：适用于治疗各类以抑郁症状为主的精神障碍，如内因性抑郁、恶劣心境障碍、反应性抑郁以及器质性抑郁等。还可以用于治疗焦虑症、惊恐发作和恐惧症。对精神分裂症患者伴有的抑郁症状，治疗宜谨慎，三环类抗抑郁药可使精神病性症状加重或明显化。

（2）禁忌证：严重心肝肾疾患，粒细胞减少，青光眼，前列腺肥大，妊娠头3个月禁用。癫痫和老年人慎用。

（3）给药方法：从小剂量开始，并根据副作用和临床疗效，用1~2周的时间逐渐增加到最大有效剂量。由于三环类抗抑郁药在体内的半衰期长，一般可以每日1次睡前服或以睡前剂量为主要方式给药，这样可以避免白天患者的过度镇静和抗胆碱能副作用。

（4）不良反应及其处理

1）抗胆碱能不良反应：最常见，出现的时间早于药物发挥抗抑郁效果的时间。其表现为口干、便秘、视物模糊等。一般随着治疗的延续可以耐受，严重者可出现尿潴留、肠麻痹。

处理原则主要是减少抗抑郁药物的剂量,必要时加拟胆碱能药对抗不良反应。

2)中枢神经系统不良反应:多数TCAs具有镇静作用,主要表现为嗜睡、乏力;可出现震颤,诱发癫痫。有报告指出,TCAs能诱发睡前幻觉、精神病性症状及躁狂。

3)心血管不良反应:是TCAs主要的不良反应,其表现为直立性低血压、心动过速、头晕等,心电图出现P-R间期、QT和QRS时间延长,严重者出现二度或三度房室传导阻滞。

4)性方面的不良反应:与TCAs有关的性功能障碍包括阳痿、射精障碍、性兴趣和性快感降低。性功能障碍会随着抑郁症状的好转和药量的减少而改善。值得注意的是,抑郁障碍本身和抗抑郁药物均可引起性功能障碍,故应详细询问病史,判断是疾病的表现还是药物的不良反应。

5)其他反应:体重增加,过敏性皮疹,中毒性肝损害,偶见粒细胞减少等。

6)过量中毒:超量服用或误服可发生严重的毒性反应,危及生命,死亡率高。临床表现为昏迷、癫痫发作、心律失常三联征。还可出现高热、低血压、肠麻痹、瞳孔扩大、呼吸抑制、心脏骤停等。急救处理可使用毒扁豆碱缓解抗胆碱能作用,每0.5~1小时重复给药1~2mg。及时洗胃、输液,积极处理心律不齐、控制癫痫发作。由于三环类药物的抗胆碱能作用使胃内容物排空延迟,即使过量服入数小时后,仍应采取洗胃措施。

2. 单胺氧化酶抑制剂(MAOIs)　主要分为两类。一类称为不可逆性MAOIs,即以肼类化合物及反苯环丙胺为代表的老一代MAOIs,因副作用大,临床上已基本不用;另一类为可逆性MAOIs,是以吗氯贝胺为代表的新一代MAOIs。

(1)适应证:主要用于三环类或其他药物治疗无效的抑郁障碍;对伴睡眠过多、食欲和体重增加的非典型抑郁或轻性抑郁或焦虑抑郁混合状态效果较好。

(2)禁忌证:孕妇及哺乳妇女禁用。有心肝肾疾患及癫痫、甲亢者慎用。

(3)不良反应及用药注意事项:常见的不良反应有直立性低血压、体重增加、水肿、性功能障碍、失眠、口干等,偶见肌阵挛、肌痛、感觉异常。用药过程中应避免使用富含酪胺的食物,如奶酪、啤酒、鸡肝等,易引起高血压危象。

3. 选择性5-羟色胺再摄取抑制剂(SSRIs)　系20世纪80年代陆续开发并广泛应用于临床的新型抗抑郁药,常用的有6种:氟西汀、帕罗西汀、舍曲林、氟伏沙明、西酞普兰和艾司西酞普兰。这类药物选择性抑制胞体膜和突触前膜对5-HT的回收,使突触间隙5-HT的含量升高,从而缓解抑郁症状。对NE、DA的影响很小,其中帕罗西汀、氟伏沙明有轻度的抗胆碱能作用。

(1)适应证:抑郁障碍、强迫障碍、惊恐症和贪食症等。其主要优点是可用于伴有心脏病的抑郁症、老年性抑郁、器质性抑郁,还适用于不能耐受抗胆碱能药物患者。

(2)不良反应:心血管反应和抗胆碱能副作用轻微,SSRIs不良反应主要包括恶心、腹泻、失眠、不安和性功能障碍等。多数不良反应持续短、一过性,可产生耐受;过量时较安全。与其他抗抑郁药合并使用常常增强疗效,但不能与MAOIs类药物合用,以免导致5-HT综合征。不能突然撤药,以免出现停药综合征。

(3)常用药物的应用及注意事项

1)氟西汀(fluoxetine):适用于各种抑郁障碍(尤其是老年抑郁障碍)、强迫障碍和贪食症患者。半衰期长,其活性代谢产物的半衰期可达7~15天。最理想的剂量是20mg/d,但治疗强迫障碍和贪食症患者剂量相应加大,最高推荐日剂量为60mg。氟西汀可单次或分次给药,可与食物同服,亦可餐间服用。服药期间应注意密切观察患者的行为异常与精神情绪异常,特别是初期和剂量变动期时。

笔记栏

2）帕罗西汀（paroxetine）：适用于伴焦虑的抑郁障碍以及惊恐症。起始剂量为20mg/d，根据病情每次加10mg，但间隔时间不应短于1周。停药太快易出现睡眠障碍、激惹或焦虑、恶心、出汗、意识模糊等综合征，故撤药应缓慢进行。

3）舍曲林（sertraline）：适用于各种抑郁障碍和强迫障碍患者，包括儿童青少年患者。起始剂量为50~100mg/d，如需增加剂量，间隔时间不应短于1周。每日一次口服给药，早或晚服用均可；可与食物同时服用，也可单独服用。用药早期易产生焦虑或激活惊恐，应注意密切观察。

4）氟伏沙明（fluvoxamine）：适用于各种抑郁障碍和强迫障碍患者，包括儿童青少年患者。有一定的改善睡眠作用，性功能障碍发生较少。口服每天100~200mg，日剂量大于100mg时可分次服用，服药期间应特别注意相应的药物配伍禁忌。

5）西酞普兰（citalopram）和艾司西酞普兰（escitalopram）：适用于各种抑郁障碍或伴惊恐的抑郁障碍患者。艾司西酞普兰是外消旋西酞普兰的左旋对映体，治疗作用明显强于西酞普兰。常用剂量分别为：西酞普兰20mg/d，艾司西酞普兰10mg/d。两药几乎没有药物配伍禁忌，安全性在SSRIs中较强。

4. 其他递质机制的新型抗抑郁药（非SSRIs新型抗抑郁药）

（1）文拉法辛（venlafaxine）：为5-HT和NE再摄取抑制剂（SNRIs）的代表药。低剂量使用时仅有5-HT再摄取阻滞作用，药效与SSRIs差别不大，可用于非典型抑郁状态，其不良反应与SSRIs类似，可出现恶心、激越、失眠和性功能障碍等。中至高剂量有5-HT和NE再摄取阻滞，起效快，适用于严重抑郁和难治性抑郁患者，其不良反应为失眠、激越、恶心以及头痛和高血压。撤药反应明显，表现为胃肠道反应、头晕、出汗等。

（2）曲唑酮（trazodone）：属5-HT阻滞和再摄取抑制剂，其药理作用既阻滞5-HT受体又选择性地抑制5-HT再摄取。适用于伴有焦虑、激越、睡眠及性功能障碍的抑郁障碍患者。镇静作用较强，可引起阴茎异常勃起。5-HT阻滞所致的不良反应为嗜睡、乏力和视像存留（少见）。换用或加用SSRIs需谨慎，不可与MAOIs合用。

（3）安非他酮（bupropion）：属选择性NE和DA再摄取抑制剂，既有DA再摄取抑制作用，又具有DA的特性。适用于双相抑郁、迟滞性抑郁、睡眠过多患者，还可用于注意缺陷障碍、戒烟、兴奋剂的戒断和渴求者。长期大剂量服用可产生β肾上腺素受体向下调节的作用。常见不良反应有坐立不安、失眠、头痛、恶心和出汗。突然给药或增大剂量均会增加癫痫的发生率。

（4）瑞波西汀（reboxetine）：属选择性NE再摄取抑制剂（NRIs），适合SSRIs治疗无效者选用。老年患者对该药个体差异大，剂量不易掌握，故不推荐用于老年抑郁患者。主要不良反应为口干、便秘、多汗、失眠、排尿困难、勃起困难、不安或直立性低血压。青光眼、前列腺增生、低血压及新近心血管意外者禁用。

（5）阿戈美拉汀（agomelatine）：是全新机制的新一代抗抑郁药，属褪黑素能 M_1 和 M_2 受体的激动剂以及 5-HT$_{2C}$ 受体的阻滞剂。适用于成人抑郁障碍或严重抑郁状态的患者。起效较快，能改善睡眠质量和日间功能。没有撤药反应，也不影响性功能、体重、心率或血压。常见不良反应为头痛、头晕、思睡或失眠、胃肠反应和转氨酶升高。肝功能损害患者禁用，忌与氟伏沙明和环丙沙星等联用。

（三）抗躁狂药物

抗躁狂药物又称心境稳定剂（mood stabilizers），也译为情绪稳定剂，是治疗躁狂以及预防双相情感障碍的躁狂或抑郁发作，且不会诱发躁狂或抑郁发作的一类药物。主要包括锂盐（碳酸锂）和某些抗癫痫药如卡马西平、丙戊酸盐等。新一代抗精神病药奥氮平、利培酮和喹硫平等,也可用于躁狂或双相障碍的急性期和维持期治疗,且较少诱发抑郁。传统抗精神病药物如氯丙嗪、氟哌啶醇等虽可用于躁狂发作急性期治疗,但因其易诱发抑郁,故不能称之为心境稳定剂。

1. 碳酸锂　碳酸锂(lithium carbonate)既是最常用的心境稳定剂,也是治疗躁狂症的首选药物。其作用机制目前公认为是锂对蛋白激酶 C 活动的抑制,再经第二信使系统的 G 蛋白偶联,影响脑内主要神经递质系统而发挥作用。

(1) 适应证:主要用于治疗躁狂症和预防双相情感障碍的躁狂或抑郁发作。

(2) 禁忌证:急慢性肾炎、肾功能不全、心血管疾病、低盐饮食、妊娠头 3 个月患者禁用。老年人慎用。

(3) 不良反应:锂在肾脏与钠竞争重吸收,缺钠或肾脏疾病易导致体内锂的蓄积中毒。副作用与血锂浓度相关,一般发生在服药后 1~2 周,常饮淡盐水可以减少副作用。锂盐中毒的早期表现有疲乏、无力、嗜睡、手指震颤、厌食、上腹不适、恶心、呕吐、稀便、腹泻、多尿、口干等。后期副作用是持续多尿、烦渴、体重增加、甲状腺肿大、黏液性水肿、手指细震颤。手指粗大震颤提示血药浓度已接近中毒水平。女性患者可引起甲状腺功能减退。锂盐中毒的先兆表现为频繁恶心、呕吐、腹泻、粗大震颤、抽动、呆滞、困倦、眩晕、构音不清、共济失调等;后期出现意识障碍,甚至昏迷,肌阵挛、肌束颤动等。锂盐中毒应立即停药,给予大量生理盐水或高渗钠盐加速锂的排泄,严重者进行人工透析。

2. 卡马西平　卡马西平(carbamazepine)是治疗癫痫的经典药物,其作用机理为作用于间脑和边缘系统,抑制精神运动的兴奋性,对精神运动性发作最有效。

(1) 适应证:对治疗急性躁狂和预防躁狂发作均有效,尤其对锂盐治疗无效、不能耐受锂盐副作用以及快速循环发作的躁狂患者,效果较好。

(2) 禁忌证:白细胞减少、血小板减少、肝功能异常以及孕妇禁用。青光眼、前列腺肥大、糖尿病、酒依赖者慎用。

(3) 不良反应:因其具有抗胆碱能作用,可出现视物模糊、口干、便秘等副作用。一些患者会产生过敏,甚至出现剥脱性皮炎。

3. 丙戊酸盐　丙戊酸盐(valproate)常用的有丙戊酸钠和丙戊酸镁。其作用机理尚不是十分清楚,可能与增加脑内 γ-氨基丁酸(GABA)含量有关。

(1) 适应证:丙戊酸盐对躁狂症的疗效与锂盐相当,对混合型躁狂、快速循环型双相障碍以及锂盐治疗无效者可能疗效更好。

(2) 禁忌证:孕妇禁用。肝、胰疾病者慎用。

(3) 不良反应:主要为胃肠道反应、镇静、共济失调、震颤等。

(四) 抗焦虑药物

目前应用最广的是苯二氮䓬类,其他还有 5-羟色胺 1A 受体(5-HT$_{1A}$)部分激动剂如丁螺环酮、β 受体阻滞剂如普萘洛尔、多数抗抑郁药物以及部分抗精神病药如氟哌噻吨利曲辛片(黛力新,小剂量使用)均有抗焦虑作用。

1. 苯二氮䓬类　苯二氮䓬类(benzodiazepines)目前有 2 000 多种衍生物,国内常用的只有十余种(见表 6-4)。其药理作用有四个方面:①抗焦虑作用,可以减轻或消除神经症患者的焦虑不安、紧张、恐惧情绪等;②镇静催眠作用,对睡眠的各期都有不同程度的影响;③抗惊厥作用,可以抑制脑部不同部位的癫痫病灶的放电不向外围扩散;④骨骼肌松弛作用,系抑制脊髓和脊髓上的运动反射所致。合理应用该类药物是临床上值得注意的问题。

表 6-4　常用的苯二氮䓬类药物

药名	半衰期（小时）	适用证	常用剂量（mg/d）
地西泮（diazepam）	30～60	抗焦虑、催眠、抗癫痫、酒替代	5～15
氯氮䓬（chlordiazepoxide）	30～60	抗焦虑、催眠、抗癫痫、酒替代	5～30
氟西泮（fludiazepam）	50～100	催眠	15～30
硝西泮（nitrazepam）	18～34	催眠、抗癫痫	5～10
氯硝西泮（clonazepam）	20～40	抗癫痫、抗躁狂、催眠	2～8
阿普唑仑（alprazolam）	6～20	抗焦虑、抗抑郁、催眠	0.8～2.4
艾司唑仑（estazolam）	10～24	抗焦虑、催眠、抗癫痫	2～6
劳拉西泮（lorazepam）	10～20	抗焦虑、抗躁狂、催眠	1～6
奥沙西泮（oxazepam）	6～24	抗焦虑、催眠	30～90
咪达唑仑（midazolam）	2～5	快速催眠、诱导麻醉	15～30

（1）适应证：用于治疗各型神经症、失眠症，伴有焦虑、紧张、失眠、激越的其他精神障碍，轻性抑郁、癫痫、酒依赖急性戒断症状的替代治疗。

（2）禁忌证：严重心肝肾疾病、药物过敏、药物依赖、妊娠头 3 个月、青光眼、重症肌无力、酒精及中枢抑制剂使用时禁用。老人、儿童慎用。

（3）给药方法：口服为主。多数苯二氮䓬类药物的半衰期较长，每日 1 次即可。或因病情需要，开始可以每日 2～3 次，病情改善后，可改为每日 1 次。治疗开始时用小剂量，3～4 天加到治疗量。急性期患者开始剂量可稍大或静脉给药，以控制症状。焦虑障碍控制后，无需长期应用，以免产生药物依赖；撤药宜逐渐缓慢进行，突然停药会产生戒断反应，表现为严重的睡眠障碍、激惹、紧张、焦虑、惊恐发作、双手震颤、多汗、注意力分散、干呕、体重下降、心悸、肌痛、精神障碍等。

（4）不良反应：较少，一般能耐受。常见的表现为嗜睡、过度镇静、智力活动受影响、记忆力受损、运动的协调性减低等。上述副作用多见于老年或有肝脏疾病者。苯二氮䓬类药物的毒性作用虽小，但作为自杀目的服入过量药物，且同时服用其他精神药物或酒精易导致死亡。

2. 丁螺环酮　丁螺环酮（buspirone）为 5-HT$_{1A}$ 受体的部分激动剂。主要用于广泛性焦虑症、伴有焦虑症状的强迫障碍、酒精依赖、冲动攻击行为以及抑郁症。与其他镇静药物、酒精没有相互作用，不会影响患者的机械操作和车辆驾驶。常见的不良反应为嗜睡、口干、头晕、头痛、失眠、胃肠功能紊乱等。严重的毒性反应罕见。孕妇、儿童和有严重心肝肾功能障碍者应慎用。

二、运用精神药物的护理

（一）护理评估

精神药物的主要作用是改善患者的精神症状，因此在使用药物之前，护理人员应收集患者的相关资料，作为患者用药前后症状是否改善的评判依据；在药物治疗过程中，也应不断评估患者用药的效果，及时识别药物不良反应，判断患者用药的依从性。

1. 主要精神症状　包括思维、情感、认知和意志行为等方面。

2. 身体状况　包括营养、排泄、睡眠、活动与运动，身体健康状况等。

3. 既往病史　包括致病原因、患病时间、发病次数、发病经过、治疗史、用药史、家族史等。

4. 性与生殖功能　性欲、性能力、生理状况(月经周期、妊娠、停经)等。

5. 社会方面　包括人际关系、家庭情况、角色功能、社会文化和环境因素等。

6. 患者对治疗的态度与反应　包括合作程度、治疗效果及不良反应等。

7. 压力与调适　有无自杀的意念与企图、应激的应对方式、家庭支持系统等。

（二）常见护理诊断/护理问题

1. 活动与运动方面

（1）躯体活动障碍　与肌张力增加、运动不能、静坐不能、类帕金森病等不良反应有关。

（2）有受伤的危险　与直立性低血压、步态不稳、肢体僵硬、行动迟缓、意识混乱等不良反应有关。

（3）活动无耐力　与乏力、长期卧床、营养不良等有关。

（4）生活自理能力缺陷(进食、沐浴、如厕、穿着等)　与药物不良反应、运动障碍、活动迟缓、睡眠紊乱等因素有关。

2. 营养、睡眠、排泄与生殖方面

（1）营养失调:高于机体需要量　与服药后食欲增加有关。

（2）营养失调:低于机体需要量　与药物不良反应吞咽功能下降、进食少等因素有关。

（3）睡眠型态紊乱　与药物过度镇静或兴奋等作用有关。

（4）尿潴留　与药物不良反应有关。

（5）便秘　与药物抑制肠蠕动、过度镇静后活动减少等因素有关。

（6）性功能障碍　与药物不良反应出现溢乳、勃起或射精困难等因素有关。

3. 皮肤黏膜方面

（1）口腔黏膜完整性受损　与药物不良反应口干、唾液减少、口腔卫生不良等因素有关。

（2）皮肤完整性受损　与皮炎、皮疹等过敏反应有关。

4. 精神状态方面

（1）感知觉改变　与药物不良反应致视力模糊、色素沉着等有关。

（2）思维过程改变　与药物及病情致记忆力下降或丧失等因素有关。

（3）有施行暴力的危险　与焦虑、难以忍受的不良反应等因素有关。

5. 心理状态方面

（1）焦虑　与知识缺乏、药物不良反应、生活型态紊乱等因素有关。

（2）不依从行为　与幻听、妄想、自知力缺乏、拒绝服药或不能耐受精神药物不良反应、对药物不良反应产生恐惧等因素有关。

6. 其他

（1）有感染的危险　与药物不良反应粒细胞减少、免疫缺陷、皮肤感染等因素有关。

（2）知识缺乏:缺乏对疾病、药物、预防和保健的相关知识。

（三）护理措施

1. 建立良好的护患关系,提高患者服药依从性　这是药物治疗过程中必须首先采取的保障措施。

2. 严格执行服药制度,保证药物治疗落实到位　发药前严格执行"三查八对"制度,发药时使用正确给药途径与方法,做到三到(到手、到口、到胃),防止藏药、吐药影响治疗或蓄积顿服。同时使用多种药物时,应了解用药的原因,注意药物间的配伍禁忌。并向家属及患者讲解药物治疗的目的、方法和注意事项。

FR-6-4

精神障碍口
服药物治疗
（视频）

笔记栏

3. 仔细观察与处理用药后的不良反应　用药后应密切观察患者的反应,包括用药的效果及不良反应。客观评估患者的症状与行为,重视患者的精神症状和躯体症状。对严重心血管系统的不良反应、恶性综合征等应高度警惕,并采取相应的处理措施。

4. 加强药物治疗过程中的基础护理,满足患者正常的生理需要　因药物不良反应吞咽困难的患者应注意噎食,避免进食有骨头的食物,必要时专人喂食、鼻饲或静脉补充营养。对尿潴留的患者应及时处理,给予诱导排尿或导尿。对直立性低血压、步态不稳、运动不能、肢体僵硬的患者,应注意指导患者活动或起床时动作要慢,必要时给予协助,防止跌倒,避免摔伤。

5. 做好服药期间的护理记录　真实、详细、客观地做好护理记录,分析患者服药依从性差的原因,并及时反馈给医生,以便医生针对患者的具体情况调整药物治疗方案。

6. 做好用药与健康指导　让患者及家属了解精神药物对疾病康复的作用和用药知识,包括药物服用方法、用量、保管方法以及一般不良反应的观察和处理方法。

知识链接

精神障碍患者服药依从性不良的几种表现

1. 主动拒绝服药　口头直接拒绝、吐药、服药后闭紧嘴巴或提出恐吓。
2. 被动拒绝服药　忘记服药,服药时磨蹭或将药物含于口中而不咽下。
3. 过度用药　经常要求给予药物,经常服用过量药物,不经询问即服下药物,不诉说药物的不良反应等。

第二节　电抽搐治疗的护理

电抽搐治疗(electroconvulsive therapy,ECT),又称电休克治疗(electrical shock therapy),是以短暂适量的电流刺激大脑,引起意识丧失和痉挛发作,从而达到控制精神症状为目的的一种方法。目前,临床已推广采用无抽搐电休克治疗,又称改良电抽搐治疗(modified electroconvulsive therapy,MECT),该方法在是通电前给予麻醉剂和肌肉松弛剂,使得通电后不发生抽搐,更为安全,也易被患者和家属接受。本节主要介绍改良电抽搐治疗的方法及护理。

一、改良电抽搐治疗方法

(一)治疗前准备

1. 患者的准备

(1)向家属讲解进行治疗的理由、疗效、治疗过程、可能存在的风险,由监护人签知情同意书。

(2)详细查体和做必要的理化检查,包括心电图、脑电图、胸部和脊柱 X 片,必要时应进行实验室检查。

(3)每次治疗前测 T、P、R 及 BP,当 T>37.5℃、P>120 次/min 或 P<50 次/min,Bp>150/100mmHg 或<90/50mmHg 时,应暂停治疗。每次治疗前应让患者排空大小便,取下活动假牙、发卡,解开衣带、领口。

(4)治疗前,一般要求患者禁饮禁食 8 个小时,以避免治疗中出现呕吐造成呼吸道阻塞。

ER-6-5
改良电抽搐
治疗(视频)

（5）治疗前30分钟,肌注阿托品0.3mg~0.5mg,防止迷走神经兴奋和减少呼吸道分泌物。

2. 用物准备　治疗床、电抽搐治疗机、人工呼吸机、多功能监护仪、急救车(内有急救药品与器械)、生理盐水、导电胶、电极片、牙垫、氧气(输氧装置)、治疗盘、治疗所用的注射药物。

（二）治疗技术

1. 患者体位　患者仰卧于治疗床上,四肢保持自然伸直姿势,在两肩胛间垫一小枕,使脊柱前突。

2. 电极片放置　有双侧和单侧放置两种方法。单侧式是将电极置于非优势大脑半球所在的额颞交界处(通常是右侧),另一个电极放在非优势大脑半球所在的顶骨中部。双侧式的电极放置于双侧额颞交接处。单侧式副作用较少,可减少对记忆的损坏,双侧放置的电极抽搐发作较单侧好,但对记忆影响较单侧重。

3. 术前给药　由麻醉师确定静脉麻醉的药物剂量和时间,并负责维持患者的呼吸。护士在麻醉师指导下执行给药。缓慢(3~5分钟)静脉推注麻醉剂(1%硫喷妥钠),一般等到患者睫毛反射迟钝或消失,呼之不应,推之不动为止。静脉滴注0.9%的氯化钠,防止硫喷妥钠与氯琥珀酰胆碱混合发生沉淀,然后静脉快推肌肉松弛剂(0.2%氯琥珀酰胆碱),待全身肌肉松弛,反射消失,自主呼吸停止,此时为通电的最佳时刻。

4. 通电治疗　通电时间和电量由医生决定,原则上以引起痉挛的最小剂量为准。根据不同的电抽搐治疗机类型选择电量,一般90~110mA,通电时间1~3秒,引起类癫痫强直-阵挛发作现象。抽搐发作包括四个时期,①从通电到肌肉强直的潜伏期;②患者意识丧失、呼吸停止,全身肌肉处于持续收缩状态的强直期。③出现全身肌肉大幅度震颤和抽搐的痉挛期,一般持续30~50秒;④抽搐完全停止到患者意识恢复的恢复期。通电时注意固定牙垫与下颌,保持呼吸道通畅。

5. 治疗次数　一般为隔日1次,每周3次,急性期可每日1次,根据病情治疗3~6次以后可改为每周2次,直至治疗完成;一个疗程一般为8~10次。

（三）治疗后处理

治疗结束后患者仍处于意识朦胧状态,应将患者取仰卧位,头偏向一侧,注意对患者的保护,防止跌伤。同时注意观察患者意识、呼吸恢复情况和生命体征,待意识完全清醒后方可让患者离开治疗室,并送回病房继续观察。治疗后2小时内继续监测生命体征的变化。

（四）适应证与禁忌证

1. 适应证　主要用于:①抑郁障碍,特别是有强烈自杀、自伤企图和行为者;②躁狂症,特别是对极度兴奋躁动、易激惹、冲动伤人的患者能及时控制其症状,减少住院时间;③精神分裂症,用于治疗紧张性精神分裂症和对抗精神病药物治疗效果不理想者,对急性发病者出现自伤、自杀、冲动、过度兴奋、激动不安者亦可使用。

2. 禁忌证　包括:①脑器质性疾病,如颅内占位性病变、脑血管疾病、神经系统炎症、脑外伤等,脑肿瘤或脑血管瘤应特别注意;②严重肝脏疾病、营养不良或先天性酶缺陷,容易导致氯琥珀酰胆碱作用时间延长,发生迁延性呼吸停止;③严重心血管疾病,如严重的冠心病、原发性高血压、高血压性心脏病、主动脉瘤;④严重股关节疾病、新近骨折;⑤青光眼、视网膜脱落;⑥严重消化性溃疡、开放性结核,特别是最近有急性症状,如咯血者;⑦12岁以下的儿童、60岁以上的老年人及妊娠期妇女应作为相对禁忌。

（五）不良反应和并发症

1. 记忆障碍　传统和改良的电抽搐治疗的患者都可出现记忆障碍,其严重程度因人而异。在治疗结束后,多数患者在6个月内恢复。记忆损害可能与颞叶的刺激和缺氧有关。

2. 骨折和骨关节脱臼　传统的电抽搐治疗,由于强烈的肌肉强直、抽动,如保护不好,

笔记栏

易造成骨折和脱臼。改良的电抽搐治疗一般不会发生。

3. 呼吸系统并发症　由于使用麻醉剂和肌肉松弛剂,可导致呼吸暂停,呼吸道分泌物或呕吐物可能导致呼吸困难、迁延性窒息、吸入性肺炎等。

4. 其他　部分患者可出现头痛、眩晕、恶心、肌肉疼痛、震颤及血压升高等。

5. 死亡　美国有资料报道,电抽搐治疗有 0.002%~0.003% 的死亡率。

二、改良电抽搐治疗的护理

（一）治疗前的护理

1. 患者的准备

（1）了解患者最近身体检查和常规化验检查的结果,如血液生化,X 片,心电图、脑电图,心肺功能检查等。

（2）向家属详细讲解进行治疗过程、方式、疗效和可能存在的风险,核对由监护人签署的知情同意书。

（3）治疗前一天,协助患者洗头,以清除头发油垢。

（4）治疗前至少禁食 8 小时,禁饮 4 小时,早餐和口服药物延迟到治疗后。

（5）嘱患者排空大、小便,防止痉挛发作时便溺在床。

（6）监测生命体征,如 T>37.5℃,P>120 次/min,Bp>150/100mmHg,不宜做治疗。

（7）治疗前 30 分钟肌注阿托品 0.3~0.5mg,减少呼吸道分泌物。

（8）除去患者活动性假牙、眼镜、发夹、首饰,解松腰带和领扣。

2. 环境及物资准备

（1）治疗室应安静、整洁、布局合理,通风良好,有休息观察室。

（2）检查急救药物和器械是否备齐,如氧气、吸痰器、气管插管、急救药物等。

（3）准备好静脉注射的药物。

（4）检查各种器械是否处于备用状态。

（二）治疗中的护理

1. 协助患者仰卧于治疗床上,将小枕头置于头颈下,使头向后仰,保持呼吸道通畅。

2. 建立静脉通道,配合麻醉师给予麻醉剂和肌肉松弛剂。

3. 以 75% 酒精棉球擦拭头部两侧,去除油脂后涂导电胶,安放电极并固定。

4. 观察用药效果,检查患者睫毛反射是否消失,检查肌肉松弛情况,当肌肉松弛、反射消失、自主呼吸停止时即可开始通电治疗。

5. 固定牙垫与下颌,通电,保持呼吸道通畅,及时除去口腔内分泌物,必要时给予吸痰,并监测患者呼吸、脉搏和血压。持续给氧至患者自主呼吸恢复。

（三）治疗后的护理

1. 协助患者侧卧或头偏向一侧,防止分泌物吸入呼吸道。

2. 密切观察患者意识、呼吸、脉搏、血压,患者意识尚未清醒时,给予陪伴并拉上床栏,注意患者安全,防止坠床。

3. 治疗后 15 分钟、30 分钟、1 小时、2 小时测 R、P、Bp 一次,注意生命体征是否稳定。

4. 观察患者情感状态,了解患者对治疗的感受。

5. 若患者有记忆丧失,应给予提醒和解释,消除患者的不安与焦虑。

6. 详细记录患者治疗前、治疗中和治疗后的反应。

7. 待意识完全清醒后,由专人看护患者进食与服药,饮食宜流质或软食。

8. 若患者有头痛、恶心、呕吐,应报告医生,给予相应处理。

知识链接

经颅磁刺激治疗

经颅磁刺激(Transcranial Magnetic Stimulation, TMS)是一种利用脉冲磁场,作用于大脑中枢神经系统,改变大脑皮层神经细胞的膜电位,使之产生感应电流,影响脑内代谢和神经电活动,从而引起一系列生理生化反应的磁刺激技术,是一种无痛、无创的非侵入性治疗方法。美国、加拿大等国家已批准经颅磁刺激用于治疗抑郁障碍,也有在精神分裂症和焦虑障碍中开展的研究。国内的经颅磁刺激技术也得到了广泛应用,尤其是治疗抑郁障碍、睡眠障碍等疾病疗效满意。重复经颅磁刺激(rTMS)的频率从1~20Hz不等,低频刺激(≤1Hz)降低神经元的兴奋性,高频刺激(10~20Hz)提高神经元的兴奋性,通过改变刺激频率分别达到兴奋或抑制局部大脑皮质功能的目的。与ECT不同,重复经颅磁刺激不需麻醉,不诱发癫痫,不引起定向障碍和认知损害。重复经颅磁刺激治疗过程中,患者保持清醒,除头痛和头皮痛外,没有其他的不良反应,因此门诊患者可以在治疗结束后立即投入工作。

第三节　其他治疗的护理

一、心理治疗与护理

心理治疗(psychotherapy)又称精神治疗,是运用心理学的原则与方法,治疗患者的心理、情绪、认知与行为有关问题。心理治疗的目的在于解决求治者所面对的心理困难,减少焦虑、抑郁、恐慌等精神症状,并改善其非适应行为,包括对人对事的看法和人际关系,促进人格成熟,能以较为有效且适当的方式处理心理问题,适应生活。其治疗过程主要依靠心理学的方法进行,有别于药物治疗或其他物理疗法。

(一)心理治疗的分类

根据治疗理论、治疗类型、使用语言情况、治疗对象、患者意识范围的大小有不同的分类。

1. 根据心理治疗的理论流派分类

(1)精神分析治疗:以弗洛伊德的心理动力理论为导向,治疗既注重患者的表面意识,更强调挖掘过去经验和内在的潜意识。经过深入的分析,理解自己的内心动机,特别是潜意识中存在的症结,经领悟理解后,协助解决内在的冲突,促进人格成长。精神分析的专门技术包括释梦、自由联想、阻抗分析、移情分析、解释和修通等,寻找症状背后的无意识动机,使无意识的心理过程意识化。

(2)行为主义心理治疗:以巴甫洛夫的经典条件反射、斯金纳的操作条件反射学说,以及班杜拉的模仿学习理论为基础。认为人类的行为乃至思维模式是通过后天学习及接受环境中的各种信息反复刺激的结果,只要给予奖励或惩罚,就可分别"强化"或"弱化"某一行为。

(3)人本主义心理治疗:重视人的自我实现理想、需要层次,重视人的情感体验与潜能,强调治疗者应以平等、温和、关切和开放的态度对待患者,强调心理治疗应探讨生存意义与价值,进而促其改变、学习成长,发挥潜能。

(4)系统思想和家庭治疗:又称人际性心理治疗,是伴随系统理论、控制理论的诞生而发展的一类强调个体与人际系统间的心理动力学关系的治疗方法。关注整体和系统中各种互动性联系。既有自己独到的理论观点和技术,又与其他疗法关系密切,有很好的兼容性。

（5）认知性心理治疗：又称认知治疗，其主要理论认为，个体对自己及环境中的人或事的看法及观念，能直接或间接地影响情绪和行为。其非适应性或非功能性的心理行为，常常由于不正确的或扭曲的认知而产生。治疗的重点在于矫正求治者对人或对事错误及扭曲的认知。

2. 根据治疗类型分类

（1）支持性心理治疗：利用治疗者与求治者之间建立的良好关系，积极地应用治疗者的权威、知识和技巧关心支持患者，通过支持鼓励、情绪倾诉、解释说明或改变环境等方法，使患者强化自我，稳定情绪，重新适应。

（2）重建性心理治疗：通过自由联想、转移、阻抗、解析和修通等方法，帮助患者分析自己的行为，了解自己的内在情绪冲突与矛盾，领悟自己的症状与人格形成的症结，去除心理障碍，重塑人格，面对自己。

（3）训练性心理治疗：又称教育性心理治疗，通过系统脱敏治疗、强化治疗、厌恶治疗、社交技巧训练等方法，帮助患者或训练患者改变不恰当的行为。

（二）心理治疗的适用对象和范围

从广义的角度来讲，凡是由于心理因素引起痛苦和功能失调，希望并能够接受心理治疗的人都适合心理治疗。但在实际临床运用中，心理治疗的适用对象与范围是神经症患者、遭受心理挫折打击的人、行为障碍者及精神病患者。

有些求治者虽然符合上述范围，但如果没有主动的求治动机和愿望，或无法同心理治疗师进行正常语言交流，如重性精神分裂症、抑郁障碍和躁狂症发作期、严重创伤后应激障碍、意识障碍患者、严重的偏执性人格障碍、性虐待者均为心理治疗的禁忌证，不宜首选心理治疗。

（三）心理治疗的基本要点

1. 建立良好的治疗性关系　良好的治疗性关系是进行心理治疗的基础和保证，治疗师应富有同情心，耐心倾听患者的述说，设身处地地理解求治者，从而建立信任的治疗性关系。

2. 倾听、疏导、支持和保证　这是心理治疗的基本原则。耐心倾听能缓解患者的不良情绪，产生被理解、被信任、被接受和被尊重感。合理疏导患者的负性情绪，并给予支持和保证，促进患者澄清自己的问题，提高解决问题的信心。

3. 尊重、保密原则　治疗师应尊重每一位来访者的权利和尊严，以真实、诚恳的态度帮助求治者，同时还应尊重其个人隐私权，非特殊情况下（如自杀、虐待老人或儿童）应严格保守来访者的秘密。

4. 时间限定与关系限定　治疗师应遵守治疗时间的规定，通常个体治疗每次会谈时间为40~60分钟，无特殊情况不得随意更改已约定时间或延长会谈时间。

（四）心理治疗过程中的护理

1. 治疗前准备

（1）患者的评估：评估患者是否适合参加心理治疗，包括病情的程度、治疗的动机和意愿、语言交流能力。

（2）环境的准备：提供一个安静、整洁、宽松、温馨、相对独立无干扰的治疗环境。

（3）治疗者的准备：预约患者提前30分钟到治疗室，初步了解患者情况。

2. 治疗初期　与患者建立治疗性关系，强化患者接受治疗的动机，以同情、关怀的态度接纳患者，使其产生信任感。收集资料，包括求治的主要心理问题、个性特点、职业、生活习惯、对治疗的期望程度等。

3. 治疗中期　协助患者认识自己及确立问题，鼓励患者观察自己的行为、情绪和认知。提供学习和应用适当行为的机会，如社交技巧训练、主见训练、角色扮演等，指导患者学习人际交往技巧，建立良好的人际关系。了解治疗的促力与阻力，鼓励患者面对问题和焦虑情绪，学习处理困扰情绪的方法，增加自信与自尊。协助患者培养独立性与责任感，当患者了解并接纳自己,并体验新的行为替代旧行为的正性影响时,护士应及时给予支持和鼓励,从而培养患者的独立性与责任感。

4. 治疗末期　回顾整个治疗过程,肯定患者的努力与进步。处理与患者的分离情绪。鼓励患者将所学适应性行为应用到日常生活中。协助患者培养独立性与责任感,让患者作自己的主人。

二、精神外科治疗的护理

精神外科(psychosurgery)治疗,是指应用神经外科的手术方法,通过切断脑部的某些神经纤维或核团,或在脑部的某些特定部位造成局限性损伤,从而改变大脑功能,以期缓解某些精神疾病的严重精神症状。

脑部外科手术开始于 19 世纪初,多用于治疗兴奋躁动、激越、有攻击性的精神疾病患者。额叶白质切断术曾在欧美各国广泛应用,以较广泛地切断额叶白质的方法治疗顽固的精神分裂症,虽经改良,终因手术损伤较大、效果难以持久、并发症较多及精神药物的问世,而逐渐被药物治疗所取代。到 20 世纪 70 年代,随着科学技术的不断发展,人们对神经解剖生理也有了深入研究和新的认识,立体定向手术方法的引入,用电凝、冷凝、激光代替手术刀,精神外科治疗的应用才有所回升。由于大脑是不可再生和不可替代的器官,而外科治疗不可避免会毁损大脑功能,因此到目前为止,外科手术治疗精神障碍的方法始终得不到普及,并且其科学性、利弊权衡等方面在精神医学界尚有争议。

(一)适应证与禁忌证

没有绝对的适应证,业内观点认为适用精神外科手术治疗的患者有:①严重的难治性抑郁障碍、强迫障碍、焦虑症,并反复出现自杀企图者;②严重的无法控制的攻击行为,危害个人和他人安全者;③顽固性、难治性、快速循环性双相障碍,由于频繁发作,工作能力和社会功能丧失者。

需说明的是,进行外科手术的精神疾病患者必须是经过充分的药物治疗以及电抽搐、心理、中医等各种治疗无望者。根据多国的精神卫生法,规定实施精神外科治疗必须获得患者的知情同意。我国在实施前必须说明可能的疗效、近远期不良反应或后遗症,让患者及其家属做出决定,而对失去判断力、接受强制治疗的患者不能进行外科手术治疗。

(二)主要的后遗症状

淡漠、孤独退缩、迟钝、缺乏主动性、注意力减退、二便失禁、下肢瘫痪和癫痫大发作等。

(三)手术前的准备

手术前系统进行神经系统和身体检查,排除脑器质性疾病和严重的身体疾病。具体项目有血常规、出凝血时间、肝功能、胸透、心电图和脑功能检查等。神经外科医生和精神科专家共同对患者进行检查和诊断,决定手术方案。

(四)手术后的护理

手术后的护理按脑外科手术后的护理常规进行。此外,术后必须进行康复治疗和训练,对强迫症状患者宜施以行为治疗,抑郁障碍患者应给予渐进的社会康复措施,精神分裂症患者还应坚持抗精神病药物的维持治疗。

三、中医治疗的护理

中医治疗精神障碍的历史,可追溯到公元前的史书,有心疾、首疾的记载。春秋战国以后,逐步形成了关于精神疾病的病因、发病机制、诊断和治疗的理论系统。近年来运用现代医学的方法对传统中医的理论和实践加以总结和完善,使之更加科学化和规范化。

(一)癫狂的辨证论治

癫狂一词出自《灵枢》,中医对精神失常的主要诊断为癫病与狂病,相当于现代精神病学

笔记栏

的心境障碍抑郁发作、躁狂发作和精神分裂症。

癫病的基本治则为:理气解郁、畅达神机,辅以顺情从欲、移情易性等情志护理方法。

狂病的基本治则为:降(泄)火豁痰以治其标,调整阴阳、恢复神机以治其本,辅以情志相胜、移情易性等情志护理方法。

(二)中药治疗的护理

中药治疗精神障碍的护理主要为服药护理。服用中药汤剂须注意药液温度适宜,一般在 40~60℃,过凉易伤胃气。服药后可给予少量食糖及温开水清洁口腔药味。根据病情选择服用方法,如有妄想的患者,服药最好在饭后 2 小时服用,避免引起呕吐而加重妄想症状,因妄想不愿服药的患者,可请其他病友先服用证实安然无事,再给他服下。注意观察服药后的效果及副作用。

学习小结

1. 学习内容

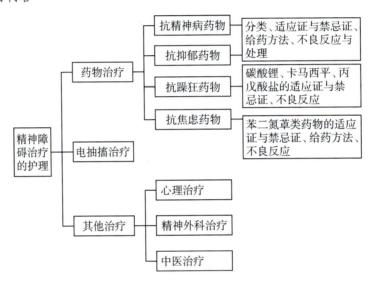

2. 学习方法

在本章中,精神药物治疗、电抽搐治疗是学习重点,可通过课堂讲解、临床见习、查阅医学生教材或相关科技文献来理解学习。关于各类精神药物不良反应的识别与处理,可结合第七至第十八章的疾病知识与案例类比学习,加深理解和记忆。

扫一扫,
测一测

(王再超)

复习思考题

1. 简述精神药物的临床分类。
2. 简述锥体外系副反应的主要表现及处理方法。
3. 简述新型抗抑郁药的种类。
4. 简述锂盐中毒的先兆及中毒的处理方法。

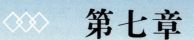

第七章

神经认知障碍及相关疾病与护理

07章PPT

PPT 课件

第一节 概 述

一、基本概念

神经认知障碍(neurocognitive disorder,NCDs)是一组获得性,以谵妄、遗忘、痴呆等认知缺陷为主要临床表现的综合征,具有相对明确的病理与病理生理机制,涉及多种脑部和躯体疾病。

二、常见的临床综合征

(一)谵妄

根据 ICD-11,谵妄(delirium)被定义为以注意力障碍(指向、集中、维持以及注意的转移)和意识障碍(对环境定性能力的减弱)为特征,在短时间内产生并在一天内症状呈现波动变化的一组综合征,通常伴随着其他认知损伤,如记忆障碍、定向力障碍或言语紊乱、视觉空间、知觉感知障碍以及睡眠觉醒周期的改变等。

谵妄是一个综合征,常伴随着广泛性的认知障碍和相应的精神及行为症状,因通常起病较急且具有可逆性,故又称为急性脑综合征(acute brain syndrome)。谵妄是神经认知障碍疾病的常见并发症,在综合性医院住院患者中的发生率为 5%~15%,在重症监护病房、烧伤病房以及创伤病房的住院患者中发生率更高。谵妄的发生会导致住院时间延长,病死率升高和医疗费用增加,约 40% 的谵妄患者将会发展为慢性脑病综合征。

1. 病因及发病机制　导致谵妄的原因很多,可分为素质性因素和诱因:①素质性因素包括:高龄、痴呆、功能性残疾、严重的共病等。②诱因包括:药物使用、外科手术、麻醉、严重的疼痛、感染、急性疾病或者突然加重的慢性疾病。患者存在的素质因素越多,谵妄发生所需的诱因越小。谵妄确切发病机制迄今尚不清楚,目前认为与各种原因导致的脑神经递质及结构改变有关。常见的学说有"胆碱能假说"。

2. 临床表现 以注意障碍和意识障碍为临床特征性表现。

（1）注意障碍：主要表现为定向、聚焦、维持以及变换注意力的能力下降，进而导致患者在对话过程中常停留在先前问题中而不能随着问题的改变恰当转移注意力，患者也很容易被无关的刺激影响而分神。

（2）意识障碍：主要表现为患者对环境、人物的清晰度下降。轻度的谵妄表现为神志恍惚，反应迟钝，问答不切题，注意力不能集中；中度的谵妄表现为神志混浊，胡言乱语；重度的谵妄患者可达昏迷。谵妄常进展较快，一天之内症状常呈现昼轻夜重的波动，又称"日落效应"。

（3）记忆障碍：以瞬时记忆和近记忆障碍最为明显，患者对病中经历多不能回忆，部分患者在恢复期还可出现错构和虚构。

（4）定向障碍：特别是时间、地点定向障碍，严重可出现人物定向障碍。

（5）知觉障碍：主要表现丰富、生动的错觉和幻觉（幻视多见），内容以恐怖性最常见。如药片被看成小虫，看到房间里有猛兽在走动。因此，临床中对表现幻视的患者要考虑神经认知障碍的可能。

（6）睡眠-觉醒障碍：一些患者的谵妄症状仅于夜间出现，白天清醒时间缩短，呈现困倦和嗜睡，而在夜间出现兴奋躁动或激动不安。甚至出现昼夜颠倒现象。

（7）情绪行为障碍：如焦虑、抑郁、恐惧、易激惹、愤怒、欣快和情感淡漠，但是上述情绪状态间会有快速的、不可预测的转换，在夜间或缺乏外界刺激的情况下，这种紊乱的情绪状态往往会表现为呼喊、尖叫、咒骂、呻吟或者制造其他声音等。

3. 诊断 一般根据典型的临床症状即可作出诊断，即急性起病，同时有意识、注意、知觉、思维、记忆、情感和行为障碍，以及睡眠觉醒周期紊乱，病程短暂易变，特别是症状呈昼轻夜重等特点。还可根据病史、体格检查及辅助检查来明确病因。谵妄患者脑电图显示弥漫性慢波，并与认识障碍的严重程度相平行。

4. 治疗 谵妄是一种临床急症，必须尽快明确潜在病因并给予处理，以免造成脑组织永久性的损害。治疗包括病因治疗、支持治疗及对症治疗。病因治疗即对原发脑器质性疾病或躯体疾病进行积极治疗。支持治疗一般包括维持水电解质平衡，适当补充营养，将患者置于安静"昼夜分明"的医院病房（白天光线充足，夜晚黑暗安静），陈设安全的环境中，最好有亲人陪伴以减少患者出现恐惧、焦虑及激惹。对症治疗对于精神症状给予精神药物治疗，无论选择何种药物，为避免加深意识障碍，均应低剂量起使，短期治疗。

（二）痴呆

痴呆（dementia）被定义为一组较严重的、持续的认知障碍。临床上以缓慢出现的智能减退为主要特征，伴有不同程度的人格改变，但无意识障碍。因起病缓慢，病程较长，故又称为慢性脑综合征（chronic brain syndrome）。痴呆可发病于各年龄阶段，但以老年期最常见，而且年龄愈大，患病率愈高。流行病学调查发现65岁以上的老年人中，中、重度痴呆的发病率为3%~5%，随着年龄的增加，发病率升高，80岁以上的老人中，患病率可达20%或更高。

1. 病因 引起痴呆的病因很多，包括中枢神经系统疾病、内分泌障碍和代谢障碍、中毒等（见表7-1）。痴呆的发病机制因病因的不同而各不相同。

2. 临床表现 痴呆的发生多缓慢隐匿，因而患者及家属往往说不清何时起病。

（1）近记忆受损是最早的核心临床表现之一，主要是铭记功能受损，如患者忘记进屋要取的物品、刚说过的话（家人觉得患者变得如此啰唆）。患者的早期症状常常被患者乃至家人用年龄增加、疲劳、注意力不集中等原因合理化而失去早期诊断的机会。随着病情的进展，患者远记忆也受损，患者常常以虚构来弥补记忆的缺损，出现思维缓慢、贫乏，对一般事物的理解力和判断力越来越差，可出现计算困难及时间、地点和人物定向障碍。

表 7-1　引起痴呆的病因

病因分类	具体类型
中枢神经系统疾病	脑变性疾病：阿尔茨海默病、额-颞叶痴呆、亨廷顿病、克-雅氏病（CJD）、帕金森病、路易体痴呆 脑血管病：血管性痴呆 颅内感染：脑炎、脑膜脑炎、艾滋病痴呆、神经梅毒 颅内占位性病变：慢性硬膜下血肿、慢性脑脓肿、脑肿瘤 颅脑外伤
内分泌障碍和代谢障碍	内分泌障碍：艾迪生病、库欣综合征、高胰岛素血症、甲状腺功能减退、垂体功能减退、甲状旁腺功能亢进、甲状旁腺功能减退 肝功能衰竭、肾衰竭、肺功能衰竭 慢性电解质紊乱 血卟啉病 肝豆状核变性（Wilson's disease） 维生素缺乏：烟酸、叶酸、维生素 B_1、维生素 B_{12} 等缺乏
中毒、缺氧	酒精、药物、缺氧、一氧化碳、重金属等

（2）患者的另一个早期症状是学习新知识、掌握新技能的能力下降,在面对不熟悉的工作时会有疲乏、沮丧与易激惹的表现。此外,患者抽象思维、概括、综合分析和判断能力进行性减退。当记忆全面受累、理解判断力受损时可能会引起短暂、变化多样、不成系统的妄想观念(如被偷窃、损失、嫉妒和被迫害妄想)。此阶段患者还常有昼夜不分、不知归途、无目的漫游的表现。

（3）患者可出现情绪不稳,或勃然大怒,或易哭易笑,或焦虑不安不能自制。后期患者呈现淡漠、迟钝,或抑郁消极,或无动于衷。有些患者外出乱跑、捡拾废物垃圾藏于屋内,部分患者会出现违反道德准则的行为(如偷窃等)。当智能全面衰退、痴呆严重时,患者自理能力丧失甚至失去言语对答能力(重度痴呆患者表现为缄默),会有大、小便失禁的现象。患者人格亦会改变,主要表现为兴趣下降、主动性差、社会性退缩、不爱清洁、不修边幅、暴躁易怒、自私多疑,有的患者亦可表现脱抑制行为,如冲动、幼稚行为等。

3. 诊断　可根据以下几个方面:①病史,了解患者是否有家族史,是否有卒中、脑外伤或酒精及药物滥用等病史,首次发病时间,是否伴有头痛、步态不稳或大小便失禁等症状;②智能检查,有助于确定患者是否有意识障碍及全面或局部的认知功能不全;③了解患者是否有社会功能下降的表现;④实验室检查,包括血常规,血清钙、磷,血糖,肝功能、肾功能和甲状腺功能,血维生素 B_{12} 和叶酸的检查,以及进行梅毒血清的筛查;⑤体格检查及影像学检查,检查患者是否有神经系统定位体征及神经系统影像学表现,有助于明确病因。

4. 治疗　首先应及早治疗病因,其次需评估患者认知功能和社会功能损害的程度,以及精神症状、行为问题和患者照料环境。治疗原则是提高患者的生活质量,减轻患者给家庭带来的负担。

（三）遗忘综合征

遗忘综合征(amnestic syndrome)又称科尔萨科夫综合征(Korsakoff syndrome),是脑部器质性病变导致的选择性或局灶性认知功能障碍,是以近事记忆障碍为主要特征或唯一临床表现的综合征。患者为弥补记忆障碍或遗忘的缺陷,常产生错构或虚构现象,患者意识清楚,其他认知功能保持完好。

1. 病因与发病机制　最常见的病因是长期大量饮酒导致维生素 B_1 缺乏造成间脑和边缘颞叶结构损害。其他如脑外伤、缺氧、一氧化碳中毒、血管性疾病、脑炎、第三脑室的肿瘤等也可导致遗忘障碍。

2. 临床表现　遗忘障碍的主要临床表现是严重的记忆障碍，特别是近记忆障碍，注意力和瞬时记忆正常，患者很难学习和回忆新知识，常有错构和虚构。其他认知功能和技能则保持相对完好。如严重者在病区找不到厕所及自己的病房，记不住病友及工作人员的姓名。有些患者为了掩盖，会编造或虚构一些情节，但也有许多患者并无此症状。有些患者除记忆力受损外，智力的其他方面则相对正常。由于患者言谈举止大体如常，显得较理智，故早期易被忽视。

3. 诊断　患者意识一般清晰，有记忆障碍，但一般不影响瞬时记忆；有嗜酒史或其他脑部病变的证据。应注意与心因性（癔症性）遗忘症、癫痫发作后遗忘相鉴别。

4. 治疗　柯萨可夫综合征因大脑已经发生局灶性器质性病理改变，预后不好，且疗效不佳。目前科尔萨科夫综合征主要需要对因治疗，如酒精依赖者戒酒并补充维生素 B_1。其次是帮助患者制定康复训练计划，如训练记忆电话号码，坚持每天读报、看新闻等。

第二节　与神经认知障碍有关的常见脑部疾病

一、阿尔茨海默病

阿尔茨海默病渊源

阿尔茨海默病（Alzheimer's disease，AD）是一种常见的神经系统变性疾病，其病理特征为老年斑、神经元纤维缠结、海马锥体细胞颗粒空泡变性及神经元缺失。临床特征为隐袭起病、进行性智能衰退，多伴有人格改变。一般症状持续进展，病程通常为 8~10 年。AD 是最常见的痴呆类型，约占痴呆总数的 50% 以上。65 岁以上患病率约 5%，而 85 岁以上的老年人中 20%~50% 患有阿尔茨海默病，且发病率与年龄呈正相关。

（一）病因与发病机制

尚未完全明确，可能与以下的因素有关。

1. 遗传因素　约 5% 的患者有明确的家族史。近年发现，三种早发型家族性常染色体显性遗传的阿尔茨海默病致病基因，分别位于 21 号染色体上的 APP 基因、14 号染色体上的早老素 1 基因（presinilin 1，PS1）、1 号染色体上的早老素 2 基因（presinilin 2，PS2）和 19 号染色体上的载脂蛋白 E（APOE）基因。

2. β-淀粉样蛋白（β-amyloid，Aβ）代谢异常　目前认为 Aβ 的生成和清除失衡是神经元变性和痴呆的始动因素，可诱导 tau 蛋白过度磷酸化、炎症反应、神经元死亡等一系类病理过程。

3. 神经递质障碍　阿尔茨海默病患者大脑中存在广泛的神经递质异常，这些递质对学习和记忆等认识功能有重要的作用。随着疾病进展，患者脑内乙酰胆碱水平迅速下降，而乙酰胆碱的缺乏与认知功能障碍密切相关，这也是目前阿尔茨海默病治疗获得有限疗效的重要基础。

（二）病理改变

阿尔茨海默病患者的大体病理呈弥漫性脑萎缩，重量较正常大脑轻 20% 以上或小于 1 000g，脑回变窄，脑沟变宽，尤以颞、顶、前额叶萎缩更明显，第三脑室和侧脑室异常扩大，海马萎缩明显。镜下病理以老年斑、神经元纤维缠结和神经元减少为主要特征。

1. 老年斑（senile plaques，SP）　SP 的中心是 β 淀粉样蛋白，周围绕着无数的蛋白和细胞片。正常老年人脑组织也可出现 SP，但数量比阿尔茨海默病患者明显为少。老年斑形成的同时,伴随着广泛的进行性大脑突触的丢失,这与最早的临床表现即短时记忆障碍有关。

2. 神经元纤维缠结(neurofibrillary tangles,NFTs)　电镜下呈螺旋样细丝,主要组分是高度磷酸化的微管相关蛋白,即 tau 蛋白。神经元纤维缠结也可见于正常老年人的颞叶和其他神经系统变性疾病,但在阿尔茨海默病患者的脑中数量多,分布范围广,与临床症状相关。

3. 广泛神经元缺失　神经毡广泛,神经元缺失,代之以星形胶质细胞增生和小胶质细胞增生。

4. 其他病理征　包括海马锥体细胞的颗粒空泡变性,轴索、突触异常断裂和血管淀粉样变等。

（三）临床表现

通常起病隐匿,主要表现持续性、不可逆的智能衰退。按严重程度分为早、中、晚期,但各期存在重叠与交叉,界线并不明显。

1. 早期　患者症状轻微,以近记忆力障碍为首发症状,也可伴有相对较轻的远记忆力障碍。表现为对刚发生的事、刚说过的话不能记忆,忘记熟悉的人名,但对年代久远的事记忆相对清楚。早期因患者社会功能尚可,记忆障碍往往不容易被发现。

2. 中期　患者认知障碍加重,表现为掌握运用新知识及社交的能力下降。严重时出现定向力障碍,一般会先出现时间定向障碍再出现空间定向障碍。时间定向受损,不知道今天是何年何月何日,不知道现在是上午还是下午。地点定向受损,此时患者经常迷路,常在熟悉环境中找不到方向,找不到厕所在哪儿,走错自己房间等。并有语言功能障碍,语言不畅,用词不当,不能列出同类物品的名称,理解及复述能力差。患者亦可出现不同程度的失用,如穿衣、刷牙、梳头、吃饭等感到困难,很难完成。患者逐渐对简单的计算也感到吃力。精神和行为障碍也比较突出,常可见患者情绪不稳,易激惹,挫折感强,一些患者会出现幻觉(以幻视较多见)、妄想(以被窃和嫉妒较多见),这一时期需要家人进行日常监护。

3. 晚期　患者判断力、认知力几乎消失殆尽,幻觉和妄想更为显著。语言能力严重退化,最终丧失语言功能。患者行走能力逐渐丧失,甚至不能站立,终日卧床,大小便失禁。病程晚期逐渐出现椎体系和椎体外系体征,如肌张力增高、运动徐缓、拖曳步态、姿势异常等,最终患者可呈现强直性或屈曲性四肢瘫痪,并可出现原始反射如强握、吸吮反射等。

（四）诊断

首先应根据临床表现做出重度或轻度神经认知障碍的判断,然后结合病史、病程特点、体格检查、心理检查与辅助检查的结果,排除其他原因引起的神经认知障碍,才能诊断为阿尔茨海默病。

（五）治疗

目前尚无法逆转或阻止阿尔茨海默病的病情进展,但早期采取支持、对症、病因治疗,可延缓患者日常生活质量的减退。

1. 心理社会治疗　是对药物治疗的补充。鼓励早期患者参与各种社会活动及训练,以延缓衰退速度。对有精神、认知功能、视空间功能障碍、行动困难的患者应防止摔倒、自伤、外出不归等意外发生,提供必要的护理能延长患者的生命及改善生活质量。

2. 一般支持治疗　给予扩张血管、改善脑血液供应、神经营养和抗氧化等辅助用药。常用的药物有银杏叶制剂、血管 α 受体阻滞剂、吡拉西坦等。

3. 药物治疗　包括两大类:①胆碱酯酶抑制剂(acetylcholinesterase inhibitors,AChEI),常用于治疗轻中度阿尔茨海默病患者,此类药物有多奈哌齐(donepezil)、石杉碱甲(hu-perzine A)等;②N-甲基-D-天冬氨酸(N-methyl-D-aspartate,NMDA)受体拮抗剂,常用药物有美金刚(memantine),被推荐用于中、重度阿尔茨海默病患者。

笔记栏

◎ 思政元素

弘扬尊老爱老传统美德，共同关爱阿尔茨海默病患者

2020 年 1 月 9 日，中国首个《阿尔茨海默病患者家庭生存状况调研报告》在第十二届健康中国论坛"阿尔茨海默病：经济负担与家庭照护"平行论坛上发布。此次调研由中国老年保健协会阿尔茨海默病分会（ADC）和《健康时报》联合发起，由综合医院、精神专科医院的临床医护人员推动，主要针对到院就诊且符合纳排标准的调研对象，在全国 30 个省市开展，历时 4 个月，共收集有效问卷 1 675 份。调研结果显示，我国阿尔茨海默病仍面临诸多困境，但也反映出近年来阿尔茨海默病认知率有了大幅提高。快速增长的老龄人口和沉重的照护负担，是当下社会不得不面对的紧迫问题。

随着人口的老龄化的到来，我们每一个人都要尽自己的所能去关爱阿尔茨海默病患者，因为尊老爱老是我们中华民族的传统美德，也是全社会的共同责任，同时也践行了我们医护人员的医者仁心。关心爱护阿尔茨海默病群体需要全社会共同的努力，让所有的阿尔茨海默病患者能够老有所养、老有所依、老有所乐、老有所安。"健康所系、性命相托"，是每一名医护人员的神圣使命，让我们携手同行，尊老爱老，共同关爱阿尔茨海默病患者。

来源《中国阿尔茨海默病患者家庭生存状况调研报告》

二、血管性神经认知障碍

血管性神经认知障碍（vascular neurocognitive disorder）是指由于脑血管病变（脑梗死、脑出血、脑静脉病变等）导致的神经认知障碍，分为轻度血管性神经认知障碍和重度血管性神经认知障碍，其中重度血管性神经认知障碍又被称为血管性痴呆（vascular dementia, VD），本节主要介绍 VD。血管性痴呆是一种常见的重度神经认知障碍，患病率仅次于阿尔茨海默病，65 岁以上人群中的患病率为 1.2%～4.2%，血管性痴呆的发病与年龄有关，男性多于女性。血管性痴呆的自然病程为 5 年左右，其预期寿命较普通人群甚至阿尔茨海默病患者短。

（一）病因与发病机制

血管性痴呆的病因包括脑血管病和危险因素。主要的脑血管病包括出血性和缺血性引起的脑组织血液供应障碍，导致脑功能衰退。脑血管病变的发生与血管病变的部位和性质有关。通常认为导致血管性痴呆的危险因素与卒中的危险因素类似，包括高血压、高血脂、糖尿病、吸烟、冠状动脉疾病、房颤、既往卒中史、高龄等。

（二）临床表现

与阿尔茨海默病相比，血管性痴呆的起病相对较急，病程可呈阶梯式恶化且波动较大。血管性痴呆常出现夜间精神异常，人格改变较少见，对疾病有自知力，可伴发抑郁、情绪不稳和情感失控等症状，认知功能缺损通常较局限。多数患者可有神经系统的体征。

（三）诊断与鉴别诊断

本病诊断主要根据脑血管疾病的证据、典型临床表现及辅助检查结果。本病应与阿尔茨海默病相鉴别（见表 7-2）。

表 7-2　血管性痴呆与阿尔茨海默病的鉴别

项目	血管性痴呆	阿尔茨海默病
病因	脑血管病变	脑萎缩
起病情况	缓慢起病，可有急性发作	隐匿起病
病程	阶梯式恶化波动较大	持续性进行性发作
性别	男性多于女性	女性多于男性
早期症状	头痛、眩晕、肢体麻木、失眠、记忆力下降	近记忆力障碍
精神症状	情感脆弱、情绪波动不稳、个性改变不明显、自知力保持	情感淡漠或欣快、个性改变较早，并且不断较重，早期丧失自知力
全身性疾病	合并高血压、糖尿病、高脂血症	晚期常合并压疮，肺炎等
CT 检查	多发性梗死，腔隙性梗死软化灶	弥漫性脑皮质萎缩

（四）治疗

1. 预防危险因素　对危险因素的预防和治疗可以降低血管性痴呆的发病率。首先针对高血压、冠状动脉疾病等原发病进行治疗，既往有短暂性脑缺血发作（transient ischemic attack，TIA）或非出血性疾病致卒中史的患者，可使用小剂量阿司匹林减少发病的危险性。华法林可减少卒中伴房颤的危险性。目前还没有特效药治疗血管性痴呆，如血管舒张剂、脑代谢药、神经保护剂、钙通道阻滞剂（钙拮抗剂）等药物，在临床上的疗效都不甚肯定。

2. 控制行为和精神症状　伴发精神障碍时适当选用抗精神病药，改善精神症状。抗焦虑药主要用于控制焦虑、激越和失眠症状，常用药物有阿普唑仑和罗拉等。有抑郁症状的患者可选用抗抑郁药对症处理。

三、颅内感染所致的神经认知及精神障碍

颅内感染所致神经认知障碍是由细菌、病毒、真菌、原虫或其他微生物直接侵犯脑组织引起的精神障碍。如在疾病的急性期较容易出现谵妄，而在疾病的恢复期及后遗症期则出现轻度神经认知功能障碍或痴呆。颅内感染可分别位于蛛网膜下腔（脑膜炎）、脑实质（脑炎）或局限于脑或脑膜并形成包围区域（脑脓肿）。下面重点介绍病毒性脑炎所致精神障碍。

病毒性脑炎是由病毒直接感染所致，其中以单纯疱疹病毒性脑炎（herpes simplex virus encephalitis）最为常见。一般发病无季节性与区域性，故常为散发性病毒性脑炎。

（一）病因与发病机制

目前，证实病毒性脑炎是由病毒直接侵入脑组织引起的炎性变化，导致免疫性脱髓鞘变化，也可因免疫机制障碍（可由病毒感染所诱发或外因作用于敏感的个体）而发病，但确切的发病机制尚待进一步探讨。

（二）临床表现

多为急性或亚急性起病，神经认知障碍主要体现在急性期，在头痛、疲惫、发热等一般症状的基础上，表现为不同程度的意识障碍（如嗜睡、神志恍惚、定向障碍甚至昏迷）和认知损伤（记忆、计算、理解能力减退），某些病例可出现谵妄。在恢复期部分患者可遗留程度不一样的神经认知障碍。

除神经认知障碍表现外，患者的精神症状也比较突出，精神运动性抑制较多见，也可表现为精神运动性兴奋，可有幻觉和妄想。癫痫发作相当常见、以全身性发作最多，有的以癫

病持续状态为首发表现。此外,患者尚可存在比较明显的神经系统症状和体征,如瘫痪、共济失调、震颤、眼球运动障碍、面肌瘫痪、吞咽困难、舌下神经麻痹、感觉障碍等。

（三）诊断

诊断依据包括具有呼吸道或消化道感染史;有意识障碍伴精神症状;神经系统有肯定或不恒定的症状和体征;脑脊液有白细胞和/或蛋白质轻度增加,脑电图呈弥漫性改变。

（四）治疗

目前主要是对症治疗和支持治疗,包括早期的抗病毒治疗、降温、脱水降低颅内压、支持营养治疗等。

四、颅内肿瘤所致的神经认知及精神障碍

颅内肿瘤可损害正常脑组织、压迫邻近脑实质或脑血管,造成颅内压增高,出现神经系统症状、癫痫发作或精神症状,甚至部分颅内肿瘤患者早期缺乏神经系统的定位体征而只有精神症状,易导致误诊而延误患者治疗。

（一）病因与发病机制

颅内肿瘤所致精神障碍的机制与肿瘤引起的颅内高压,肿瘤的部位、性质、生长速度,以及个体素质等多种因素的综合作用有关。

（二）临床表现

1. 神经认知障碍　颅内肿瘤所致的精神症状中神经认知障碍最常见。患者可表现为记忆减退、思维迟缓、注意力不集中,甚至出现类似痴呆的表现。

2. 幻觉　不同部位的肿瘤可产生不同种类的幻觉,如颞叶肿瘤可出现较复杂的幻视和幻听,亦可产生幻嗅和幻味;顶叶肿瘤则可产生幻触和运动性幻觉;枕叶肿瘤可产生原始性幻视;但不同部位的肿瘤也可产生相同的幻觉,如额叶肿瘤常因影响邻近的颞叶而出现幻视和幻听。

3. 其他精神症状　包括焦虑、抑郁、躁狂、分裂样或神经症性症状。

4. 定位症状　不同部位的颅内肿瘤可产生不同的精神症状,虽不是绝对,但有助于定位诊断。①额叶肿瘤患者会出现精神症状,而且精神症状较其他部位肿瘤多见,症状出现早,容易导致误诊;②颞叶肿瘤患者会出现颞叶癫痫,可伴有智力缺损和人格改变;③枕叶肿瘤最特定的症状是视幻觉;④第三脑室附近肿瘤的典型症状是遗忘综合征;⑤间脑肿瘤的特征性症状是嗜睡;⑥垂体肿瘤可造成内分泌障碍(如库欣病等)而出现精神症状;⑦天幕下肿瘤比天幕上肿瘤较少产生精神障碍,患者可出现全面性智能障碍,其程度与颅内压成正比;⑧顶叶肿瘤则较少引起精神症状。

（三）诊断

详细采集病史,进行体格检查及神经系统检查,脑脊液检查、脑电图、CT、MRI 等辅助手段有助于明确诊断。

（四）治疗

颅内肿瘤应以治疗原发病为主,精神症状应采用最小剂量的抗精神病药物来控制,但不宜久服。

五、由创伤性脑损伤所致的神经认知障碍

由创伤性脑损伤所致的神经认知障碍(neurocognitive disorder due to traumatic brain injury)是指由于对大脑的冲击或其他机制导致颅内大脑快速移位造成脑损伤从而导致的神经认知障碍。颅脑损伤的高发年龄为 15~25 岁,男性明显多于女性。

笔记栏

（一）病因与发病机制

各种原因所导致的闭合性与开放性创伤性脑损伤是发病的主要因素，个体的素质特征及外伤后的心理社会因素也有一定作用。创伤性脑损伤越重，发生精神障碍的机会越大，持续的时间也越长。额叶和颞叶损害容易引起精神病样症状和人格改变，意识障碍则与间脑和脑干网状激活系统损害密切相关。

（二）临床表现

1. 急性期　症状以意识障碍为主，可持续数秒至数十分钟不等。严重受创者若丧失意识时间超过数小时，完全康复的机会可能降低。昏迷患者往往要经历一段外伤后精神混乱状态（post-traumatic confusional state）才能完全恢复。脑外伤后遗忘（post-traumatic amnesia，PTA）是一种顺行性遗忘，患者忘记创伤性脑损伤当时及其后一段时间的经历，通常由数分钟至数周不等。

2. 急性期后　轻度创伤性脑损伤患者的神经认知症状及其他伴随症状可能会在数天至数周内恢复，通常在3个月后完全恢复。而重度创伤性脑损伤患者通常会出现持续的神经认知障碍，甚至可能出现痴呆。严重程度与PTA的长短有关。除了神经认知缺陷，这部分患者还可能出现人格改变、精神症状及神经生理的变化（惊厥、对声光敏感等）。

（三）诊断

了解外伤前后详细经过，结合神经系统检查和辅助检查，诊断并不难。应注意排除各种神经症、精神分裂症、情感性障碍、病态人格、慢性硬膜下血肿及其他原因引起的神经认知障碍。

（四）治疗

急性期治疗以颅脑外伤的专科处理为主，危险期过后应积极地治疗精神症状。神经营养药对智力障碍可有一定的效果。

六、癫痫性神经认知及精神障碍

癫痫是一种常见的神经系统疾病，是一种慢性反复性发作性短暂脑功能失调综合征，以脑神经元异常过度放电引起反复痫性发作为特征。

（一）病因与发病机制

临床上常将癫痫分为原发性和继发性。原发性癫痫其病因尚未明确，继发性癫痫又称症状性癫痫，常继发于颅脑肿瘤、颅脑外伤、颅内感染、脑血管病、脑变性疾病等。在低氧、代谢性疾病、心血管疾病、中毒性疾病等全身性疾病也可发生。癫痫的发病机制至今尚未明确，目前多归因于脑神经元的过度同步放电。在分子遗传学研究方面已取得突破性进展，如已明确原发性全身性癫痫及伴有精神发育迟滞癫痫的遗传方式为常染色体隐性遗传，而伴有幻觉特征的癫痫为常染色体显性遗传等。

（二）临床表现

1. 发作前精神障碍　表现为先兆和/或前驱症状。先兆是一种部分发作，在癫痫发作前出现，通常只有数秒，很少超过1分钟。而先兆对判断致痫病灶的定位及诊断有着重要的价值。前驱症状发生在癫痫发作前数小时至数天，尤以儿童较多见。表现为易激惹、紧张、失眠、坐立不安甚至重度抑郁，症状通常随着癫痫发作而终止。

2. 发作时精神障碍　患者常处于朦胧状态，可表现为自动症和神游症，出现错觉或幻觉，有恐怖、愤怒等情感障碍。思维障碍发作则出现思维中断、强迫思维等。

3. 发作后精神障碍　出现意识模糊、定向障碍、反应迟钝等症状，一般持续数分钟至数小时不等。

笔记栏

4. 发作间歇精神障碍　人格改变较为常见,以左颞叶病灶和大发作的患者较多见,与脑器质性损害、癫痫发作类型、长期使用抗癫痫药、心理社会状况及患者原有人格特征等因素有关,表现为敏感多疑、思维黏滞、人际关系紧张等。

(三) 诊断

除详细收集病史外,躯体和神经系统与脑电图检查十分重要,90%的癫痫患者有脑电图异常,必要时可做脑部 CT、MRI 等检查。

(四) 治疗

根据癫痫发作的类型及精神障碍与癫痫发作的关系,调整抗癫痫药的种类和剂量,有效地控制癫痫发作;精神症状可选用奋乃静、氟哌啶醇及其他抗精神病药或抗焦虑药;颞叶癫痫者可考虑手术治疗;对于人格改变和智能减退者,则应加强管理和教育,进行相应的心理治疗等。

七、与神经认知障碍有关的常见躯体疾病

常见躯体疾病(如躯体感染、内脏器官疾病、内分泌障碍、营养代谢疾病等)除引起一系列躯体症状表现外,还可能导致神经认知功能损害。这种由脑以外的躯体疾病引起脑功能紊乱而产生的神经认知障碍称之为躯体疾病所致神经认知障碍(neurocognitive disorder due to physical diseases)。

(一) 病因与发病机制

代谢障碍引起的能量不足、毒素作用、中枢神经系统缺氧、水和电解质代谢紊乱、酸碱平衡失调、中枢神经生化改变等均可引起神经认知障碍。

(二) 临床特征

不同躯体疾病所致神经认知障碍有以下共同的临床特征。

1. 精神障碍与原发躯体疾病的病情严重程度呈平行关系,发生时间上常有先后关系。

2. 急性躯体疾病常引起意识障碍,慢性躯体疾病常引起智能障碍和人格改变,智能障碍和人格改变也可由急性期迁延而来。

3. 精神障碍缺少独特症状、同一疾病可以表现出不同的精神症状,不同疾病又可以表现出类似的精神症状。

4. 积极治疗原发疾病并及时处理精神障碍,可使精神症状好转。

(三) 临床表现

1. 神经衰弱样综合征　多见于躯体疾病的初期、恢复期或慢性疾病的过程中,表现为头晕,头痛,注意力不集中,记忆力减退,疲倦无力,睡眠障碍,情绪不稳,焦虑不安等。

2. 意识障碍　多见于急性期或慢性躯体疾病的恶化期,表现为不同程度的意识障碍,可从嗜睡到昏迷,以谵妄较多见。意识恢复后,可部分或全部遗忘。

3. 精神病性症状　见于慢性疾病或严重疾病之后,可出现较为持续的幻觉妄想状态,也可表现为类躁狂抑郁状态。

4. 性格行为改变　较为少见,主要表现为性格、行为和智能改变。

(四) 诊断

应进行系统的内科和神经系统的检查,精神检查要仔细观察患者精神活动情况,并注意有无意识障碍及其程度。注意与合并有感染、中毒、躯体疾病为诱因的精神分裂症、躁狂抑郁性精神病相鉴别。

(五) 治疗

1. 病因治疗　针对病因,积极治疗原发疾病。

2. 对症支持治疗　对高热、脑水肿、抽搐者给予物理降温、脱水治疗及抗癫痫治疗,同时应注意补充营养,纠正水、电解质及酸碱平衡紊乱以及加强脑保护治疗。

3. 控制精神症状　对于躯体疾病所致精神障碍患者,应慎重使用精神药物。

对出现攻击行为或行为紊乱的患者可酌情肌注氟哌啶醇或口服利培酮、喹硫平、奥氮平、阿立哌唑等新型抗精神病药物。精神病性症状或各种情感障碍,给予相应的抗精神病药或抗抑郁、抗焦虑药,宜选用短效药物,短期、小剂量使用。如抑郁患者可用抗抑郁药,须注意三环类抗抑郁药的副作用,禁用于心脏传导阻滞、前列腺肥大或青光眼的患者;严重失眠和焦虑的患者,可以小剂量、短期使用抗焦虑药。

第三节　与神经认知障碍有关的常见脑部疾病患者的护理

一、护理评估

（一）一般状况评估
包括患者的性别、年龄、民族、婚姻、子女、出生地、职业、病史陈述者等情况。

（二）生理状况评估
1. 生命体征　评估患者的生命体征及意识障碍的程度、持续时间等。

2. 营养状况　评估患者反应是否灵敏,有无控制口腔活动的能力,是否存在咳嗽和呕吐反射;评估患者的饮食习惯及目前进食情况,有无不知饥饱、暴饮暴食、进食量少、进食困难或拒食等;评估患者体重是否有改变,有无脱水等。

3. 排泄情况　评估患者有无排尿困难、尿潴留、便秘等问题;评估患者有无肠鸣音减弱或腹胀问题。

4. 睡眠状况　是否存在睡眠障碍,如入睡困难、易惊醒、早醒、睡眠质量差、节律颠倒等。

5. 皮肤情况　评估患者皮肤的颜色、弹性是否有改变,有无皮肤破溃的危险因素。

6. 自理情况　评估患者外貌、仪表是否整洁并符合身份;评估患者是否存在如厕、更衣、洗澡等自理缺陷;评估患者有无不修边幅、丧失生活自理能力、终日卧床不起或大小便失禁等护理问题。

（三）精神症状评估
1. 感知觉障碍　评估患者有无感觉的过敏或减退,以及体感异常症状,评估有无错觉和幻觉(幻听、幻视、幻味等)。

2. 思维障碍　评估患者思维形式(言谈的语速、量、逻辑等)和思维内容(妄想)是否存在障碍。

3. 注意障碍　评估患者主动注意和被动注意兴奋性水平、稳定性等,以及有无注意力广度和范围的缩小。

4. 记忆障碍　评估患者近记忆力和远记忆力是否完好,是否存在虚构和错构现象。

5. 智能障碍　评估患者的理解力、判断力、计算力、分析概括力等状况。

6. 定向力障碍　评估患者对环境和自身状态认知状况。

（四）心理-社会状况评估
1. 患者生活经历、性格特点　评估患者发病前主要生活经历、性格特点、兴趣爱好、职业、文化程度、生活方式、婚姻状况等。

笔记栏

2. 患者家庭支持情况　评估患者的家庭经济状况、家庭成员对疾病的了解程度,是否有能力提供支持和照顾。

3. 患者人际关系　评估患者的社交、沟通能力,能否与家人、朋友和睦相处。

二、护理诊断

1. 急性意识障碍　与各种脑器质性疾病所致脑组织损害有关。

2. 清理呼吸道低效/无效　与脑损伤后意识不清有关。

3. 生活自理能力缺陷(进食、沐浴、如厕、穿着等)　与意识障碍或精神障碍、运动障碍等有关。

4. 营养失调:低于机体需要量　与发热、食欲下降、感染等有关。

5. 思维过程改变　与感知觉、思维、记忆障碍等有关。

6. 言语沟通障碍　与言语功能障碍、思维障碍等有关。

7. 社会交往障碍　与沟通障碍、认知障碍等有关。

8. 睡眠型态紊乱　与心理压力、幻觉等有关。

9. 有施行暴力的危险　与兴奋、躁动、幻觉等精神症状有关。

10. 有受伤的危险　与意识障碍、感觉障碍、精神障碍、癫痫发作等有关。

11. 有走失的危险　与记忆力、智能障碍等有关。

12. 有皮肤完整性受损的危险　与感知觉障碍、活动障碍等有关。

13. 家庭应对无效　与失去应对疾病能力或经济承受能力有关。

三、护理目标

1. 患者意识和生命体征恢复正常。

2. 患者的营养状态得到改善。

3. 患者的基本生理需求得到满足。

4. 患者的精神症状得到对症护理。

5. 患者未出现并发症。

6. 患者的社会功能得到维持或改善。

7. 患者的家属得到有效支持。

四、护理措施

(一)基础护理

神经认知障碍患者受疾病影响,可出现意识障碍、认知障碍、精神障碍以及运动障碍等,护士应做好患者的饮食、睡眠、排泄、安全及个人卫生护理,积极采取有效的护理措施,预防患者出现营养不良、感染和压疮等并发症。

(二)安全护理

脑部疾患的神经认知障碍患者在住院期间极易发生坠床、跌倒、自伤、自杀、走失等安全问题。密切观察病情变化,如谵妄患者的症状变化快,要善于观察患者细微的病情变化,护士应加强巡视,确保环境安全,并认真做好患者的心理护理,及时给予干预。对有记忆障碍出门后易走失的患者,严格进行交接班,患者外出活动需有家属或工作人员陪伴,返回病房时要认真清点人数。患者穿着病员服,在患者手腕处或上衣明显处佩带身份识别卡,标注患者姓名、年龄、定点医院及电话、家庭住址、联系人电话、所患疾病等,以防走失后能被及时找回。

笔记栏

（三）特殊症状的护理

1. 谵妄状态的护理 处于谵妄状态的患者对自己的疾病缺少认知,往往无患病感,对医生的治疗不接受,有意无意地拔除各种管道,撕毁衣服,哭闹叫喊,且不听劝阻,医护人员无法与之沟通交流。首先,应将患者安置于易观察的病室,保持病室安静、舒适、光线充足、陈设简单,不存在危险物品,减少外界干扰,护士相对固定。患者卧床休息,并酌情加床档或保护性约束,以防发生坠床、跌伤等意外事件的发生。护士需认真观察并详细记录患者意识、瞳孔、生命体征、神经系统征的变化。对躁狂的患者应善于诱导,避免应用激惹性语言,当患者出现激越行为时,会出现伤人毁物、极度兴奋躁动等表现,要保持耐心、冷静、不歧视的态度,及时给予患者引导,必要时给予隔离保护性约束,减少患者的体力消耗。适当增加家属的陪护,以增加患者安全感与亲切感,因患者对熟悉的人或事物有较强的记忆,所以家属陪护对其记忆、思维等的恢复有帮助。护士应在患者情绪稳定的时候,呼唤患者的姓名,并告知所处环境、时间等信息,帮助患者恢复定向力。如病房内最好备有日历及钟表,帮助患者记忆时间。通过规律性日常规范,逐步恢复患者的睡眠觉醒周期。

2. 认知障碍的护理 护士根据患者认知障碍的程度制定切实可行的康复训练计划,应由易到难循序渐进,并重复强化。可借助文字、数字、图片、实物等,通过复述、语意细加工、首词记忆术等进行强化记忆训练,让患者反复记忆,帮助患者确认现实环境的地点、人物、时间,持续提供多种形式的刺激使皮层兴奋,以维持对现实的辨识能力。思维贫乏的患者,多给予信息及语言刺激,寻找患者感兴趣的话题,诱导患者用语言表达。智力损害的患者,促进患者勤用脑,可给予改善认知功能的药物。感知障碍的患者,应分散其注意力,如安排适当的娱乐活动、作业劳动等,因注意力分散而感知减弱的患者,应加强对患者的体检和观察,及时发现患者有无疼痛、不适感。有幻觉和妄想的患者,可设法转移其注意力到感兴趣的现实事物上来,帮助患者回到现实中来,阻止患者在幻觉支配下产生相应的行为。

3. 人格障碍的护理 人格改变是继发于各种精神障碍的人格异常偏离,人格改变表现为行为模式和社会功能的持久而稳定的适应不良,与心理社会因素有关,患者常表现为自私、固执、急躁、不修边幅,乱拾破烂,情感淡漠、焦虑不安、易激惹、与人难相处等。护士需适时地以诚恳的态度明确地告知患者个性的缺陷,与患者讨论并分析个性缺陷的危害性,帮助患者认识自身人格方面存在的问题,逐渐学会控制情绪,鼓励患者以坚强的意志和乐观的精神重建自身行为模式。护士应帮助患者妥善化解紧张而困难的人际关系,创造良好的治疗气氛。通过组织患者参加有意义的学习、娱乐、工疗等活动,使患者得到训练并能控制和改善偏离行为,防止病情复发。对患者过激的异常言行,经过劝说不能改变,但又不会出现伤人和自伤行为时,可做一些合理让步。护士要保持沉着冷静,密切观察患者动态,目的是暂时避开情绪冲动的高峰,以减少其攻击行为。

4. 意识障碍的护理 护士应掌握意识状态观察的方法,观察患者对周围事物或自身的感知有无迟钝,有无错误或丧失;注意力是否集中、减退或涣散;患者对时间、地点、人物及自我的定向力如何,思维是否连贯,言语是否清晰等,这些内容的改变往往与意识障碍有关。如患者出现意识障碍、高热、抽搐、呕吐等症状时,应绝对卧床休息,限制活动,严密观察生命体征及瞳孔的变化,并做好对症处理。部分患者在意识障碍状态下可出现类似躁狂或抑郁发作的症状,应及早做好防范措施。

（四）药物治疗护理

护士需熟悉精神科药物的性能,掌握患者的躯体情况,并预估用药后可能出现的反应,其中重度痴呆患者不能诉说不适,护士应密切观察患者情况。卧床患者、吞咽困难的痴呆患者,不宜吞服药片,应将药片瓣成小粒或研碎后溶于水中服用。不能吞咽或昏迷的患者,将药物由胃管注入胃内。

（五）心理护理

护士应尊重患者,态度和蔼可亲,细心耐心地倾听患者诉说,如患者记忆减退,护士要不厌其烦,提供正确信息,切忌责怪。与患者谈话时声音要大,语速要慢,措词清晰简短,必要时可以给患者使用助听器、书面小卡片、实物等辅助器材,提高沟通效果。患者可能因偏瘫或失语而出现消极、自卑,或因生活不能自理导致情绪急躁,护士应主动关心患者,并请家属配合,给予患者精神和物质方面的支持,鼓励或组织病友之间交流经验。老年痴呆患者由于疾病的影响,常有啰嗦、赘述、自私、不知羞耻、幼稚、任性等表现,应予充分理解和宽容,以免发生情绪激惹而致冲动、伤人、消极、自杀等行为。要注意正确引导并尽可能满足其合理要求,使其保持良好的情绪。

（六）康复护理和健康教育

1. 定向力训练　定向力障碍是痴呆患者的常见问题。诱导患者产生正向的行为改变很重要,护士应尽可能纠正或提醒患者准确的人物、时间和地点,使患者减少因定向力错误而引起的恐慌、不安。患者的房间应有明显的标识,在病床单位放置个人熟悉的物品,这可让患者确认自己的病床单位。夜晚房间内的灯不宜太亮。此外,使用大指针的时钟有助于增强患者对时间定向力的认识。

2. 语言沟通训练　近期记忆障碍是痴呆患者另一常见的问题。如与患者直截了当地谈其近期记忆障碍,常会造成患者强烈的挫折感。所以与患者交谈时应由患者选择主题,或是由他远期记忆的事情开始谈起,沟通会进行得比较顺利。与痴呆患者沟通时应遵循主动倾听、适当引导、个体化交流、及时接受和充分尊重的原则。语言方面需注意尽量选择短句、单句,多使用意义准确的名词,不用代名词。语速要慢,清晰地说出每一个字,放低声调。非语言方面包括面部表情、身体的姿态、动作等,利用合适的非语言姿态配合语言沟通来传送讯息是相当重要的,如与患者交谈时应站在患者的前方,保持视线的接触,身体移动时应缓慢。

3. 健康教育

（1）告知家属照顾痴呆症患者的场所,最理想的是在患者的家里。有熟悉的环境,熟悉的家人,对患者是非常有益的。家属要帮助患者建立健康的生活模式。指导患者独立完成生活护理,承担力所能及的家务劳动,以预防废用性残疾。对生活不能自理者进行生活自理训练,防止精神状态继续衰退。

（2）告知家属应陪伴患者外出,帮助患者认路、认家门。安排一定时间看报、看电视、参加社会活动,使患者与周围环境有一定接触,减缓精神衰退。坚持一段时间后,有些患者生活可以基本自理。

（3）指导家属掌握病情观察的方法和了解药物的相关知识,如发现病情变化和药物的不良反应,应及时到医院复查。

（4）告知患者和家属如出现各种失语和认知障碍,应及早进行语言、认知功能和肢体活动的康复训练。康复训练应指导家属和照顾者共同参与,从易到难循序渐进。

五、护理评价

1. 患者意识和生命体征是否恢复正常。
2. 患者的营养状态是否得到改善。
3. 患者的基本生理需求是否得到满足。
4. 患者的精神症状是否得到对症护理。

笔记栏

5. 患者有无并发症的出现。

6. 患者的社会功能是否得到维持或改善。

7. 患者的家属是否得到有效支持。

六、护理案例

患者,男,86岁。2年前开始出现近记忆减退,开始找不到自己的东西,一件事反复说几次但记不住自己曾经说过,不能记起自己当日进食情况,对周围的情景缺少反应,比如儿子何时回家自己也不知道,一张报纸反复看几次都不知道自己已经看过了。性格变得急躁,易发脾气。半年前,患者开始出现认为自己的父母还健在的情况,有时每天几次要去见自己的父母,反复告知仍不相信,带患者到他父母的坟地后,患者才觉得自己父母已经过世了。有时候把自己的老伴当成自己的母亲。患者每日睡眠较多,间断入睡,个人生活有时需要家属协助料理。10天前,患者开始认为家不是自己的家,反复的翻东西,收拾东西,称自己要出去讲座,外面有很多人在等他。近几日,晚上也不睡觉,翻东西等。门诊诊断为阿尔茨海默病,患者拒绝服药治疗,遂收入院。

精神检查:患者神志清楚,定向力好,有明显记忆力减退、睡眠障碍。衣着整洁适时,表情自然,生活自理能力较差,接触主动,对医务人员及家属友好,注意力较集中,回答问题切题,声音平和,自知力部分存在。

该患者的护理评估、护理诊断、护理目标、护理措施及护理评价如下:

(一)护理评估

患者出现记忆力减退,性格变得急躁,易发脾气,每日睡眠较多,间断入睡。个人生活有时需要家属协助料理。

(二)护理诊断

1. 思维过程改变 与认知功能下降有关。

2. 睡眠型态紊乱 与精神症状、睡眠节律紊乱有关。

3. 生活自理能力缺陷(进食、沐浴、如厕、穿着等) 与认知功能减退、神经系统病变有关。

4. 有走失的危险 与记忆力减退、智能障碍有关。

(三)护理目标

1. 最大限度地保持记忆。

2. 提高日常生活自理能力,减少问题行为。

3. 住院期间未发生任何意外事件。

4. 患者家属掌握疾病基本知识和照顾要点。

(四)护理措施

护理人员应以耐心、亲切的态度,通过语言、动作、情景等信息交流手段给予患者鼓励与安慰,满足其合理要求,使其感受到关爱,尽快适应环境。对患者的进步要及时加以肯定和鼓励,增强其战胜疾病的信心。指导家属携带患者以前熟悉的物品,帮助患者认识目前生活中的真实事件和人物,持续提供多种形式的刺激使皮层兴奋,加强记忆。如生活区内放置大型日历、挂钟、病区环境示意图,提供报刊、杂志、电视等。密切观察药物的效果及副反应。合理安排作息时间,使患者养成良好的睡眠习惯。加强巡视,严格交接班制度,严禁患者单独外出。在患者手腕处或上衣明显处佩带身份标识卡,以便于走失时能被及时找回。

(五)护理评价

1. 住院期间患者记忆力未发生减退。

笔记栏

2. 患者日常生活自理能力有所提高。
3. 住院期间未发生任何意外事件。
4. 出院时家属基本掌握照顾要点和疾病相关知识。

学习小结

1. 学习内容

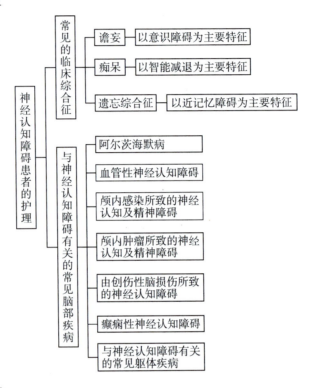

2. 学习方法

学习本章时,首先请同学明确本章的学习目标,并结合精神障碍症状学、精神科整体护理知识、精神疾病患者急危状态的防范与护理等内容学习。通过课堂学习、病案讨论、文献查阅等,把 PBL 学习方法及情景学习法融入学习中,进一步掌握常见神经认知障碍临床综合征和常见脑部疾病的临床特点及护理要点,采取正确的护理措施进行临床护理实践。

扫一扫,
测一测

(郑晓英)

复习思考题

1. 请简述谵妄的临床表现和治疗原则。
2. 简述阿尔茨海默病患者认知障碍的护理。

第八章

◇◇◇ ◇◇◇

精神活性物质所致精神障碍与护理

识记：精神活性物质的基本概念、分类。

理解：精神活性物质所致精神障碍的病因、临床表现及治疗措施。

运用：能结合临床病例，对各类精神活性物质所致精神障碍患者进行评估并制定有效护理计划和健康教育措施。

第一节　概　　述

精神活性物质是影响全球人类健康的重要因素之一。据联合国毒品与犯罪问题办公室（UNODC）估计，2015年全球大约有2.5亿人吸食非法药物，其中2 950万人存在吸毒成瘾等问题。近年来，传统毒品如阿片类物质的滥用逐年增加，新型合成毒品如冰毒、摇头丸、氯胺酮之类也不断涌现，吸食人数持续上升。特别是青少年，已成为合成毒品消费的主要群体。受国际毒潮影响，我国也已从毒品过境受害国转变成毒品过境与消费并存受害国。因此，精神活性物质的依赖与滥用已成为当今世界关注的热点，对健康造成的影响也不容忽视。护理的重点应该是加强宣教，控制戒断症状，防止觅药和复吸行为。

ER-8-1

临床中常见的精神活性物质（组图）

一、基本概念

（一）精神活性物质

精神活性物质（psychoactive substance）又称物质（substance）或成瘾物质、药物（drug），是指来自体外，能影响人的情绪、行为，改变人的意识状态并有致依赖作用的一类化学物质。常见的精神活性物质有酒类、阿片类物质、镇静催眠药、抗焦虑药、烟草等。毒品是其社会学概念，我国的毒品主要有阿片类、可卡因、大麻、苯丙胺类兴奋剂等药物。

（二）依赖

依赖（dependence）是指由于长期反复使用精神活性物质所导致的一组认知、行为和生理症状群，尽管使用者明白该物质会带来各种明显的问题，但难以控制，仍继续使用，结果导致耐药性增加、戒断症状和强制性觅药（compulsive drug seeking behavior）行为。所谓强制性觅药行为是指使用者将寻找药物作为自己活动的中心，不顾一切、不计后果的使用，是自我失去控制的表现，不一定是人们通常理解的意志薄弱、道德败坏的问题。

精神活性物质依赖分为躯体依赖（physical dependence）和心理依赖（psychological dependence）。躯体依赖又称为生理依赖，是指反复使用精神活性物质使机体产生一种病理性适应状态，临床主要表现为耐受性增加和戒断症状。心理依赖又称为精神依赖，是指使用者

ER-8-2

毒品

心理上强烈渴求服用后产生满足或欣快的感觉,表现为不可控制用药以寻求这种感觉,进而导致反复使用该药物。躯体依赖可在停药后短时间内减轻或消除,而心理依赖可能持续相当长的时间,这也是导致觅药和再犯的重要原因。

（三）滥用

滥用（abuse）,在 ICD-11 分类系统中也称有害使用（harmful use）,是一种适应不良方式,由于反复使用某种精神活性物质导致了明显的不良后果,如不能完成重要工作、学业,损害了躯体、心理健康,导致了法律上的问题等。滥用强调的是不良后果,滥用者无明显的戒断症状或耐受性增加,反之则为依赖状态。

（四）耐受性

耐受性（tolerance）是指长期重复使用某种物质其药效逐渐减低,要达到预期效应必须增加该物质的剂量,若仍使用相同剂量则效果明显降低。物质依赖患者中有的产生耐受性,但有的不产生耐受性。

（五）戒断状态

戒断状态（withdrawal state）是指减少使用剂量或停止使用精神活性物质或使用拮抗剂占据受体后出现的一组特殊的生理、心理症状群,或社会功能受损状态,其表现往往与使用药物本身药理作用相反。因此,不同药物所致的戒断症状因其药理特性不同而各有差异。

二、精神活性物质的分类

1. 中枢神经系统抑制剂（depressants）　能抑制中枢神经系统,如酒精、巴比妥类及苯二氮䓬类药物等。

2. 中枢神经系统兴奋剂（stimulants）　能兴奋中枢神经系统,如咖啡因、苯丙胺类物质（冰毒、麻果）、可卡因等。

3. 大麻（cannabis,marijuana）　是世界上最古老、最有名的致幻剂,适量吸入或食用可使人欣快,增加剂量可使人进入梦幻,陷入深沉而爽快的睡眠之中,主要成分为 9-四氢大麻酚。

4. 致幻剂（hallucinogen）　能改变意识状态或感知觉,如麦角酸二乙酰胺（LSD）、仙人掌毒素（mescaline）、氯胺酮（PCP）、苯环己哌啶（ketamine）等。

5. 阿片类（opioids）　包括天然、人工合成或部分合成的阿片类物质,如阿片（鸦片）、吗啡、哌替啶、海洛因、美沙酮、丁丙诺啡等。

6. 挥发性溶剂（solvents）　如丙酮、汽油、稀料、甲苯、嗅胶等。

7. 烟草（tobacco）　主要成分是尼古丁,是具有兴奋和抑制双重作用。

三、病因

一般认为物质依赖和滥用的原因错综复杂,往往与生物学因素、个性心理特征及社会环境因素等都有较为密切的关系。这些因素共同参与、交互作用、互为因果。因此,不能用单一的模式解释其原因。

（一）生物学因素

1. 脑内的"犒赏系统"与物质依赖　目前认为,控制情绪反应的中脑边缘多巴胺系统可能犒赏系统的中枢所在,是导致物质依赖的结构基础。物质通过对犒赏系统的作用产生如愉快等情绪反应,这种反应虽然原始,但潜力巨大。众所周知,多巴胺是一种与愉快情绪有关的神经递质。正常情况下,人在高兴时有关犒赏通路上的神经细胞会发出较多的兴奋性冲动,释放出一定量的多巴胺并很快被重新摄取。因此,人愉快体验持续的时间和强度都能保持在适当范围内。但人类滥用的物质如阿片、酒精和苯丙胺等,通过共同通路作用于边缘

大麻（图片）

系统,产生过多的多巴胺连续刺激下一个神经元受体,导致一连串强烈而短暂的刺激"高峰",使吸食者主观上产生某种陶醉感和欣快感,持续时间和强度远远超过正常界限。研究还提示,由于精神活性物质长期反复暴露,使中枢神经系统特别是中脑边缘多巴胺系统发生了细胞及分子水平上的适应,导致神经元释放的一些神经递质如5-羟色胺、多巴胺、去甲肾上腺素等也出现适应性变化,从而引起个体耐受性增加、戒断症状、强烈渴求等反应。因此,物质对犒赏系统的作用是产生精神依赖及觅药的根本动因。

2. 遗传学因素与物质依赖　遗传因素在物质依赖中也起着重要作用。例如,家系、双生子及寄养子研究发现,酒依赖具有明显的家族聚集倾向,酒依赖发生率在一级亲属中比一般人群高3~4倍,而单卵双生子的酒依赖发生率比一般人群高6~8倍。对寄养子的研究表明,寄养子酒精滥用与血缘父母酒精滥用关系密切,与寄养父母酒精滥用关系不密切。

3. 代谢速度与物质依赖　代谢速度的不同,对精神活性物质的耐受性就不同,依赖的易感性也有很大差异。如天生缺乏乙醛脱氢酶(ALDH)的个体,饮酒后乙醇代谢成乙醛,但乙醛不能继续转变为乙酸而在体内堆积造成严重的醉酒反应,反之则易导致个体形成酒依赖。

(二)社会因素

1. 家庭因素　绝大多数吸毒成瘾者都有不良的家庭背景,且不少人社会道德、人生价值观出现偏差,一旦碰到吸毒的诱惑即可能陷入吸毒陷阱之中。

2. 文化背景、社会环境和生活状况　这些因素常决定了精神活性物质使用的重要因素。如有些国家认为饮酒是生活的需要,是文化的表现;社会生活节奏加快及由此而产生的应激反应,会诱发人们滥用抗焦虑药物或兴奋剂;而社会动荡往往加剧或促进酗酒或吸毒流行。

另外,可获得性也是不可忽视的一个重要社会因素。许多吸毒成瘾者是在节日、聚会、KTV等场合被诱惑染上毒瘾的,且他们有相对比较稳定的获取途径。

(三)心理因素

根据行为理论对物质依赖的解释,精神活性物质被视为一种行为强化因子,其中包含了正性和负性两个方面。当物质依赖者得到物质后不仅体验到用药的快感,同时焦虑情绪降低,从而得到正性强化作用。而中断用药产生的戒断症状带来的是痛苦体验和强烈的物质渴求感,这就产生了负性强化作用。这种正性强化和负性强化都会激发个体产生对物质的渴求和对戒断的畏惧,最终使依赖行为成为顽固的、牢不可破的行为模式。

大量研究表明,性格特征也会影响到个体的物质依赖。如嗜酒者病前常为被动、依赖、以自我为中心、易生闷气、缺乏自信,自尊心强、有反社会倾向等人格特征。吸毒者往往表现为有强烈的反社会倾向、社会适应不良、过度敏感、情绪控制较差、缺乏有效的防御机制、追求即刻满足等。研究还发现有神经质倾向的个体吸烟率较高。此外,许多物质依赖者处于未成年期或青春期,此期心理状态极不稳定、社会阅历不深,容易受外界各种因素影响而使用精神活性物质。

四、危害

精神活性物质不仅严重影响个体的躯体健康,还会对个体心理、社会等方面造成巨大危害。过去10年中,因吸毒导致一些疾病的发病率、病死率呈现增长趋势。在全球1 200万注射吸毒者中,有160万人携带艾滋病病毒,610万人患丙型肝炎,130万丙肝患者同时携带艾滋病病毒。过量饮酒不仅导致躯体多系统的并发症,特别是对消化系统和神经系统损害严重,还会导致沉重的社会负担,如与饮酒相关的犯罪、交通肇事等。已经证实,烟草可以引发或加重肺癌、慢性阻塞性肺疾病、冠心病等疾病,严重危害吸烟者的健康。与物质滥用相关的个体素质下降、劳动力丧失、违法犯罪案件不断增多,对社会稳定和家庭幸福造成严重威胁。

第二节　常见的精神活性物质所致精神障碍

思政元素

爱是吸毒者康复的巨大动力

一个人无礼的冲撞路人后突然倒下不省人事。刚下夜班的两位护士见到后立刻跑过去,发现陌生人呼吸微弱、瞳孔如针尖大小。检查发现消瘦、面色憔悴、皮肤冰凉,手臂静脉多处陈旧性针眼。初步判断:物质依赖,急性物质中毒。其中一位护士说:"这样的人咱们离他远点,赶紧走。"另一位护士说:"这个人情况很危急,不及时抢救会有生命危险。"于是,她们拨打120并向工作人员介绍了陌生人的情况和自己的判断。10分钟后,工作人员赶到现场做了紧急处理后将陌生人送至医院。待急救车驶离后,两位护士才离开。

陌生人醒来听民警讲述自己被救过程,非常感动。他表示,因自己年少时无知而误入歧途吸毒。父母对他非常失望,与自己断绝关系不再有任何往来。他感觉被世界抛弃了,所以更加堕落放纵自己。通过这件事,他感受到世间还有温暖还有爱。他表示一定要痛改前非,努力戒毒。如果有机会他希望到戒毒所进行"现身说教",尽自己的一份力量。

早期和现代吸毒使用工具(组图)

一、阿片类物质所致精神障碍

阿片类物质是指对人体产生类似于吗啡效应的一类药物,包括天然的和合成的。阿片类物质滥用是指以非治疗为目的或超出医疗所需剂量而使用阿片类物质,主要包括阿片(opium)、阿片中提取的生物碱吗啡(morphine)、吗啡衍生物海洛因(heroin),以及人工合成的哌替啶、美沙酮(methadone)等。通常以口服、注射或吸入等方式给药。

常见阿片类物质(组图)

罂粟(图片)

阿片类物质滥用是世界范围内的公共卫生和社会问题。我国饱受阿片之苦已长达一个多世纪,成为近代中国贫穷、落后的重要原因之一。20世纪50年代,国家通过坚决有效的措施,荡涤旧中国的阿片毒害并取得了一定成效。20世纪70年代以来,毒品活动不断蔓延,吸毒问题又死灰复燃。截至2016年底,全国累计登记吸毒人员250.5万名,滥用海洛因人员95.5万名,占登记总人数的38.1%。因此,阿片类成瘾仍是当前危害我国民众身心健康的主要成瘾物质之一,需要社会各界予以充分重视。

知识链接

鸦片简介

鸦片,俗称大烟,源于罂粟植物蒴果,其所含主要生物碱是吗啡。因产地不同,呈黑色或褐色;有氨味或陈旧尿味,味苦,气味强烈。生鸦片经烧煮和发酵,可制成精制鸦片,呈棕色或金黄色。吸食时散发香甜气味。鸦片最初是作为药用,目前在药物中仍有应用,如阿片粉、复方桔梗散、托氏散、阿桔片等,主要用于镇咳、止泻等。

(一)阿片类物质的药理作用

研究发现脑内存在对吗啡有特殊亲和力的吗啡受体。这些受体分布在痛觉传导区以及与情绪和行为相关的区域,集中分布在脑室周围灰质、中脑边缘系统和脊髓罗氏胶质区等区域,与阿片类物质的镇痛与欣快作用关系最为密切。同时,体内有几种内源性阿片肽能作用于阿片受体与 G 蛋白偶联,产生抑制腺苷酸环化酶、激活 K^+ 传导、抑制 Ca^{2+} 传导和递质释放的急性效应,导致抑制呼吸、咳嗽中枢和胃肠蠕动,同时具有兴奋呕吐中枢和缩瞳作用。

阿片类物质可分布到机体的所有组织,包括胎儿。因此,对阿片类物质产生依赖的母亲所生下的婴儿对阿片类物质也有依赖性,出生后如果不给予阿片类物质依然也会出现戒断症状。

(二)阿片类物质所致精神障碍的临床表现

1. 阿片类物质依赖　初次使用阿片类物质,绝大多数吸毒者会产生恶心、呕吐、头昏、全身乏力、视物模糊、注意力不集中甚至焦虑等感觉,往往体验不到愉快感。随着重复用药,机体不适感逐渐减轻或消失,快感逐渐显露,表现为强烈的电击般快感,继 $0.5 \sim 2$ 小时后出现松弛状态,往往产生飘飘欲仙的销魂状态,使人似睡非睡,自觉忧愁烦恼尽消,内心宁静、愉悦、快慰甚至幻想驰骋。之后自我感觉良好,出现短暂的精神振奋、办事效率增加,直至下次用药。随着用药次数增加,机体耐受性逐渐增加,快感逐渐减弱。

一般阿片类物质平均使用 1 个月后即可形成依赖,具有强烈的心理、躯体依赖和耐受性。心理依赖是个体对阿片类物质强烈的渴求。躯体依赖是机体必须存在高浓度的阿片类物质,否则出现戒断反应。

阿片类物质依赖的常见临床表现包括三个方面:①精神症状:注意力下降、记忆力差、情绪低落、易激惹,主动性和创造性降低;人格出现衰退,自私、说谎、诡辩、缺乏责任感;智能障碍不明显。②躯体症状:食欲减退,营养状况差,体重降低,往往存在严重的便秘;性欲减退,男性可出现阳痿,女性出现月经紊乱、闭经;皮肤干燥,易出冷汗,心悸,头晕等;体温升高或降低、血糖降低、白细胞升高;睡眠紊乱,大多数人出现昼夜节律颠倒,夜间用药,白天活动减少甚至睡觉。③神经系统:可出现腱反射亢进,震颤、缩瞳、步态不稳、言语困难等。

2. 戒断综合征　一般停用 $8 \sim 12$ 小时后出现打哈欠、流涕、流眼泪、寒战、焦虑不安等症状。随后陆续出现各种戒断症状,如厌食、恶心呕吐、腹痛腹泻、出汗、瞳孔扩大、发热、全身肌肉酸痛、怕冷、心率加快、呼吸急促、血压升高等躯体症状。同时伴有失眠、抑郁、情绪恶劣、烦躁不安、易激惹;此外,患者还往往表现不同程度的短暂意识障碍,有时还可见鲜明生动的幻觉等。戒断反应期间,患者出现对药物的强烈渴求和觅药行为。一旦恢复使用阿片类物质,上述症状迅速消失。

在没有机体其他严重并发症的情况下,急性戒断症状一般并不会危及生命,但急性戒断症状引起的不适,以及欣快感的缺失是促使患者继续使用阿片类物质的主要原因。戒断症状一般在停药 $48 \sim 72$ 小时最为突出,$7 \sim 10$ 天内缓解。但也有部分症状,如失眠、全身疼痛、情绪焦虑抑郁以及对阿片类物质"渴求感"等仍可持久存在,这些是导致患者"复吸"的重要因素。

3. 急性中毒　是指近期使用阿片类物质后导致意识障碍或认知、情感、行为障碍,与剂量密切相关,常见于静脉注射海洛因的患者。初期,患者表现为欣快,随即出现淡漠、恶心、呕吐、意识不清,言语困难、精神运动性激越或阻滞、判断障碍。继而言语不清、注意和记忆损害,并伴有皮肤湿冷、体温过低、血压下降、呼吸变慢、瞳孔缩小、对光反射消失、肌肉松弛等。极严重者可出现特征性三联征表现,即昏迷、呼吸抑制、瞳孔如针尖大小,有时甚至导致死亡。

4. 并发症　由于阿片类物质的药理作用,常导致营养不良、便秘和感染性疾病。静脉注射阿片类物质引起的并发症多而严重,如肝炎、肺炎、梅毒、破伤风、皮肤脓肿、蜂窝织炎、血栓性静脉炎、败血症、细菌性心内膜炎、艾滋病等。孕妇滥用阿片类物质可发生死胎、早产、婴儿体重过低、新生儿死亡率高等。

(三) 阿片类物质所致精神障碍的治疗

1. 脱毒治疗　阿片类物质依赖的患者应进行脱毒治疗。脱毒(detoxification)是指通过躯体治疗,减轻戒断症状并预防由于突然停药可能引起的躯体健康问题,促进患者摆脱物质依赖的过程。对阿片类物质依赖者的脱毒治疗一般应在封闭环境中进行。根据使用的药物分为替代治疗和非替代治疗。

(1) 替代治疗:即利用与毒品有相似作用的药物来替代毒品,以减轻戒断症状的严重程度,使患者能较好地耐受。在一定的时间(一般14~21天)内将替代药物逐渐减少,最后停用。目前常用的替代药物有美沙酮(metha-done)和丁丙诺啡(buprenorphine)等,使用剂量视患者的情况而定。一般美沙酮首日剂量为30~60mg口服,丁丙诺啡为0.9~2.1mg。使用过程中根据患者的躯体反应逐渐减量,原则是只减不加,先快后慢,限时减完,一般在2~3周内完成整个治疗。

(2) 非替代治疗:①可乐宁(clonidine)为α_2受体激动剂,主要用于脱毒治疗的辅助治疗,可以抑制撤药后出现的症状,如流涕、流眼泪、打哈欠、寒战、骨骼肌肉酸痛、厌食、恶心、呕吐、出汗、心动过速等。对于心理渴求、肌肉疼痛等效果较差。副作用为低血压、口干和思睡,剂量必须个体化。②中草药、针灸也有一定疗效。与替代治疗相比,中药在缓解戒药后前三天的戒断症状方面较差,但能有效促进机体的康复、促进食欲,重要的是不存在撤药困难问题。

2. 急性中毒治疗　对于阿片类物质急性过量中毒,首先要保证足够的肺通气,必要时进行气管插管、气管切开或使用呼吸机,并给予静脉输液维持水、电解质平衡等。其次,缓慢静脉注射阿片受体拮抗剂纳洛酮,首次剂量0.4~0.8mg,注射后可迅速出现疗效,表现为呼吸增快、瞳孔扩大。该药物安全且代谢速度较快,必要时可数分钟后重复给药。

3. 美沙酮维持治疗　它不同于"脱毒治疗",也不是通常所说的"戒毒",而是一种治疗方法,如同高血压和糖尿病等的治疗需要长期或终生使用药物控制症状和维持治疗一样。即使用美沙酮补充海洛因依赖者体内内源性阿片肽量的不足,使海洛因依赖者恢复其正常的生理及心理功能,像正常人一样的生活。

4. 防止复吸、心理社会康复治疗

(1) 阿片类阻滞剂:其作用原理是通过阻滞阿片类的欣快作用,消退已经形成的条件反射。此类药物主要为纳洛酮和纳曲酮,后者口服有效。脱毒后的复吸者服用纳曲酮后,即使滥用阿片类物质也不会产生欣快作用,进而减轻对依赖物质的心理渴求,减少或消除正性强化作用。

(2) 心理社会康复治疗:多数研究表明心理社会干预能针对某些问题如复发等起到良好的治疗效果,如改变环境,断绝毒品来源,给予认知行为治疗、集体心理治疗、家庭治疗等。认知行为治疗的主要目的在于帮助患者意识并改变导致吸毒的行为方式,建立并保持积极有效的应对策略。集体心理治疗是通过发挥集体成员之间相互影响、相互感染的作用,激发个体表达自己情感、意愿和欲望,使他们有机会共同交流戒毒成功的经验和失败的教训,也可以在治疗期间相互监督、相互支持,有助于预防复吸、促进康复。家庭治疗的原理则认为人际间、家庭成员间的不良关系是导致吸毒成瘾、治疗后复吸的主要原因,家庭成员的支持是吸毒者康复巨大动力。此外,还要对患者进行拒绝毒品的训练,学会应对和处理生活中的困难,争取早日彻底戒毒、全面康复。

📖 **知识链接**

国际禁毒日

国际禁毒日全称是禁止药物滥用和非法贩运国际日（International Day Against Drug Abuse and Illicit Trafficking）。1987 年 6 月，在奥地利首都维也纳召开了由 138 个国家和地区的 3 000 名代表参加的"麻醉品滥用和非法贩运问题"部长级国际会议。这次会议通过了《管制麻醉品滥用今后活动的综合性多学科纲要》，并提出了"爱生命，不吸毒"的口号。大会代表一致建议，将每年的 6 月 26 日（即林则徐虎门销烟结束后第二天）定为"国际禁毒日"。从 1992 年起，国际禁毒日每年都有一个活动主题，以达到引起世界各国对毒品问题的重视，号召全球人民共同解决毒品问题。

课堂互动

二、酒精所致精神障碍

目前，酒精是世界上应用最为广泛的成瘾物质。最新调查数据显示，西方发达国家人均年饮酒量大约 10 升纯酒精，我国饮酒人数目前已超过 5 亿人，2015 年全国 36 个城市白酒消费者比例高达 22.97%。酒依赖（alcohol dependence）已成为严重的社会问题和医学问题，引起了全世界的普遍关注。

（一）酒精的吸收与代谢

酒精的化学成分为乙醇。经口摄入的酒精由十二指肠和空肠吸收，随血液循环分布全身，其中约 2%~10% 的酒精经呼气、尿、汗排泄；剩余的部分在体内代谢为乙醛、乙酸，最后代谢成水和二氧化碳。

酒精的代谢场所主要在肝，经过代谢会产生一些中间产物，如氢离子、丙酮酸、嘌呤类物质，其代谢的速度与乙醛脱氢酶限速酶关系密切。一次大量饮酒后导致体内丙酮酸、嘌呤类物质堆积，容易引发高乳酸血症、高尿酸症（痛风发作）。长期大量饮酒容易导致体内脂肪氧化受阻，大量脂肪酸以及中性脂肪逐渐积蓄、堆积在肝脏内，最后形成脂肪肝、高脂血症、动脉硬化等；大量酒精还能损害肝细胞，导致酒精性肝炎、肝硬化等。

（二）酒精的药理作用

酒精是亲神经物质，属中枢神经系统抑制剂。因此，一般酒精首先抑制的是大脑皮层。少量饮酒后可出现轻度抑制，表现为松弛感、情绪释放；随着饮酒量增加抑制进一步加深，出现所谓醉酒状态，精神活动、语言及运动功能抑制加深；当大脑处于高度抑制状态时，还会出现醉倒不起，呕吐、便溺全然不知等症状。当血液中酒精浓度超过 0.40% 时，则可能出现意识模糊、昏迷、失去知觉、呼吸心跳抑制，甚至导致死亡。酒精所致的精神障碍可分为急性酒中毒和慢性酒依赖两大类。

（三）酒精所致精神障碍的临床表现

1. 急性酒中毒（alcohol intoxication）　一次大量饮酒可导致醉酒者自控能力降低，表现为兴奋话多、言行轻佻、不加思索，情绪不稳定等兴奋状态。继续饮酒则会进入麻痹状态，出现口齿不清、言语凌乱、步态不稳、判断力差、社会功能受损等。醉酒时生理方面表现为心率加快、血压下降、颜面和全身皮肤潮红，呼吸急促，有时出现恶心或呕吐。醉酒进一步发展，则出现意识障碍，呼吸、心跳抑制，严重者可出现嗜睡、昏迷，甚至导致死亡。人对酒精的敏感性和耐受性不一样，个体的反应也不一样。如部分患者对酒精耐受性低，一次少量饮酒即可出现严重的意识障碍，并伴有恐怖性幻觉或片段性妄想。有的还会出现皮疹等过敏反应。

还有部分患者会出现酒所致遗忘,即醉酒当时并没有明显的意识障碍,次日酒醒后对饮酒时的言行完全或部分遗忘,遗忘片段可能是几个小时甚至更长时间。

2. 酒依赖(alcohol dependence)　俗称"酒瘾",是由于长期反复饮酒所致的一种特殊心理状态,表现为持续或间断出现对酒精强烈渴求和不断需要饮酒的强迫感。形成酒依赖一般需要5~10年的时间。酒依赖具有以下几种特征:①精神上强烈的渴求,无法控制,并将饮酒作为第一需要,高于其他一切活动;②固定时间,固定模式饮酒;③对酒精耐受性逐渐增加,饮酒量不断增多,但酒依赖后期由于肝功能受损,耐受性会降低;④一旦减少酒量或停饮可出现戒断状态,饮酒后症状迅速消失;⑤为避免戒断反应逐渐增加饮酒次数,起初可能会午饭后饮酒,随着症状发展需要晨起饮酒、夜间饮酒,最后身不离酒;⑥戒酒后,如重新饮酒可迅速再现酒依赖的全部症状;⑦饮酒成为一切活动的中心,明显影响工作、家庭以及社会活动等。

3. 戒断综合征　是指长期大量饮酒者减少或停止饮酒后所引起的一系列躯体和精神症状。症状的严重程度受多种因素影响,其中包括个体的年龄、饮酒方式、机体状况、精神状况、既往的戒酒病史等。

(1) 单纯性酒精戒断反应(uncomplicated alcohol withdrawal):长期大量饮酒后减少或停止饮酒量,在数小时后即可出现手、舌或眼睑震颤,同时还可能有头痛,恶心或呕吐、失眠,焦虑。时常伴有心跳加快,大汗,血压升高等自主神经功能亢进,少数患者可出现短暂性幻觉或错觉。一般在戒酒后8小时内出现,48~72小时达高峰,之后逐渐减轻,4~5天躯体反应基本消失。95%以上的戒断反应为轻到中度。

(2) 震颤谵妄(delirium):长期大量饮酒者,如突然停饮或骤然减少酒量而出现的一种短暂意识模糊状态。其主要表现为经典的三联征,包括幻觉或错觉的谵妄、全身肌肉震颤和行为紊乱。幻视以恐怖性幻觉多见,因而表现为极端恐惧不安或冲动行为。同时常伴有自主神经功能亢进症状,发作具有昼轻夜重的规律,处理不当可导致患者因高热、衰竭、感染、外伤而死亡。一般在停饮48小时后出现,持续时间约3~5天,恢复后部分或全部遗忘。

4. 酒精所致神经系统损害　长期(一般多于5年)大量饮酒引起的脑器质性损害,临床主要表现为记忆障碍、痴呆和人格改变,绝大部分患者不能完全恢复正常。常见的酒精所致神经系统损害包括韦尼克脑病、柯萨可夫精神病和酒相关性痴呆。

(1) 韦尼克脑病(Wernicke's encephalopathy,WE):是慢性酒中毒常见的一种代谢性脑病,一般在酒依赖基础上,连续几天大量饮酒又不进食,引起维生素 B_1 缺乏所致。典型的急性 WE 患者可出现三组特征性症状,即眼球震颤、眼球不能外展和明显意识障碍,伴有记忆障碍、震颤谵妄等。如能及时大剂量补充维生素 B_1 可使眼球症状很快消失,但记忆障碍的恢复较为困难,一部分患者转为柯萨可夫综合征呈慢性病程。

(2) 柯萨可夫精神病(Korsakoff psychosis):也称柯萨克夫综合征,多在酒依赖伴有营养缺乏的基础上缓慢起病,也可在震颤谵妄后发生。临床以近记忆障碍、虚构、定向障碍三大特征为主要表现。患者往往经久不愈,仅少数可恢复正常。

(3) 酒相关性痴呆(alcoholic dementia):在长期大量饮酒后出现的持续性智力减退。一般缓慢起病,先是记忆障碍、人格改变,随后逐渐发展成痴呆。严重者生活不能自理,预后很差,多因继发严重躯体并发症而死亡。

5. 其他精神障碍

(1) 酒相关性幻觉症(alcoholic hallucinosis):长期饮酒引起的幻觉状态,也可在突然停饮或减少饮酒量后48小时内发生。临床以幻视为主,常见原始性幻视或各种小动物。幻听多为评论性和命令性幻听,内容多对患者不利。

（2）酒相关性妄想症（alcoholic delusiveness）：患者在意识清晰的情况下出现妄想状态，一般为嫉妒妄想或被害妄想，临床上以前者较为多见。酒相关性妄想症病程大多迁延，如长期坚持戒酒可以逐渐恢复。

（四）酒精所致精神障碍的治疗

目前对于酒精所致精神障碍，尤其是酒依赖的治疗多采用综合性治疗原则。

1. 急性酒中毒治疗　积极采取催吐、洗胃、维持和加强生命体征等措施对症处理。入院时尽快给予纳洛酮促进患者血液中酒精浓度下降，使患者快速清醒，减少或避免意识不清者出现呕吐、窒息等并发症。必要时可重复使用，直至患者清醒。

2. 酒依赖戒酒的处理　戒酒进度一般根据患者酒依赖的严重程度灵活掌握，轻者可尝试一次性戒断，严重者可采用递减法逐渐戒酒，以避免出现严重的戒断症状危及生命。无论一次或分次戒酒，均要密切观察与监护并杜绝酒的一切来源。

3. 戒断症状的处理

（1）单纯戒断症状：临床上常用苯二氮䓬类药物解除酒依赖产生的戒断症状，同时还能预防可能发生的震颤谵妄、戒断性癫痫发作。应用时应足量，如地西泮一般每次10mg，首次剂量可以更大些，不必加用抗精神病药物。但用药时间不宜过长，防止发生依赖。

（2）震颤谵妄：将患者置于安静、光线柔和的房间。如患者出现躁动、行为紊乱时首选苯二氮䓬类药物帮助患者镇静，出现幻觉或错觉等精神症状时可给予氟哌啶醇。

4. 酒增敏药　戒酒硫（tetraethylthiuram disulfiram，TETD）是酒依赖常用的增敏药之一，能抑制乙醛脱氢酶。一般提前3~4天给予足够剂量的TETD，患者饮酒后15~20分钟可出现面部发热，继而产生潮红、血管扩张，头颈部感到强烈博动性头痛，恶心、呕吐、出汗、心悸、直立性晕厥、焦虑等，严重者可出现精神错乱和休克。这种不愉快感觉和身体反应可使患者对酒望而却步。有心血管疾病、躯体功能较差者禁用。

5. 降低饮酒渴求药物　纳曲酮可以降低患者对饮酒的渴求，减少酒精摄入量，是被美国FDA批准的用于治疗酒依赖的药物。此外，GABA受体激动剂——乙酰基高牛磺酸钙也有一定抗渴求的作用。

6. 对症支持治疗　多数患者有神经系统损害或躯体营养状态较差。可给予神经营养剂，同时补充维生素B和维生素C，并及时补充其他营养素，维持水电解质平衡。对慢性酒依赖者均应首选维生素B_1 100mg肌肉注射，一是补充可能存在的维生素B_1缺乏，二是防止韦尼克脑病的发生。焦虑、紧张和失眠患者给予抗焦虑药，如地西泮、氯硝西泮等。

7. 康复治疗　在治疗及康复期应积极进行心理社会治疗，如认知行为治疗、群体治疗、团体心理治疗、家庭治疗等，以帮助患者彻底摆脱酒依赖，重新回到正常的生活中。

三、苯丙胺类物质所致精神障碍

苯丙胺类兴奋剂（amphetamine-type stimulants，ATS）是指苯丙胺及其同类化合物，主要包括苯丙胺（安非他明，amphetamine）、甲基苯丙胺（冰毒，methamphetamine）、3,4-亚甲二氧基甲基苯丙胺（摇头丸，ecstasy，MDMA）、麻黄碱（ephedrine）、芬氟拉明（fenfluramine）、曲布西明（sibutramine）、哌甲酯（利他林，methylphenidate）、匹莫林（pemoline）、伪麻黄碱（pseudo-ephedrine）等。在医疗上，ATS主要用于减肥（如芬氟拉明、曲布西明）、注意缺陷障碍（如哌甲酯、匹莫林、右苯丙胺等）和发作性睡病（如苯丙胺）。非法兴奋剂如甲基苯丙胺、MDMA等则被滥用者用于各自不同的目的，导致了一系列不良的健康和社会后果。ATS常见滥用方式为口服，也有鼻吸、注射或掺入饮料中一起饮用，甲基苯丙胺常行熏燃后以烟雾形式抽吸。

冰毒（图片）

摇头丸
（图片）

（一）苯丙胺类物质的药理作用

ATS 具有强烈的中枢神经兴奋作用和致欣快作用,属于中枢神经系统兴奋剂。研究表明,ATS 主要作用于边缘系统儿茶酚胺神经细胞的突触前膜,通过促进突触前膜内单胺能神经递质(如多巴胺、去甲肾上腺素和 5-羟色胺等)的释放、阻止递质再摄取、抑制单胺氧化酶的活性而发挥作用。这是造成欣快效应和药物滥用的主要原因。毒性作用在很大程度上可认为是药理作用的加剧。此外还可以导致使用者心率加快、血压升高、体温升高、胃肠蠕动降低、食欲降低等拟交感效应。

（二）苯丙胺类物质所致精神障碍的临床表现

使用 ATS 后,特别是静脉给药后,使用者很快出现头脑活跃、精力充沛、能力感增强,体验到难以言表的欣快感,即腾云驾雾或全身电流传导般的快感。数小时后,使用者进入"苯丙胺沮丧期",出现全身乏力、精神压抑、倦怠、沮丧。这种正性和负性体验导致使用者陷入反复使用的恶性循环,造成精神依赖的主要原因之一。

1. 急性中毒　主要表现为中枢神经系统和交感神经系统的兴奋症状。轻度中毒表现为瞳孔扩大、血压升高、脉搏加快、出汗、口渴、呼吸困难、震颤、反射亢进、头痛、兴奋躁动等症状;中度中毒出现精神错乱、谵妄、幻听、被害妄想等精神症状;重度中毒时出现心律失常、痉挛、循环衰竭、出血或凝血、高热、胸痛、昏迷,甚至死亡。

2. 慢性中毒　长期滥用者在最初用药的欣快感后往往代之以突发的情绪变化,表现为情绪不稳、易激惹,还可出现注意力和记忆力损害。长期用药还可能出现"苯丙胺性精神病",出现分裂样精神障碍、躁狂-抑郁状态及人格和现实解体症状、焦虑状态、认知功能损害。精神症状在停止滥用后数周内可自行消失,但再次使用又会诱发。

（三）苯丙胺类物质所致精神障碍的治疗

ATS 滥用可产生精神依赖,但与阿片类、大麻等毒品不同,突然停吸后一般不会产生躯体戒断症状。对于 ATS 的戒断及毒性症状,主要对症处理。

1. 急性中毒治疗　躯体症状处理原则是足量补液,维持水、电解质平衡,利尿,促进排泄。恶性高热者给予降温的同时静脉缓注硫喷妥钠 0.1~0.2g 使肌肉松弛。兴奋激越、惊厥者给予苯二氮䓬类药物。精神症状一般在停止吸食后 2~3 天内消失,症状严重而持续者可肌注 2~5mg 氟哌啶醇。

2. 戒断综合征治疗　目前尚无可推荐的药物,主要是保证足够睡眠、营养和抗抑郁等对症治疗,多数患者可在几日后逐渐消失。

3. 心理社会治疗　可采取认知治疗、团体心理治疗、家庭治疗、动机访谈等方法进行心理社会治疗,使患者获得全面康复、尽早回归社会。

四、氯胺酮所致精神障碍

ER-8-10

氯胺酮
（K 粉）

氯胺酮(ketamine)是一种人工合成的分离性麻醉药,在临床上主要用于麻醉剂或麻醉诱导剂。氯胺酮注射液经简单加工即可得到固体氯胺酮,即俗称的"K 粉"。20 世纪 90 年代以来,氯胺酮作为一种合成毒品的致幻剂在全世界开始流行。由氯胺酮产生的成瘾性问题日益严重,引起了全社会的重视。

（一）氯胺酮的药理作用

氯胺酮可抑制丘脑-新皮层系统,选择性地阻断痛觉。静脉注射约 30 秒钟(肌内注射后约 3~4 分钟)即产生麻醉作用。氯胺酮麻醉是一种意识和感觉分离状态,即"分离性麻醉",其特点是痛觉消失,意识模糊而不完全丧失,呈浅睡眠状态,对周围环境的刺激反应迟钝。氯胺酮作用于边缘系统,有致快感作用。

（二）氯胺酮所致精神障碍的临床表现

1. 急性中毒　一般在使用过程中或使用后很快发生，主要包括精神与躯体症状。精神方面患者表现为兴奋、话多、自我评价过高但理解判断力障碍，常导致冲动、自伤或伤害他人等行为。同时常伴有焦虑、紧张、恐惧、烦躁不安等情绪反应。剂量较大者，可出现意识清晰度降低、定向障碍、行为紊乱、错觉、幻觉、妄想等以谵妄为主的症状，严重者可出现昏迷。躯体症状表现为心悸、气短、大汗淋漓、血压增加等。中枢神经系统表现为眼球震颤、肌肉僵硬强直、构音困难、共济运动失调、对疼痛刺激反应降低等，严重者可出现高热、抽搐发作、颅内出血、呼吸循环抑制，甚至死亡。

2. 戒断综合征　长期使用氯胺酮后耐受性增加，滥用者需要增加使用剂量和频率才能取得所追求的效果。停药 12~48 小时后出现烦躁不安、焦虑、抑郁、精神差、疲乏无力、心悸、失眠、皮肤蚁走感、手震颤等戒断症状，高峰期和持续时间因氯胺酮滥用情况不同而表现不一。滥用者为满足心理渴求、避免戒断症状，会产生强迫性觅药行为。

3. 精神病性症状　临床上与精神分裂症非常相似，主要表现为幻觉、妄想、易激惹、行为紊乱等症状。幻觉以生动、鲜明的视幻觉和听幻觉为主；妄想多为关系妄想、被害妄想等；行为紊乱主要表现为冲动、攻击和自伤行为。少数患者还会出现淡漠、退缩和意志减退等症状。

4. 认知功能损害　表现为学习能力下降、执行任务困难、注意力不集中、记忆力下降等。由于氯胺酮的神经毒性作用，慢性使用者的认知功能损害持续时间可长达数周、数月甚至更长。

5. 泌尿系统损害　表现为以下尿路症状为主的全尿路炎性损害，主要症状包括尿频、尿急、尿痛、排尿困难、血尿、夜尿增多以及急迫性尿失禁等。可伴有憋尿时耻骨上膀胱区疼痛感。

（三）氯胺酮所致精神障碍的治疗

1. 急性中毒治疗　对于氯胺酮中毒并无特异性的解毒剂，处理原则与其他药物中毒相同。如出现呼吸心搏骤停，立即给予呼吸、循环支持；如出现冲动、谵妄状态，给予镇静催眠药物使患者快速镇静下来，必要时采取保护性约束措施。

2. 戒断综合征治疗　目前尚无减轻氯胺酮心理渴求和预防复吸的药物，主要采用心理社会干预为主。其他主要采取对症治疗为主支持治疗为辅，如使用镇静催眠药物治疗失眠，补充水电解质加强营养。

3. 精神病性症状治疗　推荐使用非典型抗精神病药物，如口服利培酮、奥氮平、喹硫平等。抑郁障碍者可使用 SSRIs、SNRIs 等新型抗抑郁药物。

4. 泌尿系统损害治疗　氯胺酮相关性泌尿系统损害尚无确切有效的治疗方法，一般采用肾上腺素能受体阻滞剂或胆碱能受体阻滞剂缓解症状。如尿常规检查有白细胞，则使用头孢克肟、氧氟沙星等抗生素治疗。

5. 心理社会治疗　可采取认知治疗、团体心理治疗、家庭治疗、动机访谈等方法进行心理社会治疗，使患者改变滥用物质相关错误认知、建立康复治疗动机和信念，帮助患者获得社会支持并彻底戒除毒品。

五、镇静催眠及抗焦虑药所致精神障碍

镇静催眠及抗焦虑药都是临床上常见的处方药物。这些药物品种多，使用范围较广，如使用不当极可能导致滥用乃至形成药物依赖，已列入国际精神药物公约管制。目前在临床上常用的主要有两大类：巴比妥类（barbiturates）和苯二氮䓬类（benzodiazepines）。

ER-8-11

镇静催眠抗焦虑药物（组图）

（一）镇静催眠及抗焦虑药的药理作用

镇静催眠及抗焦虑药包括范围较广，在化学结构上差异也较大，但都能抑制中枢神经系统的活动。镇静催眠药包括巴比妥类和非巴比妥类药物。巴比妥类是较早的镇静催眠药，根据半衰期的长短可分为短效、中效和长效巴比妥类药物。其中短效和中效巴比妥类药物在临床上主要用于失眠，滥用的可能性最大。抗焦虑药特别是苯二氮䓬类药物疗效显著，安全性好，即使过量也不容易导致生命危险，临床中应用范围已远远超过巴比妥类药物。

（二）镇静催眠及抗焦虑药所致精神障碍的临床表现

1. 药物依赖　巴比妥类药物诱导的睡眠不同于正常睡眠，它能缩短快动眼睡眠，服药后做梦明显减少。长期用药者一旦减药或突然停药，会引起快动眼睡眠反弹而导致多梦、噩梦，严重干扰睡眠质量。为了避免这种情况的发生，患者只好再次服用而产生依赖。长时间使用导致机体耐受，患者为了追求同样的治疗效果逐渐提高用药剂量，最终导致严重依赖。人格方面出现衰退表现，如易激惹、缺乏责任心、自私、性格变得孤僻，意志消沉，对家庭社会失去责任感，甚至出现偷药、骗药等。智能障碍表现为记忆力下降，注意力不集中，计算和理解能力损害，主动性和创造力降低等。患者身体逐渐出现消瘦，无力，食欲降低，皮肤无光泽，多汗，性欲减退，皮肤划痕反应阳性，药源性肝损害等。神经系统可出现舌手震颤，腱反射亢进等。

长期大量使用苯二氮䓬类药物在躯体、人格和神经系统方面也会产生类似镇静催眠药物的依赖症状，但早期主要以躯体症状为主，如消瘦、疲乏无力、面色苍白，中后期才出现人格改变，一般无明显智能改变。

2. 戒断综合征　戒断症状的严重程度取决于滥用的剂量和滥用时间的长短。一般巴比妥类药物戒断症状较重，甚至有生命危险。在突然停药12~24小时内陆续出现戒断症状，如全身不适、出汗、流泪、头痛、心慌、恶心、呕吐、失眠，严重者出现全身抽搐、高热、谵妄、癫痫大发作、幻觉、冲动等症状。停药2~3天达到高峰，一般2~3周后恢复。

苯二氮䓬类药物戒断症状虽不像镇静催眠药物那样严重，但长期用药形成依赖和易感素质者如突然停药，亦可出现与巴比妥类药物相似的戒断反应，但严重的戒断症状如抽搐、癫痫大发作等较少见。

3. 急性中毒　一次服用大剂量镇静催眠药物可引起急性中毒，出现类似醉酒状态。临床表现为感觉迟钝、活动减少引起困倦和睡眠；甚至出现意识障碍，并伴有口齿不清、步态不稳、眼球震颤、情绪不稳或攻击行为，严重者可导致麻醉、昏迷，甚至死亡。

虽然抗焦虑药物，尤其是苯二氮䓬类药物，安全性较好，但一次大量服用亦可引起急性中毒，导致患者出现意识障碍。

（三）镇静催眠及抗焦虑药所致精神障碍的治疗

1. 戒药治疗　镇静催眠及抗焦虑药物依赖在治疗中一般采取逐渐减少剂量方法。根据需要可使用一些辅助药，如卡马西平、β受体阻滞剂、抗抑郁药等。

对于巴比妥类的戒断症状应予以充分注意，在脱瘾时减量要缓慢。以戊巴比妥为例，每日减量不超过0.1g，递减时间一般需要2~4周，甚至更长。国外常用替代治疗，即用长效的巴比妥类药物，来替代短效巴比妥类药物。苯二氮䓬类的脱瘾治疗可逐渐减少剂量，或用长效制剂替代，然后再逐渐减少长效制剂的剂量。

2. 预防与康复治疗　首先，要充分认识到滥用药物的危害性，提高对镇静催眠及抗焦虑药物形成依赖的警惕性。同时，应严格控制并加强对此类药物的管理和临床使用，以减少个体对这些药物产生依赖的机会。镇静催眠及抗焦虑药物依赖者在脱瘾治疗后应接受心理、社会支持等康复治疗。

笔记栏

六、烟草所致精神障碍

烟草的使用历史久远,最早用于宗教仪式或作为药物使用。我国是世界烟草大国,香烟的产量是第二大产烟国美国的 3 倍。我国的吸烟率,尤其是男性的吸烟率较高。据估计,全国有 3 亿多吸烟者,而直接或间接受烟草危害的可达 7 亿多人。我国每年死于烟草相关疾病的人数为 100 万,超过因艾滋病、肺结核、交通事故以及自杀死亡人数的综合,占全部死亡人数的 12%。据预测,我国妇女、青少年吸烟有进一步增加的趋势。因此,护理的重点不仅是帮助吸烟者彻底戒烟,而且应大力开展健康教育提高公众对烟草危害的认识、减少吸烟行为。

（一）烟草的药理作用

烟草燃烧中含有的化学物质高达 4 千多种,包括二甲基亚硝胺、二乙基亚硝胺、乙烯氯化物、联氨,还有一氧化碳、氮氧化物、吡啶等许多有害物质,其中已知一级致癌物至少 40 余种。尼古丁(nicotine)是烟草中依赖的主要成分,烟草依赖的实质就是尼古丁依赖,符合高依赖性物质的所有标准。尼古丁对人体最显著作用是影响交感神经,刺激肾上腺分泌肾上腺素。小剂量使用具有反射性引起呼吸兴奋、血压升高等作用,大剂量使用可使兴奋迅速转为抑制。尼古丁对中枢神经系统的作用也是先兴奋后抑制。短期内会增加吸烟者的正性情绪,减少负性情绪,使吸烟者感觉喜悦、焦虑减轻,同时还可以使吸烟者头脑敏捷、脑力增强,注意力和操作能力大大提高。躯体方面还会出现呼吸兴奋、血压升高、食欲抑制等症状,长期吸入会导致烟草依赖。

（二）烟草所致精神障碍的临床表现

1. 烟草(尼古丁)依赖　长期吸入烟草会导致吸烟者出现心理依赖和躯体依赖。心理依赖主要表现为无法克制的烟草觅求冲动,连续地、强迫性地使用烟草以体验其带来的欣快感和愉悦感,并避免可能产生的戒断症状。躯体依赖主要表现为心率减慢、食欲增加、体重增加、皮肤温度降低等症状。烟草依赖同样存在个体差异,有的可能在开始吸烟后几天内即可出现成瘾。长期使用烟草可导致机体活力下降、记忆力减退、工作效率低下、消瘦,甚至造成多种器官受累的综合病变。

2. 戒断综合征　烟草使用量较大者(每日吸烟 10 支以上),突然戒烟后 2 小时内出现戒断症状,24 小时达到高峰。情绪方面表现为对烟草的强烈注意力不集中、烦躁、坐立不安、焦虑、抑郁、易怒、易激惹等;躯体方面则出现失眠、心率降低、食欲增加、震颤、头痛、体重增加等症状。一般持续数日后逐渐减轻,有的可持续数周。

3. 并发症　吸烟导致的主要躯体疾病有:①肺癌及多种恶性肿瘤:吸烟者肺癌发病率是非吸烟者的 18 倍,吸烟还可以增加口腔癌、喉癌、食管癌、胃癌、胰腺癌等发病率。②慢性阻塞性肺疾病:呼吸道长期受烟雾中的焦油和其他有害物质刺激,吸烟者极易患慢性支气管炎、哮喘、肺气肿,最后导致慢性阻塞性肺疾病、肺心病。③心脑血管病:烟草中一氧化碳对血红蛋白的亲和力很强,吸烟时产生的大量碳氧血红蛋白可使心血管系统受累,特别是心肌运送氧的能力减弱,易导致缺血性心脏病、心绞痛等。烟草中的焦油、一氧化碳、尼古丁等多种有毒物质,还可以引起脂质代谢紊乱、血液黏稠度增高,可导致高血压、高胆固醇血症,不仅可以影响心血管功能,还可以影响脑血管,增加脑出血、脑梗死和蛛网膜下腔出血的危险。④消化系统疾病:吸烟可引起消化性溃疡、胃炎和食管、结肠疾病。此外,吸烟还会导致男性性功能障碍,孕妇吸烟易流产、出血和早产等。

（三）烟草所致精神障碍的治疗

对烟草依赖者可采用药物治疗和心理治疗相结合的综合治疗方案,提高吸烟者戒烟的

笔记栏

成功率。

1. 药物戒烟治疗 常用的戒烟药物包括尼古丁替代疗法类产品、盐酸安非他酮和伐尼克兰等。①尼古丁替代治疗(nicotine replacement treatment,NRT):即以低剂量、安全性好的尼古丁制剂取代烟草。尼古丁替代治疗可以提供一部分尼古丁,减轻戒烟带来的严重戒断症状,随着治疗的进程逐渐减量,最终达到戒烟的目的。尼古丁替代治疗还可以降低复吸率、提高戒烟成功率,是一种有效解除烟瘾的手段,且长期治疗无安全问题。但心肌梗死后近期(2 周内)、严重心律失常、不稳定心绞痛患者慎用。常用剂型有:尼古丁贴剂、口胶剂、鼻喷雾剂、吸入剂、舌下含片等。目前我国主要是尼古丁咀嚼胶,为非处方药。②安非他酮:该药原本属于一种抗抑郁药,1997 年盐酸安非他酮缓释片获美国食品药品管理局(FDA)批准,成为第一个用于戒烟的非尼古丁处方药。本药与尼古丁替代治疗并用时效果会增加。不良反应是口干、易激惹、失眠、头痛和眩晕、震颤等。③伐尼克兰:该药是新型非尼古丁戒烟药,能够减少戒断症状,降低吸烟者对吸烟的渴望以及吸烟后的愉快感,从而达到有效降低复吸的可能性。常见不良反应有恶心等消化道症状。此外,较重的烟草依赖者可用可乐定;去甲替林能帮助戒烟者提高情绪、减轻焦虑和改善睡眠,提高戒烟疗效。

2. 心理社会治疗 个别咨询和小组戒烟咨询等方式均非常有效。咨询的内容可以包括吸烟史、戒烟的动机、阻碍戒烟的因素、指导应对阻碍因素的策略等。此外,认知疗法、厌恶疗法、电话咨询、自助式戒烟治疗等也有一定的效果。

3. 复吸预防 复吸多数发生在戒烟的最初 3 个月中,但也可发生于戒烟后若干年。复吸的发生率非常高,是临床中常见的现象。复吸是正常的,并不意味着戒烟的失败。研究发现,过去尝试戒烟次数越多的人,越有可能戒烟成功,所有的戒烟尝试经历,都有助于之后的戒烟成功。预防复吸的措施包括鼓励戒烟者参与戒烟益处的讨论,解决由戒烟引起的体重增加等副作用和持续存在的戒断症状,定期随访等。

4. 吸烟预防 减少吸烟对健康的危害,首先必须积极开展吸烟有害健康和戒烟运动的宣传活动,提高广大民众对吸烟危害的认识。同时制定相关法律法规限制烟草产品的各种广告、惩戒违法吸烟行为等。积极创造无烟环境,大力倡导所有工作环境保持无烟。青少年不吸烟是减少吸烟依赖的重点,应加大对青少年戒烟教育。

第三节 精神活性物质所致精神障碍患者的护理

一、护理评估

护理人员对精神活性物质所致精神障碍患者的评估,应仔细查阅病历记录,结合体格检查、量表评估和检验报告等,从一般情况、生理、精神症状、心理、社会文化等方面全面收集与患者滥用物质相关的资料,进行全面评估。

(一)一般状况评估
包括患者的姓名、性别、年龄、家庭经济状况、入院方式等。

(二)精神活性物质滥用的评估
1. 应用精神活性物质史 主要包括用药种类、方式、用药持续时间、每次用药量、目前用量及时间间隔等。对饮酒者还要注意询问饮酒的种类、饮酒量及饮酒模式;对阿片类物质导致精神障碍还要询问既往戒毒,治疗用药等。

2. 治疗情况 主要包括既往治疗情况、治疗的意愿、治疗过程中的用药及效果、药物不

笔记栏

良反应等。

（三）生理状况评估

包括一般情况、神经系统状况、躯体戒断状态、有无并发症、实验室及其他辅助检查等。

1. 基本情况 包括:①生命体征:体温、呼吸、脉搏、血压;②皮肤状况:皮肤有无注射痕迹、瘢痕、皮肤的完整性;③营养状况和体重:有无营养不良、极度消瘦等。

2. 神经系统状况 注意患者腱反射、周围神经损伤情况等。

3. 躯体戒断症状 患者有无打哈欠、流涕、发热、肌肉疼痛、恶心呕吐、腹痛、腹泻、震颤、共济失调、睡眠障碍等。

4. 并发症 患者有无肝肾功能损害、传染性疾病、消化道疾病、心血管系统疾病、神经系统疾病、性病等。

5. 实验室及其他辅助检查 患者血、尿、便常规,血生化,心电图,脑电图,X线检查结果等。

（四）精神症状评估

1. 意识状态 有无嗜睡、昏睡、昏迷、意识朦胧等症状。

2. 认知状态 有无知觉、思维方式改变,有无智力与记忆力损害、注意力减退和定向力障碍。

3. 情绪状态 物质戒断时,患者有无恶劣情绪,如焦虑、紧张、恐惧不安等;急性中毒时,患者有无抑郁、兴奋、冲动、易激惹等。

（五）心理状况评估

1. 患者有无人格不成熟或缺陷,如经受不住失败与挫折、容易冲动、做事缺乏计划、反社会倾向等。

2. 患者是否缺乏自信及决策能力,是否存在严重自卑、内心孤独、退缩、不合群、仇恨、缺乏爱心等。

（六）社会文化状况评估

1. 患者有无工作、学习效率降低,人际交往能力有无减弱。

2. 患者与家庭成员关系有无受损,家庭成员及亲友对患者的支持及关系状况如何。

3. 患者不良行为的程度,有无逃学、旷工、欺骗、偷窃、赌博等行为,有无严重不道德行为或严重影响社会安定的犯罪问题等。

目前,还可应用一些评估工具对个体使用精神活性物质情况进行筛查和评估,如 WHO 开发的用于筛查酒精及其他精神活性物质使用问题的访谈量表(the alcohol, smoking, and substance involvement screening test, ASSIST)、酒精依赖疾患识别测验(the alcohol use disorders identification test, AUDIT),以及尼古丁依赖检测量表(Fagerstrom test for nicotine dependence, FTND)等。

ER-8-12

酒精依赖疾
患识别测验
量表简介

二、护理诊断

1. 急性意识障碍 与过度饮酒或药物过量中毒、戒断反应等有关。

2. 营养失调:低于机体需要量 与物质滥用所致的厌食、营养物质摄入不足有关。

3. 有施行暴力的危险 与幻觉、错觉、妄想等有关。

4. 有感染的危险 与营养不良、机体免疫力下降,不良卫生习惯有关。

5. 睡眠型态紊乱 与生活无规律过度兴奋、物质依赖所致欣快作用、戒断症状有关。

6. 家庭应对无效 与物质滥用导致经济、家庭关系矛盾、婚姻破裂有关。

7. 社会交往障碍 与戒断综合征、行为方式不被认同,社交退缩有关。

三、护理目标

1. 急性中毒患者生命体征平稳,未发生并发症。
2. 患者戒断症状得到控制,睡眠型态逐渐恢复正常。
3. 患者营养状况得到改善,未发生躯体感染性疾病。
4. 患者能按照计划戒酒、戒药、戒烟,控制物质觅取行为。
5. 患者能逐渐建立正向的自我概念。
6. 患者能有效处理和控制情绪,能运用合理策略应对压力。
7. 患者能主动承担家庭、职业和社会责任。
8. 患者家庭功能良好,社会支持增加。

四、护理措施

(一)基础护理

1. 饮食护理 物质依赖者常常饮食不规律、食欲下降、厌食等,戒断反应重时拒绝进食,因而营养不良,抵抗力低下。护理人员应观察患者进食情况,尽量保证充足营养,提供营养丰富且容易消化的食物,以流质或半流质饮食为主。对无法自行进食者给予协助喂食,必要时给予鼻饲或静脉补充营养。

2. 睡眠护理 顽固性失眠是物质依赖者常见的症状。如得不到及时纠正,患者会将注意力集中在躯体不适上,容易导致复吸或增加对镇静催眠药物依赖的可能性。可以采取措施协助患者改善睡眠状况,如指导患者建立规律作息习惯,白天适当参加工娱活动;创造舒适、良好的睡眠环境;避免睡前进行剧烈运动或过度兴奋等;必要时给予药物辅助睡眠。在使用药物时应注意,患者由于戒断反应极度不适,很容易对镇静催眠药产生依赖。因此每种药物使用时间不易过长,最好强弱间断用药。

3. 个人卫生护理 长期进行静脉注射吸毒者周围表浅静脉硬化,应注意加强皮肤护理,保持床单元的清洁、干燥、舒适。静脉输液时应尽量避免选择四肢末端的血管,并严格无菌操作原则防止交叉感染。处于戒断状态的患者由于全身肌肉酸痛对轻微刺激疼痛非常敏感,护理时应注意操作轻柔,尽可能少碰触患者皮肤。

(二)安全护理

1. 加强物品管理 严格执行各项安全管理和规章制度,加强危险物品的管理和检查制度。杜绝毒品、酒精及酒类饮料的来源,防止患者觅取和使用。

2. 加强巡视 物质依赖者常常会有定向力障碍、意识不清或行为紊乱,护士应注意巡查,密切关注患者的言谈、举止和行为,对可能发生的意外提前采取防护性措施。意识不清者应加床档围护,防止坠床。

3. 适当采取隔离与约束 大多患者在入院后 3~5 天是出现戒断反应最严重的时期。患者往往躯体上极度痛苦,心理上意志薄弱,希望能够逃避现状或放弃治疗,要求提前出院或寻找机会逃跑。此时,应密切观察患者言谈举止,分析掌握患者心理活动和需求,严防发生意外。限制与家属接触,入院 1 周内禁止探视,1 周后视患者的具体情况而定。

(三)特殊症状护理

1. 戒断症状的护理 在戒断反应期间应密切观察患者戒断症状的出现,以求在最佳的时间给予药物治疗,减轻患者痛苦,并防止戒毒者夸大症状。戒药过程中专人守护,注意卧床休息,避免剧烈活动消耗体力;站立时要缓慢,不应突然改变体位。对谵妄、躁动者要加床挡或给予约束,防止坠床摔伤。对有失眠、震颤、恐惧或以抽搐为先导等症状者,应及时发现,并予以妥善护理。备好急救器械和药品。

2. 过量中毒的护理 根据症状、体征及检查判断患者使用的为何种药物,再根据药物

笔记栏

的性质和用药途径等采取适当的治疗方式。患者渡过急性期后必须进一步评估过量使用的原因,特别重要的是辨明是故意使用还是意外所致。此外,要严密监测患者的生命体征,保持呼吸道通畅,维持水电解质及能量代谢平衡,预防并发症发生。

3. 兴奋躁动的护理 精神活性物质依赖者多伴有人格障碍,容易违反规章制度、不服从治疗,甚至冲动、伤人或自伤。对处于躁动或混乱状态的患者,应注意接触方式,既要坚持原则,又要正确疏导,避免直接冲突。根据病情设立专人护理,必要时给予保护性约束防止发生意外。

（四）用药护理

1. 严格遵守用药制度 根据医嘱按时给药,注意观察患者用药后的疗效和可能发生的不良反应,警惕藏药行为发生。静脉给药者注意调整液体的滴速,并注意观察生命体征变化。

2. 特殊用药观察 如患者服用戒酒硫治疗期间,应告诫患者不得在服药期间饮酒,并密切观察戒酒硫可能出现的不良反应,如皮疹、过敏性皮炎、疲劳、震颤、头痛等。

（五）心理和社会支持

1. 尊重患者,接纳患者,耐心倾听患者叙述不适的感受,与患者建立良好的治疗性护患关系。

2. 丰富住院生活,鼓励患者参加各项工娱治疗活动并自我料理生活,转移对物质的渴求心理。

3. 在疾病缓解期,教会患者正确的应对方式,鼓励患者表达内心感受。肯定其取得的进步和良好行为,改变患者对自己负性的评价,以积极的态度看待自己,提高自尊。

4. 帮助患者认识自己的问题,识别不正确的应对方式,如扔东西、酗酒、吸烟等,制订治疗计划并帮助其坚持治疗,有助于提高戒毒治疗的成功率。

5. 促进人际互动,鼓励患者参加各种形式的戒酒戒毒活动、组织或协会。

6. 鼓励家庭成员及社会成员共同关心、帮助患者,增加患者社会支持系统。

7. 治疗期间应注意尽量避免各种不利刺激来源,减轻患者压力。

（六）健康教育

1. 加大精神活性物质宣传力度,提高社会对此类物质的警惕性。重点加强对高危人群的宣传和管理。提倡文明饮酒,不酗酒,不滥用成瘾物质。

2. 严格执行药物管理工作,加强药物药品生产、运输、存储、发放、检查和处方管理,严格把握此类药物的临床适应证。

3. 建立和健全成瘾物质法律建设,加强法律宣传力度,严厉打击违法犯罪行为。

4. 加强对患者及家属进行有关物质滥用的知识教育,充分发挥家庭支持系统对患者治疗、维持康复信念的作用。

五、护理评价

1. 急性中毒患者是否生命体征平稳,是否发生并发症。

2. 患者戒断症状能否得到控制,睡眠状态是否得到改善。

3. 患者营养状况是否得到改善,有无发生躯体感染性疾病。

4. 患者能否按照计划戒酒、戒药、戒烟,控制物质觅取行为。

5. 患者能否逐渐建立正向的自我概念。

6. 患者能否有效处理和控制情绪,能运用合理策略应对压力。

7. 患者能主动承担家庭、职业和社会责任。

8. 患者家庭功能是否良好,社会支持是否增加。

六、护理案例

案例1

患者,男,46岁,已婚。患者自22岁毕业后在一所中学开始任教并结识一位爱好饮酒的老教师。半年后,在老教师的劝导下开始偶尔饮酒。6年后,因工作成绩出色被调至后勤部门,主要负责单位之间协调工作。此后,患者开始经常在外与领导、同事或朋友一起饮酒。每周三到四次,每次200ml(4两)左右,为53度白酒,不饮酒时无不适反应。35岁以后几乎每天饮酒,经常还会达到两次(中午、晚上)。如果没有工作或朋友聚会,患者会自己叫其他人一起在外聚会饮酒吃饭。如果不饮则浑身难受、全身震颤、心慌出汗,并且食欲逐渐降低、消瘦。5年前,患者饮酒量不断增多,每天达400ml(8两),在外与同事、朋友聚会次数也逐渐增多。即便是中午患者也常召集同事一起出去饮酒,上班时经常满身酒气。因饮酒过量导致严重摔伤数次。家人为了患者安全、避免患者酒后在外产生不良影响,劝其减少饮酒。患者一直称自己"没有酒瘾,全是为了工作……只要不想喝,随时可以停止",有时候还经常打电话告诉朋友要少饮酒。为了避免患者外出饮酒,有时家人会主动创造氛围引导患者居家饮酒。但家人发现这样并不能减少患者到外边寻找朋友饮酒的行为,因此造成很多苦恼和家庭矛盾。患者如果停止饮酒超过10小时即出现恶心、呕吐,头痛,头晕,注意力不集中,继而出现双手粗大震颤,大汗。饮酒后症状很快消失。患者1月前突发冠心病,体格检查显示高血压、高血脂。于是在家人的劝导下前来医院进行戒酒治疗。根据上述情况,请问应从哪些方面评估?该患者的主要护理诊断有哪些?针对患者目前的状况该如何护理?

(一)护理评估

1. 饮酒史评估 患者所用物质为酒精,目前使用的量为400ml,使用持续时间18年,使用的酒精为53度,饮酒模式采用外出与朋友、同事一起饮酒。

2. 生理状况评估

(1)营养状况:患者食欲下降、营养较差,消瘦。

(2)戒断症状:患者戒酒后出现恶心、呕吐,头痛,头晕,继而出现双手粗大震颤,大汗。

(3)并发症:患者有冠心病、高血压、高血脂等疾病。

3. 精神症状评估

(1)患者情绪低落、易激惹。

(2)戒断症状:注意力不集中,对酒精有强烈渴求。

4. 心理-社会状况评估 患者对酒精有强烈渴求,但自知力缺乏,存在"否认"心理。家庭支持良好,但缺乏对酒精依赖的认知。

(二)护理诊断

1. 急性意识障碍 与戒断反应等有关。

2. 营养失调:低于机体需要量 与厌食、营养物质摄入不足有关。

3. 无效性否认 与患者不良认知有关。

4. 家庭运作过程改变 与家庭成员缺乏对酒精依赖的认知有关。

(三)护理目标

(1)患者营养状态得到改善。

(2)患者酒精戒断症状得到有效控制。

(3)患者能承认自己存在酒精依赖问题,能控制觅酒行为,愿意执行戒酒计划。

(4)患者能建立有效人际沟通,家庭功能良好。

（5）患者能建立正确的行为模式,社会支持增加。

（四）护理措施

1. **戒断症状的护理** 根据患者目前的身体状况,在接受戒酒治疗之前应进行全面的身体检查。根据患者的身体状况,选择一次性戒除或逐渐戒除的办法。在戒断过程中,应注意观察患者的生命体征,尤其是患者的心率、脉搏、血压、意识状态等,防止因戒断反应引发过重的心脑血管疾病。及时做好因戒断反应出现的身体不良反应,并做好急救准备。适当给予神经营养剂,防止发生韦尼克脑病。对暴力、抑郁等精神症状适当给予抗精神病药物。

2. **睡眠及营养等生活护理** 指导患者正确做好睡眠前的准备,如睡眠环境、个人睡眠前的洗漱等。避免睡前进行剧烈运动或过度兴奋;避免导致患者兴奋的食物或涉及引起患者兴奋的话题。对睡眠困难者,给予适当药物辅助。注意患者营养,给予清淡、易消化食物,并注意补充维生素。戒断期间注意休息,急性期应尽量避免活动。缓解期,可以进行轻度的活动。引导家属给予支持,帮助患者转移注意力,并给予心理支持。

3. **否认心理的护理** 否认心理是酒依赖最常见的心理问题,也是阻碍患者决心戒酒和复饮的重要因素。大部分患者问题已相当严重,仍否认自己的行为给工作、家庭带来影响,否认自己无法控制。造成患者出现否认的原因很多,护士应首先了解,再根据具体情况制定针对性措施。如患者为了面子不愿承认,护士不要与其发生争执,以免加剧患者否认心理,甚至引起焦虑、愤怒。护士应表示信任和理解,并心平气和地把问题说清楚,消除患者戒备心理。如果患者的行为已经给工作、家庭带来影响,护士应该用启发的方式让患者意识到自己行为后果。同时,护士还可利用家庭支持来增强患者的信念。

4. **社会支持** 帮助患者认识不良的应对方式不利于解决问题,并协助建立正确应对方式。协助家属了解酒依赖相关知识,强调家庭关爱的重要性,提高家庭功能,给患者提供重要社会支持。

（五）护理评价

1. 患者营养状态是否得到改善。
2. 患者酒精戒断症状是否得到有效控制。
3. 患者能否承认自己存在酒精依赖问题,能否控制觅酒行为,能否愿意执行戒酒计划。
4. 患者能否建立有效人际沟通,家庭功能良好。
5. 患者能否建立正确的行为模式,社会支持增加。

案例2

患者,男性,26岁,因深度昏迷收入院。查体消瘦,面色憔悴,皮肤冰凉,呼吸浅慢,瞳孔如针尖样大小,双臂静脉有多处注射留下的陈旧性针眼。据家属报告,患者于2年前与朋友一起到私人会所参加聚会,在同伴的怂恿下吸了一支香烟。使用后有轻微的恶心、呕吐、头疼,随即感觉浑身"飘飘欲仙"。出于好奇,患者向朋友索要了一盒回家后使用。当患者工作压力大、心情烦闷时开始使用,随即感觉一切都变得美好,焦虑情绪也大大减轻。之后,患者发现自己如果不用这种特别的烟就会流眼泪、流涕、心神不宁、坐立不安、肌肉疼痛、失眠。半年后开始使用烫吸方式,工作效率逐渐降低、亲友也逐渐与他疏远,自理能力下降。1年前,患者感觉不适症状出现越来越快,但使用后效果越来越差。于是开始采用静脉注射的方式,最大量一天1.5~2g,分3~4次使用,停药后出现心理、生理戒断反应。入院前,患者因使用过量海洛因而昏迷,使用剂量不详。

诊断:物质滥用(海洛因依赖)。

请对患者进行评估,做出相应的护理诊断后给出恰当的护理措施。

（一）护理评估

1. 用药史评估　患者所用药物为海洛因,用药方式由吸带药香烟,至烫吸,再至静脉注射,用药持续时间为 2 年,用药量为每天 1.5~2g,目前用药剂量不详。

2. 生理状况评估

（1）营养状况:患者营养较差,消瘦。

（2）双上肢及双侧足背部可见注射痕迹,双上肢静脉呈条索状。

3. 精神症状评估　患者对海洛因有强烈渴求,戒断时出现情绪不稳、易激惹失眠等症状。

4. 心理-社会状况评估

（1）患者对疾病缺乏自知力。

（2）患者用药动机主要为逃避烦恼及戒断症状。

（3）患者的生活自理能力下降及人际关系减少。

（4）家庭成员对患者的支持较为缺乏。

（二）护理诊断

1. 急性意识障碍　与过度饮酒或药物过量中毒、戒断反应等有关。

2. 睡眠型态紊乱　与戒断症状有关。

3. 营养失调:低于机体需要量　与厌食、营养物质摄入不足有关。

4. 有感染的危险　与营养不良、机体抵抗力差有关。

5. 生活自理能力缺陷(进食、沐浴、如厕、穿着等)　与躯体功能下降、戒断症状有关。

6. 应对无效　与不适当的调适方法、认知歪曲、支持系统缺乏等有关。

（三）护理目标

1. 患者营养状态和睡眠得到改善。

2. 患者戒断症状得到有效控制。

3. 患者上肢静脉情况好转,未发生躯体并发症。

4. 患者能主动配合戒毒计划。

5. 患者能有效处理和控制情绪。

6. 患者能运用合适的策略应对压力,能建立积极的应对机制。

7. 患者的生活自理能力逐步提高。

8. 患者家庭功能良好,社会支持增加。

（四）护理措施

1. 急性中毒的护理　首先给予吸氧保证足够的肺通气,必要时进行气管插管、气管切开或使用呼吸机,并建立静脉通道维持水、电解质平衡等。其次,缓慢静脉注射阿片受体拮抗剂纳洛酮,可按 0.8mg/70kg 剂量标准给予缓慢静脉注射,必要时可数分钟后重复给药。观察中毒症状、意识障碍状况,做好抢救准备。

2. 常规的生活护理　将患者安置于清洁、安静、舒适的环境中,保证患者的休息与睡眠。处于昏迷中的患者通过静脉保证营养,待清醒后给予流质饮食。

3. 安全护理　将患者置于独立病室并限制家属探视。严格执行各项安全管理和检查制度,避免患者接触危险物品。加强巡视,密切观察患者的意识状态,对可能发生的意外提前采取防护性措施,如醒来后意识不清应加床档防止坠床,躁动者应采取保护性约束等。

4. 心理社会护理　帮助患者重新认识自己,改变患者对自己负向评价,并鼓励患者逐渐开始自我照顾。鼓励患者参加自己感兴趣工娱治疗和活动,如绘画、书法、陶艺等,陶冶情操,转移对毒品的渴求心理。帮助患者进行社会交往技能训练,鼓励与周围人多接触,促进患者回归社会。协助家属了解疾病知识,多给予患者关心,提高家庭功能。

（五）护理评价

1. 患者营养状态和睡眠能否得到改善。

2. 患者戒断症状能否得到有效控制。

3. 患者有无发生躯体并发症。

4. 患者能否主动配合戒毒计划。

5. 患者能否有效处理和控制情绪。

6. 患者能否运用合适的策略应对压力,能否建立积极的应对机制。

7. 患者的生活自理能力是否逐步提高。

8. 患者家庭功能是否良好,社会支持是否增加。

学习小结

1. 学习内容

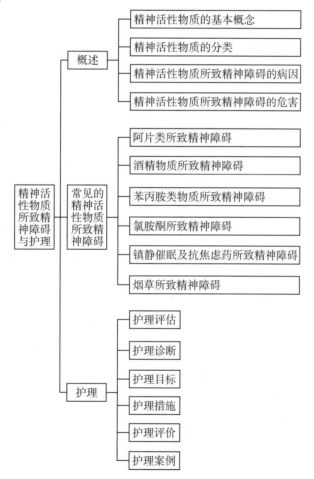

2. 学习方法

本章包含概念多,涉及精神活性物质类别及内容也较多。学习本章内容可采取以下几种方式:①认真体会概念内涵,并配合课后习题加深理解;②通过分析与讨论案例的形式熟悉各类物质导致精神障碍的临床表现及护理措施;③通过比较法、情景案例分析或角色扮演等方法加深理解,掌握各类物质导致精神障碍的主要内容;④查阅相关文献资料了解现代研究发展前沿动态。

扫一扫,
测一测

(沈 玮)

复习思考题

1. 一位酒依赖的患者告诉护士说："我喝酒是都是为了陪朋友,其实我本人是不愿喝的。"分析该患者出现的心理反应,请根据目前患者的心理反应提出相应的护理措施。

2. 某男,23 岁,一年前开始服用海洛因。近日患者经常半夜听到有人叫他,但醒来后在房间里看不到任何人。分析该患者出现的精神症状,请根据目前患者的情况提出相应的护理措施。

3. 试比较镇静催眠类药物和抗焦虑药物所致精神障碍临床表现及护理措施的异同点。

第九章

精神分裂症及其他原发性精神病性障碍与护理

PPT 课件

▶ 学习目标

识记:精神分裂症的概念、临床表现、治疗原则及护理要点。

理解:精神分裂症的病因及发病机制、诊断要点。其他原发性精神病性障碍的概念及临床表现。

运用:能够根据精神分裂症及其他原发性精神病性障碍患者的具体情况,提出个性化的护理诊断和护理措施。

第一节　精神分裂症概述

精神分裂症(schizophrenia)是一组最常见的、病因未明的重性精神疾病,常有感知、思维、情感、行为等多方面的障碍,其中思维障碍是核心表现,并以精神活动不协调和脱离现实为特征。多起病于青壮年,一般无意识障碍和明显的智能障碍,病程多迁延。

精神分裂症流行于世界各个国家和地区,其发病率与患病率在世界各国基本相等,终生患病率约为1%。我国1993年的全国流行病调查资料显示,精神分裂症的终生患病率为6.55‰。精神分裂症在男性和女性中的患病率大致相等,但发病高峰年龄不同,男性的发病高峰年龄为10~25岁,女性为25~35岁。其患病率的高低亦与家庭经济水平呈负相关。由于精神分裂症起病于成年早期,复发率高、致残率高、病程慢性迁延,给患者、家庭和社会带来了沉重的经济负担。根据WHO《全球疾病负担研究:2004年更新》的结果,按照伤残调整生命年(Disability-Adjusted Life Year, DALY)来估算,截至2004年,精神分裂症位列全球精神神经疾病总负担的第三位,占DALY的1.1%。

精神分裂症概念的发展和演变

早在古代的埃及、印度、中国及希腊(至少为公元1世纪),相关的文献资料就有关于精神分裂症的描述。19世纪中叶以来,欧洲许多精神病学家将不同的症状分别看作独立的疾病。法国的Morel于1857年首次采用早发性痴呆(demence precoce)一词,描述了一组发病于青少年且有严重智能衰退的患者。德国的Hecker和Kahlbaum于1870年对发病于青春期并很快导致智力衰退的患者进行了描述,称之为青春型痴呆;随后,

Kahlbaum 于 1874 年还描述了一种具有特殊精神症状并伴有全身肌肉紧张的精神病,经观察发现并无神经系统的器质性改变,称之为紧张症。直到 1896 年,德国的 Kraepelin 对上诉各种观点和描述进行仔细分析之后,将个人所观察到的妄想痴呆(dementia paranoids)和 Morel 的早发性痴呆、Hecker 的青春型痴呆、Kahlbaum 的紧张症结合在一起,统称为"早发性痴呆(dementia praecox)"。这些观点首次作为一个疾病单元,认为是同一种疾病的不同亚型,有共同的临床特点,多起病于青年期且以衰退为结局。

1911 年,瑞士精神病学家 Bleuler 进行细致的临床学研究后指出,联想障碍(abnormal association)、情感淡漠(apathy)、矛盾意向(ambivalence)和内向性(autistic behavior and thinking)是本病的基本症状,而本质问题是人格分裂,后期的精神衰退也不是必然,故建议将本病命名为"精神分裂症"。

Kraepelin 和 Bleuler 在精神分裂症概念的提出和诊断方面做出了重大贡献,后来学者们的相关研究基本都在此基础上开展,虽然对本病某些方面的内容进行了补充或发展,但是基本观点并无重大变更。

一、病因与发病机制

(一)遗传

遗传因素在精神分裂症的发生发展过程中起重要作用。有关精神分裂症的家系调查表明,本病患者近亲中的患病率比一般居民高约 10 倍。与患者血缘关系越近、亲属中患病人数越多,预期的发病率越高。

精神分裂症遗传学模式复杂,目前认为多基因遗传方式的可能性最大,也有人认为是常染色体单基因遗传或多源性遗传。

(二)神经发育

精神分裂症的发生可能与神经发育异常有关。典型病例尸解研究发现,患者额叶、颞叶(海马、嗅外皮质、海马旁回)萎缩;CT、MRI 以及组织病理学研究发现,部分患者有脑室扩大、沟回增宽和胼胝体发育异常。推测这些变化与胚胎期大脑发育过程中出现的某些神经病理改变有关,从而导致心理整合功能异常。但即刻效应并不显著,进入青春期或成年早期后,在外界环境不良因素刺激下,出现精神分裂症的症状。神经发育异常的外部表现主要包括以下证据:

1. 个性特征与社会适应异常　童年期表现为发育迟缓,并有认知障碍,尤其是有面部异常运动和语言发育迟缓者,预示有可能发生精神分裂症;部分患者在儿童期可具体表现为经常缺课,体育、品行课成绩较差;有孤独倾向,朋友少;社交焦虑感增强和社交自信感降低等。

2. 病前轻度躯体异常　常见上框凹陷或突出,内眦赘皮,眼裂下斜,鼻翼不对称,腭部升高,嘴的宽度减小,耳廓突出,耳叶小,唇耳距离增加,手掌长,小指内屈,通贯掌等。

3. 神经功能异常　主要表现为运动协调、感觉统合和神经反射形成等方面的异常。视觉或听觉诱发电位测验结果显示,精神分裂症患者一般有脑部警觉水平下降,但有妄想的患者处于过度警觉状态。多数研究也发现,患者的眨眼频率增快,平稳眼跟踪异常。

4. 神经心理异常　神经心理测验结果显示,精神分裂症患者的结果类似于脑器质性精神障碍患者的结果,只是程度较轻。患者在注意、记忆、智能、概念的形成与抽象等方面均有或轻或重的损害。其中以语义记忆、执行功能和注意广度受损更为明显。

（三）神经生化异常

1. 多巴胺（DA）功能亢进假说 该假说在 20 世纪 60 年代被提出,核心内容是认为精神分裂症是中枢神经系统 DA 功能亢进,或由于 DA 受体增加而导致脑组织对 DA 敏感性增加所致。主要依据如抗精神病药物可以有效控制精神分裂症症状,作用机理与阻断 DA 受体的功能有关;长期使用促进 DA 功能的苯丙胺,可以使正常人出现和急性精神分裂症相似的症状。

2. 谷氨酸生化假说 该假说认为,中枢谷氨酸功能不足可能是精神分裂症的病因之一。谷氨酸是皮质神经元的一种重要的兴奋性递质。大量证据表明,与正常人群相比,精神分裂症患者大脑中的某些区域(如中颞叶)谷氨酸受体亚型减少,而抗精神病药物的作用机制之一就是增加中枢谷氨酸的功能。

3. 5-羟色胺（5-HT）假说 1954 年 Wolley 等提出精神分裂症可能与 5-HT 的代谢障碍有关。非典型(新型)抗精神病药,如氯氮平、利培酮、奥氮平等对 $5-HT_{2A}$ 受体有很强的拮抗作用。近年来,由于该类药物在临床上的广泛使用,使 5-HT 在精神分裂症病理生理机制中的作用再次受到重视。这类药物除了对中枢 DA 受体有拮抗作用外,还对 $5-HT_{2A}$ 受体有很强的拮抗。$5-HT_{2A}$ 受体可能与情感、行为控制及 DA 调节释放有关。

（四）心理社会因素

目前的观点认为,社会、心理因素可为精神分裂症的诱发因素,但最终病程的发展变化并不受先前心理社会因素的影响。精神分裂症患者所处的环境、遭遇的生活事件以及病前的性格均可诱发精神分裂症,如父母教育方式过于放纵、溺爱或严格;家庭成员间关系紧张;生活不安定、居住拥挤、职业不固定等;发生不良生活事件(如失学、失恋、学习紧张、家庭纠纷、夫妻不和、意外事故等);病前表现为内向、孤僻、敏感多疑的性格等。

二、临床表现

多数精神分裂症患者初次发病的年龄集中在青春期至 30 岁之间,起病多隐匿,临床表现复杂多样。不同个体、处于疾病不同阶段其临床表现可有很大差异。不过,这类患者均具有感知、思维、情感、意志及行为的不协调和脱离现实环境的特点。

（一）前驱期症状

出现典型精神分裂症症状之前,患者常可出现不寻常的行为方式和态度的变化,此为前驱期症状。前驱期症状可持续数周、数月或数年。表现为:①类神经症症状,如神经衰弱综合征,或有强迫症状、癔症样表现或疑病症状等;②情绪改变:情绪波动、焦虑、抑郁、易激惹等;③认知改变:出现一些古怪或异常的观念,注意力减退,学习或工作能力下降等;④对自我和外界感知改变:性格改变,孤独敏感、自语自笑,与亲人好友关系冷淡疏远、难于接近;⑤行为改变:社会活动退缩或丧失兴趣,缺乏动力和动机,多疑敏感,社会功能水平下降等;⑥躯体改变:睡眠和食欲改变,乏力,活动和动机下降等。

此期由于患者行为和态度的变化较缓慢,其他方面亦基本保持正常,且常常对上述症状有较为合理的解释,故处于前驱期的患者常不为他人重视。国外报道,精神分裂症患者首次住院,通常在出现前驱期症状后 3 年。

（二）显症期症状

大量研究提示,精神分裂症患者存在五个症状维度(亚症状群),分别是幻觉、妄想症状群,阴性症状群,瓦解症状群(disorganization symptoms),焦虑、抑郁症状群和激越症状群。前三类症状对诊断精神分裂症特异性较高。

1. 阳性症状 阳性症状是指异常心理过程的出现,包括幻觉、妄想以及紊乱的言语和

ER-9-1

显症期症状出现频率（图片）

行为(瓦解症状)。

(1) 幻觉:幻听、幻视、幻嗅、幻味、幻触均可出现,其中幻听最常见。幻听可以是言语性幻听,如患者可以说出是男声还是女声,有几个人,是熟人的声音还是陌生人的声音,其内容常常是对患者不利的。一般来说,在意识清晰状态下出现评论性幻听、争论性幻听或命令性幻听常指向精神分裂症。幻听也可以是非言语性的,如患者听到机器的轰隆声、乐曲声、鸟叫声、车船声等。幻听还可以以思维鸣响的方式表现出来,即患者所进行的思考,都被自己的声音读出来。

精神分裂症患者的幻视亦较常见。其幻视的形象往往清晰逼真,内容单调离奇。如看见半边脸、一只手、没有头的影子,灯泡里有一个小人等。幻视的形象也可在脑内出现,患者说是用"内眼"看见的,即假性幻视。这类幻觉一旦出现,则要首先考虑是否由于躯体疾病、中毒或脑器质性疾病所致。有的患者可能出现内脏幻觉,如大脑烧灼感、血管的冲动感或骨髓切割感等。精神分裂症的幻觉体验多给患者的思维、行动带来不同程度的影响,在幻觉支配下,患者可能做出违背本性、不合常理的举止。

(2) 妄想:属于思维内容障碍,是精神分裂症患者出现频率最高的精神症状之一。一位患者可以表现出一种或多种妄想,临床上以被害、关系、夸大、钟情、嫉妒、非血统、宗教和躯体妄想等多见。患者的妄想内容缺乏事实依据,荒谬性显而易见,但却难以动摇。有时在疾病初期,患者对自己的某些明显不合常理的想法也许还会持有将信将疑的态度,但随着疾病进展,患者逐渐与病态的信念融为一体,并受妄想影响做出某些反常言行。另外,妄想的内容可与患者的教育程度、文化背景和生活经历有一定联系。一般来说,在意识清晰的基础上出现的原发性妄想,妄想心境、妄想知觉、妄想回忆以及某些离奇古怪的妄想,常提示精神分裂症的诊断。

(3) 瓦解症状群:包括思维形式障碍、怪异行为、紧张症行为和不适当的情感。思维形式障碍按照由轻到重的严重程度可以表现为病理性赘述、思维散漫、思维破裂和词的杂拌。其他常见的思维形式障碍还包括语词新作、模仿言语、重复言语、刻板言语、内向性思维、缄默症、思维中断(插入)、思维云集、思维被夺走、持续言语、逻辑倒错性思维、病理性象征性思维等,可以通过与患者的交谈和从患者的书写材料中获得,为主观性判断。行为症状可以表现为单调重复、杂乱无章或缺乏目的性的行为,可以表现为单个肢体或涉及躯体和四肢的动作,也可以是仪式化的作态行为,旁人无法理解。有的患者可表现为紧张性木僵和紧张性兴奋,严重时患者长期保持一个姿势,不语、不动、不食,对任何刺激无反应,有时会突然转为兴奋状态,出现无目的的冲动伤人行为;有的患者可出现怪异行为,如一连几天卧床不动的患者,突然从床上跳起,打碎窗玻璃,然后又卧床不动;有的患者扮鬼脸、发呆、傻笑,脱衣、脱裤、当众手淫等;有的患者表现为意向倒错,吃一些不能吃的东西或伤害自己的身体。不适当的情感是指患者的情感表达与内心体验和外界环境不协调。表现为情感淡漠迟钝,或为琐碎小事极端暴怒、高兴或焦虑,可有情感倒错,持续地独自发笑,幻想性质的狂喜狂悲等。

2. 阴性症状　是指正常心理功能的缺乏,涉及情感、社交及认知方面的缺陷。美国国立精神卫生研究所(NIMH)建议将意志减退、快感缺乏、情感迟钝、社交退缩和言语贫乏列为精神分裂症的阴性症状条目,其中前两个为最常见的阴性症状。

(1) 意志减退:患者有目的性的活动意愿和动机减退或丧失,缺乏主动性,行为被动、退缩。患者对学习、工作和社交缺乏应有的要求,缺乏积极性和主动性,不主动与人来往,行为懒散,无故旷工、旷课。严重时行为极为被动,终日卧床或呆坐,无所事事,生活不知自理,不理发、不梳头,本能欲望缺乏。

（2）快感缺乏：约半数精神分裂症患者体验到快感缺乏，表现为一种持续存在、无法从日常生活中发现和获得愉快感的体验，尤其是对即将参与的活动缺乏期待快感，导致患者参与活动的动机下降。

（3）情感迟钝：患者表现为不能理解和识别他人的情感表露和/或不能正确地表达自己的情感。患者表情呆板、缺乏变化，自发性动作减少、缺乏体态语言，语调单调，眼神接触少，对亲人、朋友、同事缺乏关心。情感迟钝是社会功能不良、治疗效果差的重要预测因子。

（4）社交退缩：表现为社交兴趣减退或缺乏以及社会关系冷淡。患者不主动参与社交活动，很少与亲友交往，难以体会到亲情和爱情，性兴趣下降。

（5）言语贫乏：言语的产生减少或缺乏，属于阴性的思维障碍。患者言语交流减少，回答问题内容简单、空洞，严重时几乎没有自发言语。

3. 焦虑、抑郁症状　焦虑和抑郁情绪在精神分裂症患者中并不少见，约80%的患者在疾病过程中可有此类症状。主要见于疾病前驱期或恢复期或程度较轻的患者，以阴性症状为主要表现的患者较少出现焦虑和抑郁情绪。

4. 激越症状　主要表现为攻击暴力和自杀。

（1）攻击暴力：部分患者控制冲动的能力减退，社交敏感性降低，严重情况下可能出现冲动攻击和暴力行为。高危因素包括：男性患者，被幻觉妄想支配，病前存在品行障碍、反社会型人格、物质滥用等。可以通过既往攻击、暴力史预测攻击暴力行为的发生。

（2）自杀：20%~50%的患者在疾病过程中可出现自杀企图，男性明显多于女性，约5%的患者最终死于自杀。自杀多发生在疾病早期，或患者刚入院或出院不久时，发生的主要原因是抑郁症状。

5. 自知力　自知力是影响治疗依从性的重要原因，自知力评估有利于治疗策略的制定。患者常对自身疾病的性质和严重程度缺乏自知，不承认自己有病，不愿意接受治疗，甚至拒绝、逃避治疗。当病情好转时，自知力恢复，患者会渐渐主动配合治疗。

三、诊断与鉴别诊断

（一）诊断

精神分裂症的诊断应结合病史、临床症状、病程及体格检查和实验室检查的结果，典型病例诊断一般不难。精神分裂症的诊断要点如下。

1. 症状特点　精神分裂症以基本的和特征性的思维及知觉歪曲、情感不恰当或迟钝为总体特点。通常是在意识清晰、智能完好的基础上，持续较长时间出现某些认知损害。下列为对诊断有特殊意义并常同时出现的症状群。出现的症状条目越多，诊断的信度和效度就越高。

（1）思维鸣响、思维插入或思维被撤走以及思维广播。

（2）明确涉及躯体或四肢运动，或特殊思维、行动或感觉的被影响、被控制或被动妄想；妄想性知觉。

（3）对患者的行为进行跟踪性评论，或彼此对患者加以讨论的幻听，或来源于身体一部分的其他类型的听幻觉。

（4）与文化不相称且根本不可能的其他类型的持续性妄想，如具有某种宗教或政治身份，或超人的力量和能力。

（5）伴有转瞬即逝的或未充分形成的无明显情感内容的妄想，或伴有持久的超价值观念,或连续数周或数月每日均出现的任何感官的幻觉。

（6）联想断裂或无关的插入语,导致言语不连贯,或不中肯或语词新作。

（7）紧张性行为,如兴奋、摆姿势,或蜡样屈曲、违拗、缄默及木僵。

（8）阴性症状,如显著的情感淡漠、言语贫乏、情感反应迟钝或不协调,常导致社会退缩及社会功能的下降,但必须澄清这些症状并非由抑郁或神经阻滞剂治疗所致。

（9）个人行为的某些方面发生显著而持久的总体性质的改变,表现为丧失兴趣、缺乏目的、懒散、自我专注及社会退缩。

2. 病程特点　诊断精神分裂症通常要求在1个月或1个月以上时间内确定存在属于上述(1)~(4)中至少一个(如不甚明确,常需两个或多个症状),或(5)~(8)中来自至少两组症状群中的十分明确的症状;符合此症状要求但病程不足1个月的状况(无论是否经过治疗)应首先诊断为急性精神分裂症样精神病性障碍,如此症状持续更长的时间,再重新归类为精神分裂症。

3. 其他　一级亲属有较高的同类疾病的阳性家族史,躯体和神经系统检查以及实验室检查一般无阳性发现,脑影像学检查和神经生化检查结果可供参考。如患者存在符合抑郁或躁狂发作标准的情感症状,则不应诊断为精神分裂症,除非明确精神分裂症症状出现在心境障碍症状之前。如精神分裂症症状与情感性症状同时发生并达到均衡,那么即使精神分裂症症状已符合精神分裂症的诊断标准,也应诊断为分裂情感性障碍。如存在明确的脑疾病或处于药物中毒或戒断期,则不应诊断为精神分裂症。

4. 诊断标准的应用原则　在全面掌握患者的异常精神活动状态后,再结合标准进行分析;对阴性症状的判定应从严掌握;一定排除假性症状;必须符合所有诊断标准项目,不能符合一部分;不能确诊的病例应纵行追踪观察,待以后更正诊断。

（二）鉴别诊断

任何有关精神分裂症的诊断,都必须确认不存在可导致类似变化的其他疾病,因此精神分裂症的诊断实际上是依靠排除法做出的。临床上常需与继发性精神病性障碍、分裂情感性障碍、妄想性障碍、急性短暂性精神病性障碍、心境障碍、焦虑与强迫障碍、人格障碍等疾病相鉴别。

四、治疗与预后

在精神分裂症的治疗过程中,抗精神病药物治疗为首选治疗方法。健康教育、工娱疗法、心理社会干预等措施也应贯穿于治疗全程,以提高患者的社会适应能力。对部分药物治疗效果不佳和/或有木僵违拗、攻击冲动、频繁自杀的患者,在急性治疗期可以单用或合用电抽搐治疗。中医药作为精神分裂症的辅助疗法,有见效快、可减少抗精神病药物用量和不良反应少等优点。

（一）抗精神病药物治疗

1. 一般原则　药物治疗应该系统而规范,强调早期、适量、足疗程、单一用药、个体化用药的原则。治疗由小剂量开始,逐渐增加至有效推荐剂量,增加速度应该根据药物的特性和患者的特质而定。巩固治疗期间原则上药物不减量,但维持剂量可酌情减少,通常为巩固治疗期间剂量的1/2~2/3(要求个体化)。大剂量时应密切评估药物的治疗疗效和不良反应,并及时给予合理的调整。一般情况下不能突然停药,维持用药时应定期门诊复查,根据病情调整药量。

2. 选药原则　选择药物时,应综合考虑患者对药物的依从性,个体对药物的治疗反应,药物的不良作用,长期治疗计划,患者年龄、性别及经济状况等。临床一般推荐第二代非典型抗精神病药物如奥氮平、利培酮、喹硫平作为一线药物,可通过作用于 DA 受体和 5-HT 受体发挥作用;氯氮平诱发的不良反应,特别是粒细胞缺乏症等较其他非典型抗精神病药物多见,国内外专家主张应慎用。第一代传统抗精神病药物如氯丙嗪、奋乃静、舒必利等建议作为二线药物,但在我国不少地区仍广为使用。

3. 疗程与时间

(1)急性期:指首发患者和急性恶化复发患者的精神症状非常突出和严重的时期。治疗时间一般 4~6 周,治疗目的是尽力减轻和缓解急性症状,防止疾病导致的继发性伤害。

(2)巩固期:指急性期精神症状有效控制后,患者进入一个相对稳定的时期。治疗时间至少 6 个月,治疗目的是减少对患者的应激,降低复发的可能性,帮助患者恢复患病前的社会功能。

(3)维持期:症状缓解并巩固治疗后进入维持期。治疗目的是预防复发,改善患者的生活质量(包括阴性症状的治疗),进一步增强患者适应社会生活的能力。维持治疗时间目前无统一规定,一般建议首发且缓慢起病或多次复发的患者,维持治疗时间至少 5 年,部分患者需终生服药;急性发作且缓解迅速彻底的患者,维持治疗时间可相应缩短。

(4)停药:临床上不足 1/5 的患者可能停药。确定可停药后,应缓慢逐渐减量,直至停用。

4. 合并用药 原则上应尽可能使用一种抗精神病药物,如果治疗效果不佳,可以将不同药理作用机制的药物合并使用。如患者持续出现焦虑、抑郁和敌意等症状,应合用辅助药物(增效药物),包括苯二氮䓬类、情绪稳定剂、抗抑郁药等;如患者已接受合适的抗精神病药物治疗,但仍表现出持续的阳性精神病症状,应合用辅助药物,或电抽搐治疗,或经颅磁刺激治疗,或联合使用不同种类的抗精神病药物。对精神分裂症患者的木僵、拒食、言语运动性兴奋及伴有严重自杀倾向的抑郁状态亦可单独应用电抽搐治疗。

5. 安全原则 抗精神病药物服药前应常规检查心率、血压、体重指数,血常规,肝、肾、心功能和血糖、血脂、血清电解质等,服药期间应注意药物的不良反应,定期复查对比治疗效果。用药剂量不宜过大,大剂量不能提高治疗效率反而会增加毒副作用的发生率。对儿童、老年人、有躯体疾病及脑损害的患者治疗剂量要减低。

（二）电抽搐治疗

电抽搐治疗是治疗精神分裂症的有效物理疗法。治疗急性发作患者时,疗效和抗精神病药物相当。电抽搐治疗也可和抗精神病药物联合使用,有研究结果证实,其效果优于单用抗精神病药物。

（三）心理与社会干预

精神分裂症患者康复的理想状态是恢复了由于疾病所导致的精力与体力下降,达到并保持良好的健康状态,恢复原有的工作或学习能力,重新建立恰当和稳定的人际关系。要达到这一状态,心理与社会干预的配合亦至关重要。常用于患者康复的心理社会干预措施包括:

1. 行为治疗(社会技能训练) 可以通过各种方式训练患者的各种技能,如训练和指导患者处理好人际关系,正确应对不良情绪,掌握一些生活技能等。目前多数研究认为,行为治疗对减少精神分裂症患者的精神病理症状和降低再住院率无明显效果,但能使患者获得某些有目的的技能,提高社会适应能力。

2. 家庭干预 家庭干预的内容包括提高患者和家庭成员对疾病的理解,指导患者和家庭成员应对应激的方法,指导家庭成员如何同患者相处、共同解决问题、促进和保持患者进步等。作为精神分裂症患者心理与社会康复的重要措施,能有效促进家庭、患者配合医生治疗。

3. 社区服务 向社会公众普及精神卫生知识,在社区为患者创造更为宽松、充满关怀的环境。个案管理是针对精神疾病患者(尤其是精神分裂症患者)的一种新的社区服务模式,目的是提高患者在社区中的适应和生存能力,促进患者身心的全面康复。

(四)预后

精神分裂症患者的病程具有较大的异质性。总体而言,随着病程进展,阳性精神症状会得以缓解,而阴性症状会愈发加重。精神分裂症患者的预后较分裂情感性障碍和心境障碍的患者差。多数研究认为:女性,已婚,急性起病,发病年龄较大,病前性格健全、人际关系和谐,以阳性症状为主症,家庭社会支持好,能够及时系统治疗者预后较好。

第二节 其他原发性精神病性障碍概述

一、分裂情感性障碍

分裂情感性障碍(schizoaffective disorder,SAP)是在疾病的同一次发作期内同时满足精神分裂症和心境障碍诊断要求的发作性精神障碍,即发作时患者既具有精神分裂症的典型症状,又具有心境障碍的典型症状(抑郁发作或躁狂发作或混合发作),两类症状可以同时出现或相隔几天出现。症状持续时间至少在 1 个月以上。

根据临床表现的不同,分裂情感性障碍可分为以下三型:①SAP(躁狂型):在同一次发作中分裂性症状和躁狂症状同样突出。躁狂症状主要表现为情感高涨,部分患者易激惹或兴奋的表现更为明显。同时可以出现幻觉、妄想等典型的精神分裂症症状。患者通常急性起病,数周内可以完全缓解。②SAP(抑郁型):在同一次发作中分裂性症状和抑郁症状同样突出。患者在出现典型精神分裂症症状的同时,还表现出失眠、兴趣减退、快感缺失、自责自罪、自杀观念和自杀行为等抑郁发作的典型症状。病程持续时间一般较长,预后较差。③SAP(混合型):在同一次发作中分裂性症状和双相障碍症状同时存在。

分裂情感性障碍与精神分裂症和心境障碍的治疗基本一致。临床常采用抗精神病药物、心境稳定剂和/或抗抑郁药的联合治疗。辅以家庭干预、行为治疗和认知康复治疗,亦能取得有益的治疗效果。

二、妄想性障碍

妄想性障碍(delusional disorder)又称偏执性障碍(paranoid disorder),是一组病因未明,以系统性妄想(妄想症状持续 3 个月及以上)为主要症状的精神障碍。患者可以出现历时短暂且不突出、与妄想主题相一致的幻觉和错觉等,但在不涉及妄想内容的情况下,一般不会表现出明显的精神异常。

妄想性障碍发展较慢,可逐渐发展为一种或一整套相互关联的系统妄想。形式以被害、夸大、嫉妒、钟情、疑病等多见,内容并不荒诞离奇,有一定的现实基础,发展符合逻辑,结构较为严密。患者的情绪和行为可与妄想内容相一致,如出现焦虑、抑郁、攻击行为,甚至自杀等。妄想性障碍的病程多呈持续性,部分患者可持续终生,一般不出现人格衰退和智能缺损,但可有社会功能受损。

因多数患者缺乏自知力,故治疗依从性较差。临床常采用抗精神病药物改善典型的妄想症状,对妄想伴发激越的患者更为有效。出现焦虑、抑郁的患者配合使用抗焦虑和抗抑郁的药物。另外,辅以心理干预方法,有助于增加患者对医护人员的信任感,提高其治疗依从性。

三、急性短暂性精神病性障碍

急性短暂性精神病性障碍(acute and transient psychotic disorder)是一组急性发作、持续时间短暂的精神病性障碍。起病前患者无任何前驱症状,发作后通常在 2 周内达到症状顶峰状态,常伴有社会和职业功能的急剧恶化。临床症状多变,每天之间甚至一天之内都有明显变化,常表现为幻觉、妄想、思维形式和结构障碍,困惑或意识障碍,情绪反复无常,行为怪异紊乱,缄默不语或尖叫,以及近事记忆受损等。

急性短暂性精神病性障碍病程一般不超过 3 个月,大多持续数天到 1 个月。患者可完全缓解,恢复到病前的功能状态。当患者发作期间的精神症状不能用精神分裂症、心境障碍、分裂情感性障碍、妄想性障碍、躯体疾病或精神活性物质所致的精神障碍来解释时,即可诊断该病。临床药物治疗时,常对症选择抗精神病药物和苯二氮䓬类药物。

第三节　精神分裂症及其他原发性精神病性障碍患者的护理

一、护理评估

(一)一般状况评估

患者的性别、年龄、受教育程度、职业、住址等;患者的生活方式、个人爱好等。

(二)健康史

1. 现病史　此次住院的原因,最近有无经历创伤性事件或其他诱因,发病的时间及病情特点,对工作学习的影响程度,此次用药情况等。

2. 既往史　包括既往精神疾病的情况及就诊经历;既往健康状况,有无躯体疾病等。

3. 个人史　包括患者的生长发育过程,如母亲的孕期情况、患者个人的智力情况、学习和就业情况、婚姻状况;有无精神活性物质滥用;患者处理压力的方式。女性患者注意评估月经史和生育史。

4. 家族史　家族中是否有其他精神障碍患者。

(三)生理状况评估

患者的生命体征是否平稳;全身营养状况是否良好;衣着是否整洁干净;睡眠状况如何,有无入睡困难、早醒、易醒、多梦等情况,醒后能否恢复精力;大小便情况是否正常,有无便秘、尿潴留等。

(四)精神症状评估

1. 意识状况　患者意识是否清晰。

2. 认知评估　有无幻觉及类型、特点;有无思维障碍及类型、特点,如存在妄想,则妄想内容是否离奇、抽象、脱离现实。

3. 情绪状态　有无焦虑、抑郁、兴奋、易激惹等及程度。

4. 对疾病的认识　有无自知力。

笔记栏

（五）心理-社会状况评估

1. 性格特点　　是否有内向、孤僻、敏感多疑的性格特点;近期性格有无改变。

2. 人际关系　　患者病前人际关系和社会交往能力如何,与亲属、朋友、同事、同学等的相处情况;病前参加社会活动是否积极等。

3. 家庭支持　　患者在家中的地位,家庭成员对疾病的认识程度,家庭成员对患者治疗的态度,家庭的经济状况是否有条件让患者治疗和休养等。

二、护理诊断

1. 有施行暴力的危险　　与幻觉、妄想、精神运动性兴奋、自知力缺乏等有关。

2. 思维过程改变　　与感知障碍、思维障碍有关。

3. 躯体活动障碍(如木僵)　　与意志行为障碍有关。

4. 不依从行为、有出走行为的危险　　与自知力丧失,不安心住院等有关。

5. 社会交往障碍(如不能与人正常交往)　　与精神状态异常有关。

6. 自我认同紊乱　　与感知综合障碍、幻觉、妄想、抑郁有关。

7. 应对无效　　与应对能力、应对动力下降或缺乏,社会歧视等而感到难以应对有关。

三、护理目标

1. 患者在住院期间不发生伤人毁物、自伤自杀的行为。

2. 患者能够合理控制情绪,能用恰当的方法发泄不良情绪。

3. 患者能够通过自行进食或护理人员协助进食,保证机体每天的营养需求。

4. 患者能够按时入睡,保证充足的睡眠,能学会一些应对失眠的方法。

5. 患者能够生活自理,或在护理人员协助下保持个人卫生,衣物整洁干净。

6. 患者能够掌握预防便秘的方法,能够定时排便。

7. 患者能够配合治疗和护理,能够按时服药,能够说出坚持服药对治疗的重要作用。

8. 患者的精神症状能够最大限度地减轻,能够区分现实与症状的差距。

9. 患者能够向医护人员表达内心的感受,愿意参加工娱活动。

四、护理措施

（一）安全护理

精神分裂症患者缺乏对自己行为的控制能力,要加强患者的安全管理。首先要做好病房的安全管理,禁止患者在入院、外出活动返回、探视返回时将危险物品带入病房。完善病房内的检查,重点检查患者的床头桌、床下、床垫下、衣物内有无危险物品,病房的门窗、桌椅等有无损坏。护士办公室、患者的活动室等地,要及时锁门,防止医疗器械成为危险物品。另外,护理人员要严密观察每位患者的病情变化,尤其要注意做好兴奋或可能出现自杀、自伤、出走、冲动攻击等行为的患者的安全评估,有效维持病房秩序,做好安全护理工作。

（二）基础护理

患者因自身疾病症状的影响或服用抗精神病药物后出现生活自理能力下降或完全丧失等,既不利于接受精神疾病的治疗,还可发生其他并发症。因此,做好患者的基础护理工作非常重要。

1. 饮食护理　　饮食方面的异常包括拒食、少食或暴饮暴食;服用抗精神病药物后出现吞咽困难,易致噎食;兴奋状态的患者因体力消耗过大易致衰竭。对于兴奋、不合作或生活不能自理的患者宜在重症病室内进餐,由护理人员专门照顾。因被害妄想而拒食或少食的患者,可与其他病及其共同进餐或自行取食;自罪妄想的患者认为自己不配吃饭,可将饭菜混合,让其误认为是剩饭菜而食用;对在餐厅集体进食的患者要加强巡视,密切观察进食量和速度。吞咽困难的患者嘱其缓慢进食,以半流食为宜。营养供给不足的患者可遵医嘱给予鼻饲混合奶或静脉输液,防止发生衰竭。

2. 睡眠护理　对于精神分裂症患者,睡眠质量的情况常预示病情的好坏。严重的睡眠障碍不仅容易导致患者出现焦虑、紧张、烦躁不安,甚至可能引发暴力行为,还会影响疾病康复的进程。常见的睡眠障碍形式包括入睡困难、多梦、早醒、睡眠过多、睡眠倒置等。除常规的睡眠护理外,夜间巡视病房需重点观察蒙头入睡、佯装入睡、辗转不眠及经常如厕的患者,防止患者伺机逃跑或自杀等行为。

3. 个人卫生护理　患者因精神症状的影响常疏于料理个人卫生,不知洗漱,吃东西不知脏净,导致机体抵抗力下降,易合并身体各部位感染。护理人员应利用一切机会向患者宣讲卫生防病知识,使其养成良好的卫生习惯;对一般患者可督促其自行做好个人卫生,对年老体弱、出现严重药物不良反应等生活不能自理的患者要重点照顾,勤理发、刮胡须、定期沐浴、更衣、剪指(趾)甲,女性患者还要加强经期卫生护理。

（三）常见症状的护理

1. 幻觉状态的护理　护理人员要细心观察,了解患者病情,掌握幻觉发生的时间、频率、内容和规律性。可从患者的言语、动作姿势和情感反应中,判断是否已出现幻觉。如患者端坐于床边、侧耳倾听、面部表情或欣喜或愤怒,有时出现自语、焦虑不安或高声谩骂等,提示患者正经历幻觉体验。护理人员应注意与患者建立信任关系,除在生活上为患者提供帮助外,当患者谈及幻觉内容时,应认真倾听,不与患者争论,安慰患者,稳定其情绪。尽量不要让幻觉状态的患者在室内独处,防止其沉湎于幻觉中。应督促患者参加工娱活动,投入到现实生活中,减少幻觉的发生频率。当患者因为幻觉而焦虑不安时,应主动为患者提供帮助。如患者感到床上有电使身体麻木,可为其调换床位;幻视患者看到恐怖影像时,可能发生攻击行为,要注意安抚其紧张情绪,加强安全护理。随着病情的好转,可逐渐诱导患者怀疑幻觉的现实性,使其对幻觉产生动摇。

2. 妄想状态的护理　妄想状态的患者多数意识清晰、智能完好、无自知力,对其妄想内容坚信不疑,入院初期对医护人员怀有敌意。护理人员在接触患者时要注意方式方法,首先从关心患者的生活入手,询问患者起居等情况,注意态度和蔼、热情亲切;进行任何护理操作前都要向患者解释;患者对妄想内容十分敏感,不愿暴露,工作中要注意沟通技巧,患者未主动提及,护理人员不可唐突询问,如患者主动叙述其内容,应耐心倾听,既不表示同意,也不可与其争辩(见图9-1)。

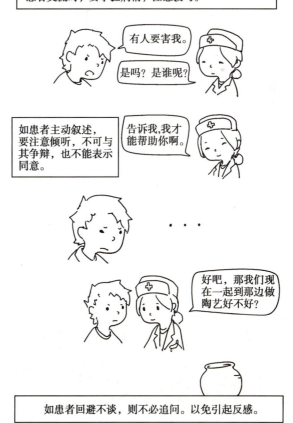

图9-1　妄想状态的护理

护理人员应掌握患者的妄想内容,采取有针对性的护理方法。如患者在被害妄想支配下,不安心住院、不配合治疗和护理时,应耐心说服劝解,限制患者活动范围;出现关系妄想时,不要在患者面前与他人耳语、低笑,防止患者多疑(见图9-2);如果患者的妄想泛化至某位工作人员或病友时,要注意避免直接接触,病友可调至其他病室,保证人身安全,防止意外发生(见图9-3);当出现自罪妄想的患者无休止参加劳动以借机赎罪时,应及时劝阻,防止过度体力消耗;而对出现疑病妄想的患者,在护理人员耐心劝说的基础之上,必要时配合医生给予暗示治疗。

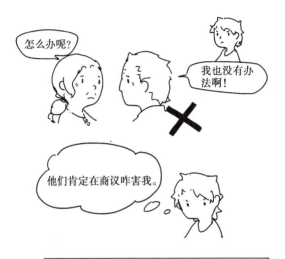

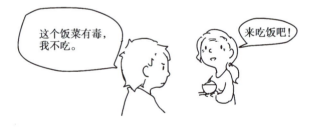

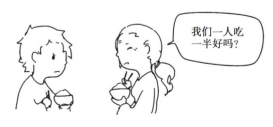

图9-2　妄想状态的护理

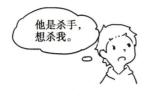

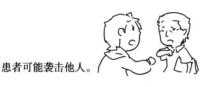

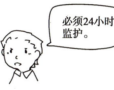

图 9-3　妄想状态的护理

FR-9-2

妄想状态的
护理(动画)

3. 木僵状态的护理　将患者安置在单间病室,提供安全安静的环境,防止被其他患者伤害或突然转入兴奋期而伤人。因多数木僵患者意识清晰,能正确感知外界事物,木僵缓解后能进行回忆,护理人员应在护理期间与患者适当沟通,询问患者的感觉和需求,不在患者面前谈论病情和无关事宜,为良好的护患关系打下基础。木僵期间应做好患者的日常卫生护理,保持皮肤清洁,每天早、中、晚口腔护理一次;每 2 小时翻身一次,必要时垫气垫;尿潴留者可予导尿,便秘者可予灌肠;部分患者不能经口进食,可采用鼻饲营养;每次治疗、护理操作结束后,摆放患者至舒适体位,注意保暖。

（四）与治疗过程相关的护理

部分患者在精神症状影响下,可能无法顺利配合药物治疗。为保证患者规律有效地用药,护理人员要严格执行查对制度,根据患者情况选用正确的给药方法。用药期间注意观察患者生命体征、药物治疗效果和不良反应,出现异常及时通知医生处理。

若患者需要进行电抽搐治疗,护理人员应配合医生做好治疗过程的护理。治疗前做好患者各项检查结果的记录,协助患者洗头,叮嘱患者禁食禁水等;治疗后尤其注意观察患者的生命体征和意识状态,患者清醒后注意评估治疗感受及有无不良反应。

（五）心理护理

护理人员应主动接触、尊重患者,取得患者信任,耐心倾听其诉说,满足身心需求。在与患者沟通过程中,要综合运用各种沟通技巧,探究其内心体验。即使患者反应迟钝、接触被动,也应积极与之交流,以期延缓精神衰退。帮助患者正确对待疾病,鼓励患者判断自己在认知、情感和行为方面存在的问题,确认哪些需要改变。争取患者的家庭和社会的支持,帮助患者树立战胜疾病的信心。

（六）康复护理和健康教育

慢性精神分裂症患者因长期住院治疗,脱离家庭和社会,易致人格衰退和精神残疾,需

慢性精神分裂症的精神康复技术

要加强康复训练,内容主要包括生活技能训练、社会交往技能训练和药物治疗的自我管理训练。康复工作不应只局限在院内、由医护人员主导,而应扩展到家庭和社区。有了患者的亲友、社会人士与医护人员的密切配合,才能保证康复工作的顺利进行。

进行健康教育时,要向患者和家属重点强调药物维持治疗对防止复发的重要性;教会患者和家属早期识别疾病复发征兆,如失眠、情绪不稳、多疑和生活懒散等,及时就医;合理安排生活,适当参加体力活动;家属和患者配合,帮助患者克服性格缺陷,消除自卑情绪,尽早适应并融入社会。

五、护理评价

1. 患者在住院期间有无发生伤人毁物、自伤自杀等急危行为。
2. 患者是否学会了控制情绪的方法,是否能够合理控制情绪。
3. 患者每天能否摄入满足自身能量需求的饮食。
4. 患者是否能够学会应对失眠的方法,能够保证充足的睡眠。
5. 患者能否做到生活自理,能否保持个人卫生。
6. 患者能否做到每天定时排便。
7. 患者能否配合治疗和护理,能否掌握用药的相关知识。
8. 患者的精神症状能否最大限度地减轻,自知力能否恢复。
9. 患者能否与医护人员进行有效交流,是否愿意参加工娱活动。

六、护理案例

高某,男,36岁,已婚,工程师。因怀疑有人毒害自己5个月入院。病前个性:孤僻、多疑、沉默、敏感。平素健康,无重病史。其母患精神分裂症20余年。

5个月前,患者在工作中与同事发生学术争论,后出现少食、失眠,怀疑单位领导故意与他作对,每次在单位进餐后均有喉塞、头昏、手胀感,遂怀疑领导安排在食物中放毒加害于他。为寻找"解毒剂",翻阅很多医学书籍,购买"竹炭粉",食后自觉有效。近1月来,怀疑领导串通医务室医生用"中子射线"控制其思想和行为,有时听到"中子射线"与他对话,评论他"知识丰富,但做人死板",命令他"不许反抗",走在街上发觉"处处有人跟踪",同事劝慰则更加反感。在家一提及单位的事即很激动,指责家人"你们都不知道,当心上他们的当!"满面愁容,到处求医,抽血、拍CT等,认为身体已被搞垮。近日连续写控告信,并去公安局要求保护。

身体检查和神经系统检查未发现异常。精神检查:仪态端正,意识清楚,智力正常,言答切题,表情紧张,所谈多为上述内容,但进一步追问却说不出道理,否认有病。

该患者的护理评估、护理诊断、护理目标、护理措施及护理评价如下:

(一)护理评估

1. 精神状况评估　患者出现评论性和命令性幻听;存在被害妄想和疑病妄想,内容离奇、脱离现实;性格急躁,易激惹;意志增强;无自知力。

2. 社会家庭资料评估　患者家庭和睦;因其母亲患有精神分裂症,家人对患者的疾病有一定认识;家庭经济状况良好;患者病后与单位同事无法正常相处和交流。

(二)护理诊断

1. 思维过程改变(幻觉、妄想)　与感知障碍、思维障碍有关。

2. 睡眠型态紊乱　与幻听、妄想的出现有关。

3. 不依从行为　与自知力丧失有关。

4. 社会交往障碍(不能与人正常交往)　与精神状态异常有关。

5. 应对无效　与应对能力、应对动力下降有关。

（三）护理目标

1. 患者能够合理控制情绪。

2. 患者能够正常进食,保证机体每天的营养需求。

3. 患者能够学会一些应对失眠的方法,保证充足的睡眠。

4. 患者能够配合治疗和护理,能够按时服药。

5. 患者幻觉妄想的精神症状能够最大限度地减轻,能够恢复自知力。

6. 患者能够向医护人员表达内心的感受,能够得到家属的支持。

（四）护理措施

1. 饮食护理　指导患者养成规律进餐的习惯,选择高热量、高蛋白、高维生素、多纤维素的食物。若患者因被害妄想而出现进食减少,可允许患者与其他病友共同进餐。护理人员要争取获得患者信任,鼓励患者规律进餐,保证每天的营养需求。

2. 睡眠护理　鼓励患者白天多参加活动;为患者提供环境安静、温度适宜、光线较暗的睡眠条件;指导患者促进睡眠的方法,如深呼吸、松弛术等。

3. 幻觉状态的护理　护理人员细心观察,掌握患者幻听发生的时间、频率、内容和规律性。通过有效沟通方式与患者建立信任关系,当患者谈及幻觉内容时,认真倾听,不与其争论,稳定患者情绪。随着病情好转,应逐渐诱导患者怀疑幻觉的现实性,对幻觉产生动摇。

4. 妄想状态的护理　被害妄想的患者对妄想内容十分敏感,对外界环境充满不信任,护理人员不可唐突询问患者妄想内容,如患者主动叙述内容,应耐心倾听,既不表示同意,也不可与其争辩,主要采取耐心说服劝解的方法,配合医生合理用药;针对患者的疑病妄想,必要时可配合医生给予暗示治疗。

5. 用药护理　药物治疗的顺利实施对患者病情的缓解非常重要,护理人员要严格执行查对制度,正确执行给药方法,治疗期间注意观察患者生命体征、药物治疗效果和不良反应,出现异常及时通知医生处理。

6. 心理护理和健康教育　患者住院期间护理人员应主动接触、尊重患者,综合运用各种沟通技巧。和患者家属沟通,获得家属的理解和支持,帮助患者正确对待住院的现实,认识治疗的意义。

（五）护理评价

1. 患者能否合理控制和发泄情绪。

2. 患者能否正常进食。

3. 患者能否掌握应对失眠的方法,能否保证充足的睡眠。

4. 患者能否按时服药,能否正确认识疾病。

5. 患者幻觉妄想的精神症状能否减轻,自知力能否恢复。

6. 患者能否与医护人员有效沟通,能否得到家属的理解和支持。

笔记栏

学习小结

1. 学习内容

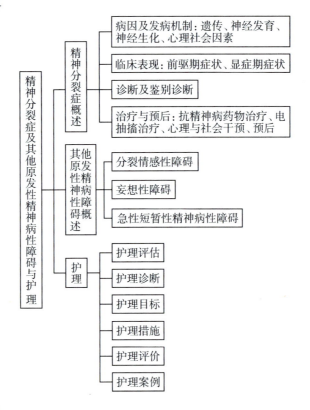

2. 学习方法

学习本章时,需要结合精神障碍的症状学、精神科整体护理知识、精神疾病患者急危状态的防范与护理等内容。通过运用课堂学习、病案讨论、文献查阅等方法,结合PBL 学习法及情景学习法,理解并有效掌握精神分裂症及其他原发性精神病性障碍的概念、临床表现及护理要点,学会采取正确的护理措施为精神分裂症及其他原发性精神病性障碍患者实施全面的护理。

扫一扫,
测一测

(谷利斌)

复习思考题

1. 简述对诊断精神分裂症特异性较高的精神症状。
2. 简述精神分裂症患者药物治疗的原则。

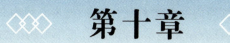

第十章

抑郁障碍与护理

笔记栏

PPT 课件

> **学习目标**
>
> 识记:抑郁障碍的概念、临床表现。
> 理解:抑郁障碍的病因与发病机制、诊断要点及治疗。
> 运用:根据患者具体情况,正确运用护理程序,为患者提供有效护理。

第一节　概　　述

心境障碍(mood disorders)是以显著而持久的心境改变为主要特征的一组精神障碍,一般指心境的高涨或低落,伴有与异常心境相应的认知、行为、心理生理学及人际关系方面的改变或紊乱,部分严重患者可出现幻觉、妄想等精神病性症状。此病有反复发作的倾向,间歇期精神状态基本正常,部分患者可有残留症状或转为慢性病程。在 ICD-11 中,心境障碍包括抑郁障碍和双相障碍。

抑郁障碍(depressive disorder)是指由多种原因引起的以显著和持久的抑郁症状群为主要临床特征的一类心境障碍,其核心症状是与处境不相称的心境低落、兴趣减退和快感缺失。在此基础上,患者常伴有焦虑或激越,甚至出现幻觉、妄想等精神病性症状。近年来,抑郁障碍的患病率逐年增高,并已成为仅次于心血管疾病的第二大疾病负担源。此外,抑郁障碍患者的高自杀率已成为重要的公共卫生问题。

一、流行病学

由于抑郁障碍的定义、诊断标准、流行病学调查方法和调查工具的不同,导致不同国家和地区所报道的患病率差异较大。据 WHO 统计,全球约有 3.5 亿抑郁障碍患者,平均每 20 人就有 1 人曾患或目前患有抑郁障碍。国际精神疾病流行病学联盟采用 WHO 复合式国际诊断访谈对来自 10 个国家的 37 000 名受试者进行调查,发现大多数国家抑郁障碍的终生患病率在 8%~12%,其中美国为 16.9%,而日本仅为 3% 左右。这些流行病学调查结果说明了社会文化因素对抑郁障碍的潜在影响。

我国早期的流行病学研究常将单相的抑郁障碍和双相障碍中的抑郁发作合并计算,且诊断标准过于严格,导致我国对抑郁障碍的调查结果与国外相比差异较大。随着我国精神医学的发展和国际诊断标准在国内的推广和普及,我国精神科医务工作者对抑郁障碍也有了新的认识。北京安定医院马辛等(2003 年)以 ICD-10 中抑郁障碍的诊断标准为依据,调查了北京市 15 岁以上人群中抑郁障碍的流行情况,结果显示终生患病率为 6.87%,其中男性的终生患病率为 5.01%,女性的终生患病率为 8.46%。费立鹏等(2009 年)对中国 4 省市进行的流行病学调查显示,抑郁障碍的患病率为 2.06%,恶劣心境为 2.03%。北京大学第六医院黄悦勤等最新的流行病学调查结果显示,抑郁障碍的年患病率为 3.59%。女性由于受生理、心理、社会等多方面因素的影响,抑郁障碍的患病率高于男性,男女比例约为 1∶2,而男性的自杀死亡率却高于女性。

自杀是抑郁障碍患者最为严重的后果之一,在所有自杀者中约 50% 可能符合抑郁障碍的诊断。WHO 的最新数据显示,一般人群的自杀率为 10.7 人/10 万人,而抑郁障碍患者的自杀率显著高于普通人群,约 1/5 的抑郁障碍患者会以自杀的方式结束生命。2012 年加拿大学者的研究显示,约 6.6% 抑郁障碍患者在过去一年内报告有自杀行为。尤其是未及时诊断和治疗的抑郁障碍患者、共患其他疾病(如焦虑障碍)及遭遇不良生活事件的患者,自杀危险性非常高。一般认为,抑郁障碍患者自杀意念或自杀死亡的风险与年龄、性别、社会环境变化以及疾病严重程度密切相关。

二、病因与发病机制

抑郁障碍的病因与发病机制复杂,目前尚未完全阐明,其可能是生物学因素、心理社会因素等共同作用的结果。

(一)生物学因素

1. 遗传因素 是抑郁障碍发生的重要因素之一。抑郁障碍患者的一级亲属罹患抑郁障碍的风险大约是一般人群的 2~10 倍,遗传度是 31%~42%。双生子调查发现同卵双生子重性抑郁障碍的同病率为 50%,异卵双生子的同病率为 10%~25%。

2. 神经生化因素 神经生化失调假说认为,抑郁障碍患者的神经递质功能和内稳态功能失衡,抗抑郁药则可通过恢复上述系统的正常调节而发挥作用。人类大脑内主要有三大神经递质系统,分别是 5-羟色胺(5-HT)能、去甲肾上腺素(NE)能和多巴胺(DA)能神经递质系统,它们在抑郁障碍的发病中起到重要作用。中枢神经系统中 5-HT、NE、DA 浓度的降低均可导致抑郁障碍的发生。此外,研究发现抑郁障碍不仅与体内神经递质的水平异常有关,也与相应受体功能的改变有关,即神经递质的长期异常引发受体功能产生适应性改变,这种改变不仅有受体本身数量和密度的改变,还会累及受体后信号转导功能,甚至影响基因转录过程。

3. 神经内分泌因素 抑郁障碍患者的下丘脑-垂体-肾上腺(HPA)轴功能异常,表现为血中皮质醇水平增高、应激相关激素分泌昼夜节律改变以及无晚间自发性皮质醇分泌抑制等。肾上腺皮质激素水平异常可能为疾病提供了一个神经生物学基础,在此基础上,遗传素质、生活事件和应激发生相互作用。重复的生活应激,特别是从生命早期开始的应激,会导致垂体-肾上腺的高反应性,皮质类固醇水平缓慢增高,并导致一系列分子水平的异常,在功能和结构上对中枢神经系统造成不良影响。

(二)心理社会因素

生活中的应激事件如亲人丧失、婚姻关系不良、失业、严重躯体疾病等是抑郁障碍发生的危险因素,均可能导致抑郁障碍的发生。如果多个严重不良的生活事件同时存在,则可能协同影响抑郁障碍的发生。调查表明如果过去 6 个月内有重大生活事件发生者,其抑郁障碍发病的危险性增加 6 倍,自杀的危险性增加 7 倍。此外,动物实验和临床流行病学的研究结果都强有力的证实,精神创伤尤其是早年创伤显著增加成年期抑郁障碍的发病风险。Chapman 等对来自初级保健所的 9 460 名成年人进行回顾性调查,发现早期的负性经历与重性抑郁障碍的现患率及终生患病率显著相关,且早期不良经历种类越多,发生重性抑郁障碍的风险越高,并可使发病年龄提前。具有童年创伤史的抑郁障碍患者的治疗更为复杂,对药物治疗的反应较差,同时还需要综合心理治疗。

三、临床表现

抑郁障碍的临床表现包括核心症状、心理症状群与躯体症状群三个方面。

(一)核心症状

1. 情绪低落　是指自我感受或他人观察到的显著而持久的情绪低落和抑郁悲观。情绪的基调是低沉的、灰暗的。患者常常诉说"心情不好,高兴不起来",终日愁眉苦脸、忧心忡忡,可出现典型的抑郁面容,表现为眉头紧锁,长吁短叹。严重者痛不欲生、悲观绝望,有度日如年、生不如死之感,常常主诉"活着没意思""心里非常难受"等。患者这种低落的情绪几乎在大部分时间都存在,且一般不随外界环境的变化而变化。

在此基础上,患者会感到绝望、无助与无用。①绝望:对前途感到悲观失望,认为自己无出路。此症状与自杀观念密切相关;②无助:与绝望密切相关的症状,对自己的现状缺乏改变的信心和决心。患者感到自己的现状如疾病状态无法好转,对治疗失去信心;③无用:患者认为自己生活毫无价值,充满了失败,一无是处。认为自己对别人带来的只有麻烦,不会对任何人有用。认为别人也不会在乎自己。

情绪低落具有晨重暮轻的特点,即情绪在晨间加重。患者清晨一睁眼,就在为新的一天担忧而不能自拔,到了下午和晚间则有所减轻。

2. 兴趣减退　患者对各种过去喜爱的活动或事物丧失兴趣或兴趣下降,做任何事都提不起劲,即使勉强去做也体会不到以前愉快的感觉。症状典型者对任何事物无论好坏都缺乏兴趣,什么事情都不愿意做。例如患者在生病前很喜欢下棋、打球等活动,现在却一点兴趣都没有。

3. 快感缺失　患者体验快乐的能力下降,不能从日常活动中体验到乐趣,即使从事自己以前喜欢的事情也体会不到任何快感。部分抑郁障碍患者有时可以勉强自己参加一些活动,表面看来患者的兴趣似乎仍存在,但进一步询问就会发现患者根本不能从这些活动中体验到快乐,从事的主要目的是希望能从悲观失望中摆脱出来或者消磨时间,有些患者还会觉得参加活动是一种负担。

上述三种症状相互联系、互为因果,在不同的患者身上表现并不完全一致,可能同时出现三种症状,也可能只以其中某一两种症状为突出表现。

(二)心理症状群

1. 思维迟缓　为思维联想速度减慢,患者自我感觉脑子反应迟钝,常见主诉为"脑子像生了锈一样转不动"或是"像涂了一层糨糊一样"。表现为决断能力降低,变得优柔寡断、犹豫不决,甚至对一些日常小事也难以做出决定;患者的主动言语减少,语速明显减慢,语音变低,严重者甚至无法正常与他人交流。

2. 认知功能损害　认知功能异常是抑郁障碍患者最常见的主诉,例如难以忘记过去的糟糕经历,注意力下降,注意事物不能持久,反应时间延长,导致学习、工作效率下降。另外还有患者表现出抽象概括能力、学习能力的降低以及言语流畅性变差。大多数抑郁障碍患者都存在认知功能的损害,即使在抑郁情绪缓解后,有些患者的认知损害仍难以恢复。

3. 负性认知模式　患者认知模式的特点是负性的、歪曲的。无论对自己、对所处的世界还是对未来都存在负性认知,患者认为自己无价值、有缺陷,不值得人爱,将所处的环境看成是灾难性的,有着许多无法克服的障碍,对未来没有信心,感到没有希望,甚至悲观绝望。常见的负性认知包括:绝对化(极端化或对立思维,如不成功就意味着失败)、灾难化(消极地预测未来而不考虑其他可能性)、贴标签(给自己或他人贴上固定的大标签,不顾实际情况地下结论）、选择性关注（不看整体,选择性注意负性面,仅将注意力集中于消极的细节上）等。

4. 自责自罪　在悲观失望的基础上,患者会产生自责自罪。认为自己犯下了不可饶恕的错误,即使是一些轻微过失或错误,也要痛加责备,把自己看作家庭和社会的巨大负担。例如患者会因为过去微不足道的不诚实行为或者曾让别人失望而有负罪感。严重时患者会对自己的过失无限的"上纲上线",产生深深的内疚甚至罪恶感,达到罪恶妄想的程度。

5. 自杀观念和行为　抑郁障碍患者常常伴有自杀的观念或行为,感到生活中所有事都没有意义,脑子里反复出现与死亡相关的念头,甚至开始详细地策划自杀,思考自杀的时间、地点和方式。患者认为"结束自己的生命是一种解脱""自己活在世上是多余的人",并最终发展成自杀行为。自杀行为是抑郁障碍最严重的症状和最危险的后果之一,医务人员应对曾经有过自杀观念或自杀企图的患者保持高度警惕,并认真做好自杀风险评估和预防。部分患者还会出现"扩大性自杀"行为,患者会认为自己的亲人也非常痛苦,帮助亲人死亡就是帮助他们解脱,于是选择杀死亲人后再自杀,导致极其严重的后果。

6. 精神运动性迟滞或激越　精神运动性迟滞是指言语活动和行为显著减少,以思维发动的迟缓和行为上显著持久的抑制为主要特征。患者表现为行为迟缓,生活懒散、被动,独坐一旁,不与人沟通,或整日卧床。严重者甚至达到亚木僵或木僵状态。精神运动性激越与精神运动性迟滞的临床表现相反,出现言语活动和动作行为的显著增加。患者大脑持续处于紧张状态,由于大脑过度活跃,使得患者无法集中注意力来思考一个中心议题,因此思维效率下降,无法进行创造性思考。行为上表现为烦躁不安、紧张,用手指抓握、搓手顿足、坐立不安或来回踱步等症状,有时不能控制自己的动作,但又不知道自己因何烦躁。

7. 焦虑　焦虑常与抑郁症状共存,并成为抑郁障碍的主要症状之一。患者可表现为心烦、担心、紧张、无法放松,担心失控或发生意外等,也可表现为易激惹、冲动等,患者常常因过度担忧而使注意力不能集中。焦虑合并抑郁的患者还常出现一些躯体症状,如胸闷、心慌、尿频、出汗、坐立不安等。躯体症状有时可以掩盖主观的焦虑抑郁体验而成为主诉。

8. 精神病性症状　严重患者可出现幻觉或妄想等精神病性症状,这些症状涉及的内容多数与抑郁心境相协调,如罪恶妄想、无价值妄想、疑病妄想、灾难妄想、嘲弄性或谴责性幻听等。部分患者也会出现与心境不协调的精神病性症状,而与心境不协调的精神病性症状常见的为被害妄想、没有情感背景的幻听等。

9. 自知力缺乏　多数抑郁障碍患者自知力完整,能够主动求治并描述自己的病情和症状,而有些严重的患者自知力不完整甚至缺乏,这种情况常见于存在明显自杀倾向或伴有精神病性症状的患者,患者缺乏对自己当前状态的正确认识,甚至完全丧失求治愿望。

（三）躯体症状群

1. 睡眠障碍　是抑郁障碍最常见的躯体症状之一。表现形式多样,包括早段失眠（入睡困难）、中段失眠（睡眠轻浅、多梦）和末段失眠（早醒）。入睡困难最多见,一般睡眠潜伏期超过30分钟。而早醒最具特征性,一般比平时早醒2~3小时,醒后无法再次入睡。非典型患者也可出现睡眠过多的情况。

2. 进食紊乱　主要表现为食欲下降伴体重减轻。轻者表现为食不知味、没有胃口,但进食量不一定出现明显减少,此时患者的体重改变不明显。严重者完全丧失进食的欲望,对自己既往喜欢的食物也不感兴趣,甚至不愿提到吃饭。非典型患者则会有食欲亢进和体重增加的情况。

3. 自主神经功能紊乱　焦虑抑郁状态的患者常出现自主神经功能紊乱的症状,如头晕、头痛、心慌、心悸、出汗、皮肤感觉异常（冷热感和发麻感）、消化道症状、尿频尿急等。他们常由综合医院转诊至精神科门诊。

4. 性功能障碍 患者存在性欲减退乃至完全丧失。有些患者虽然勉强维持性行为，但无法从中体验到快乐。女性患者还会出现月经紊乱、闭经等症状。

5. 精力丧失 表现为无精打采、疲乏无力、懒惰、不愿见人。有时与精神运动性迟滞相伴随。

四、临床分型

根据 ICD-11 抑郁障碍包括单次发作的抑郁障碍、复发性抑郁障碍、恶劣心境和混合性抑郁焦虑障碍。

（一）抑郁障碍

抑郁障碍分为单次发作的抑郁障碍和复发性抑郁障碍。抑郁障碍以显著而持久的心境低落为主要特征，临床表现可从闷闷不乐到悲痛欲绝，多数患者有反复发作的倾向，大多数发作可以缓解，部分可存在残留症状或转为慢性病程。抑郁发作是最常见的抑郁障碍，表现为单次发作或反复发作，病程迁延，此病具有较高的复发风险，发作间歇期或存在不同程度的残留症状。

（二）恶劣心境

过去称为抑郁性神经症，是一种以持久的心境低落状态为主的轻度抑郁，从不出现躁狂或轻躁狂发作。病程常持续 2 年以上，期间无长时间的完全缓解，缓解期一般不超过 2 个月。患者具有求治意愿，生活不受严重影响，通常起病于成年早期，持续数年，与生活事件及个人性格存在密切关系。

（三）混合性抑郁焦虑障碍

该分型在 ICD-11 抑郁障碍章节首次出现，主要表现是焦虑与抑郁症状持续几天，但不足 2 周，分开考虑任何一组症状群的严重程度和/或持续时间均不足以符合相应的诊断，此时应考虑为混合性抑郁焦虑障碍。该障碍会给患者造成相当程度的主观痛苦和社会功能损害。

五、诊断与鉴别诊断

（一）诊断要点

ICD 将抑郁障碍作为一个综合征，根据严重程度、病程长短、伴有或不伴有精神病性症状、有无相关原发病因等分为不同亚型。在 ICD-10 中，抑郁障碍的诊断标准包括三条核心症状：①心境低落；②兴趣和愉快感丧失；③导致劳累增加和活动减少的精力降低。七条附加症状：①注意力降低；②自我评价和自信降低；③自罪观念和无价值感；④认为前途暗淡悲观；⑤自伤或自杀的观念或行为；⑥睡眠障碍；⑦食欲下降。在 ICD-11 中，首先根据抑郁发作次数，分为单次与多次发作，然后根据严重程度分为轻度、中度和重度三种类型，此外在中、重度单次、多次抑郁发作中，根据有无精神病性症状进行分类。

1. 轻度抑郁 具有至少 2 条核心症状和至少 2 条附加症状，且患者的日常工作和社交活动有一定困难，对患者的社会功能轻度影响。

2. 中度抑郁 具有至少 2 条核心症状和至少 3 条（最好 4 条）附加症状，且患者的工作、社交或生活存在相当困难。

3. 重度抑郁 3 条核心症状都存在和具备至少 4 条附加症状，且患者的社会、工作和生活功能严重受损。

4. 有精神病性症状　符合中、重度抑郁发作的诊断标准,并存在妄想、幻觉或抑郁性木僵等症状。妄想一般为自罪、贫穷或灾难迫在眉睫的观念,患者自认为对灾难降临负有责任;幻觉多为幻听和幻嗅,幻听常为诋毁或指责性的声音,幻嗅多为污物腐肉的气味。

诊断抑郁发作时,一般要求病程持续至少 2 周,并且存在具有临床意义的痛苦或社会功能的损害。

(二)鉴别诊断

需与精神分裂症、双相障碍、焦虑障碍、创伤后应激障碍、躯体疾病所致精神障碍等相鉴别。

1. 精神分裂症　伴有精神病性症状的抑郁发作或抑郁性木僵需与精神分裂症相鉴别。①原发症状:抑郁障碍的心境低落是原发症状,精神病性症状是继发症状,而精神分裂症的思维障碍是原发症状、抑郁症状是继发症状。②协调性:抑郁障碍患者的思维、情感和意志行为等精神活动是协调的,而精神分裂症患者的精神活动缺乏协调性。③病程:抑郁障碍多为间歇性病程,间歇期患者基本处于正常状态,而精神分裂症的病程多为发作进展或持续进展,缓解期常有残留精神症状。④其他:患者的病前性格、家族遗传病史、预后以及对治疗的反应等也可有助于鉴别诊断。

2. 双相障碍　双相障碍是心境障碍的一个主要疾病亚型,其临床表现是在抑郁发作的基础上,存在一次及以上的符合躁狂或轻躁狂的发作史。抑郁障碍的特征是患者在思维、情感和意志行为方面的全面抑制,而双相障碍的特征是情感的不稳定性和转换性。

3. 焦虑障碍　抑郁障碍和焦虑障碍常共同出现,但却是不同的精神障碍。抑郁障碍以情绪低落为主要临床相,觉得痛苦、厌倦、疲劳,躯体化症状较重的患者也可伴有疑病症状,而焦虑障碍患者的情感表达以焦虑情绪为主,存在明显的自主神经功能失调及运动性不安,自知力一般良好,求治心切,病前常有引起高级神经活动过度紧张的精神因素。临床工作中需要根据症状的主次及其出现的先后顺序来进行鉴别。

4. 创伤后应激障碍　创伤后应激障碍常伴有抑郁症状,与抑郁障碍的不同之处在于①病因:创伤后应激障碍在起病前有严重的、灾难性的、对生命有威胁的创伤性事件,如强奸、地震、被虐待等;②特征性症状:以创伤事件的闯入性记忆反复出现在意识或者梦境中为特征性症状,以及焦虑或情感麻木、回避与创伤有关的人与事等;③抑郁症状:虽然创伤后应激障碍可有轻重不一的抑郁症状,但不是主要临床相,也没有晨重暮轻的节律变化;④睡眠障碍:多为入睡困难,与创伤有关的噩梦、梦魇多见,与抑郁发作以早醒为特征表现不同。

5. 躯体疾病所致精神障碍　抑郁与躯体疾病之间的关系有以下几种情况:①躯体疾病是抑郁障碍的直接原因,即作为抑郁障碍发生的生物学原因,如内分泌系统疾病所致的抑郁发作;②躯体疾病是抑郁障碍发生的诱因,即躯体疾病作为抑郁障碍的心理学因素存在;③躯体疾病与抑郁障碍共病,没有直接的因果关系,但二者之间具有相互促进的作用;④抑郁障碍是躯体疾病的直接原因,如抑郁伴随的躯体症状。可通过全面的病史询问,详细的躯体、神经系统检查,以及辅助检查获得的重要诊断证据对上述几种情况进行区分。

六、治疗与预后

(一)治疗

1. 治疗原则　抑郁障碍的治疗应遵循以下原则。

（1）全病程治疗：50%以上的抑郁障碍患者会在发病后2年内复发。为改善预后、减少复燃和复发，现提倡全病程治疗。全病程治疗分为急性期治疗、巩固期治疗和维持期治疗。

（2）个体化合理用药：选用抗抑郁药物时应遵循个体化原则，需结合患者的年龄、性别、伴随疾病、既往治疗史等因素，从安全性、有效性、经济性等角度为患者选择合适的药物和剂量。

（3）量化评估：在治疗前、治疗中要定期对患者进行评估。治疗前需综合评估患者的病情、躯体情况、社会功能以及社会家庭支持等，在治疗中应重点观察患者病情变化及对药物的反应等。

（4）联合用药：抗抑郁治疗一般不主张联合用药。联合用药常用于难治性患者，选择两种作用机制不同的抗抑郁药联合使用以增加疗效，但不主张联用两种以上抗抑郁药。此外，还可根据患者的具体情况考虑联合锂盐、第二代抗精神病药或三碘甲状腺原氨酸治疗，如伴有精神病性症状的抑郁障碍，可考虑采用抗抑郁药和抗精神病药联合的治疗方案。

（5）建立治疗联盟：由于目前尚缺乏对抑郁障碍的客观诊断指标，临床诊断在很大程度上依赖完整真实的病史和全面有效的精神检查，而彼此信任、支持性的医患联盟关系有助于患者在治疗过程中配合。同时应与患者家属建立密切的合作关系，最大程度调动患者的社会支持系统，形成广泛的治疗联盟，提高患者的治疗依从性。

2. 治疗疗程

（1）急性期治疗：推荐8~12周。目标为控制症状为主，尽量达到临床痊愈，同时促进患者社会功能的恢复，提高患者的生活质量。抗抑郁药物治疗2~4周开始起效，如果患者用药治疗4~6周无效，可改用其他抗抑郁药物。

（2）巩固期治疗：推荐4~9个月。目标为防止病情复燃为主。此期患者病情不稳定、易复燃，应保持与急性期一致的治疗方案。

（3）维持期治疗：一般认为应维持2~3年，对于多次反复发作或残留症状明显者建议长期维持治疗。维持治疗后，若患者病情稳定且无其他诱发因素可缓慢减药直至停止，一旦发现有复发的早期征象，应迅速恢复治疗。

3. 治疗方法

（1）药物治疗：抑郁障碍的患者往往有复发倾向，药物治疗的目的主要是控制急性发作，再者就是预防复发。

一线抗抑郁药物为新型抗抑郁药，包括选择性5-羟色胺再摄取抑制剂（SSRIs）、选择性5-羟色胺和去甲肾上腺素再摄取抑制剂（SNRIs）、去甲肾上腺素和特异性5-羟色胺能抗抑郁药（NaSSAs）、去甲肾上腺素和多巴胺再摄取抑制剂（NDRIs）、5-羟色胺受体拮抗剂/再摄取抑制剂（SARIs）等，大量的循证医学研究验证了这些药物治疗抑郁障碍的有效性。传统抗抑郁药物包括三环类、四环类药物及单胺氧化酶抑制剂，由于其耐受性和安全性问题已作为二线推荐药物。

此外，中草药也可用于轻至中度抑郁障碍的治疗，例如圣约翰草提取物、疏肝解郁胶囊、巴戟天寡糖胶囊等。

（2）心理治疗：在临床工作中心理治疗常常贯穿于整个治疗过程，较常用的方法有支持性心理治疗、认知行为疗法、精神动力学治疗、人际心理治疗及婚姻家庭治疗等。

> **🔍 知识拓展**
>
> **认知行为对抑郁障碍患者自杀意念干预的方案**
>
> 　　第1周:建立良好医患关系。全面了解患者的病史,采用倾听、鼓励、解释指导等方法给予心理支持。
>
> 　　第2周:了解患者负性想法。通过启发式或心理想象等方法布置行为作业,即指导患者记录抑郁症状和自杀意念最明显的时间、当时的情景、自动想法和情绪反应。
>
> 　　第3~4周:分析曲解认知模式。通过分析患者经历某些特殊事件总结一般规律,协助其认识自己已经惯用的曲解认知模式。
>
> 　　第5~6周:纠正曲解认知。找出支持和反对这些负性自动想法的证据,指导患者用另一种解释来替代现实想法,进一步确定每一种解释的可能性,从而再归因。
>
> 　　第7~8周:建立合理的认知模式。列出对某件事件想法的长处和短处,采用真实性检验、反应预防等方法指导患者改变不合理的想法,接受积极的应对模式

　　(3) 物理治疗:常用方法有改良电抽搐治疗(MECT)、重复经颅磁刺激治疗(rTMS)、迷走神经刺激和深部脑刺激等。其中,MECT对有木僵、强烈自杀、自伤企图和行为、冲动伤人以及用药物治疗无效的抑郁障碍患者是一种快速而有效的治疗方法,能使患者的病情迅速得到缓解,总有效率可达70%~90%。

(二) 预后

　　经过抗抑郁治疗,大部分患者的抑郁症状可缓解或显著减轻,但仍有15%的患者无法达到临床治愈。首次抑郁发作缓解后约半数患者不再复发,但对于3次发作及以上或是未接受维持治疗的患者,复发风险可高达90%以上。影响复发的因素主要有:①维持治疗的抗抑郁药剂量及使用时间不足;②生活应激事件;③社会适应不良;④慢性躯体疾病;⑤家庭社会支持缺乏;⑥心境障碍家族史等。抑郁症状缓解后,患者的社会功能一般可恢复到病前水平,但有20%~35%的患者会有残留症状及社会功能或职业能力受到不同程度的影响。

第二节　抑郁障碍患者的护理

一、护理评估

(一) 一般状况评估

患者的性别、年龄、民族、教育程度、职业等基本情况。

(二) 健康史

1. 现病史　患者的起病时间、临床表现、病情演变过程、治疗经过等情况。

2. 既往史　患者有无脑外伤、脑炎、昏迷、抽搐、癫痫、肝炎、肾炎、传染病、血液病、心脑血管病、高血压、呼吸系统疾病、糖尿病、甲亢、手术、骨折、有毒有害物接触及冶游等病史。

3. 个人史　患者的出生地、母孕期情况、分娩、体格发育、智力发育、童年有无不良遭遇、社会适应情况、病前性格特征、兴趣嗜好、月经史、婚姻史、生育史及家族史等。

(三) 生理状况评估

1. 生命体征　包括体温、心率、呼吸、血压等情况。

2. 营养情况 患者的饮食、营养状况及体重变化,有无食欲减退或贪食。

3. 睡眠情况 睡眠情况,有无入睡困难、睡眠轻浅、多梦、早醒等。

4. 其他情况 有无头晕、头痛、心慌、心悸出汗等自主神经功能紊乱症状;有无性功能障碍。

(四) 精神症状评估

1. 情绪状况 患者的情绪有无显著而持久的低落和悲观,能否感受到快乐的情绪。

2. 认知功能 患者有无思维迟缓、认知功能损害、负性认知模式、自知力缺乏等情况。

3. 意志行为 患者有无精神运动性迟滞或激越。

重点评估患者有无自杀企图和行为,特别要重点评估患者有无自杀先兆症状(如沉默少语、失眠、拒食等)。此外还可使用抑郁自评量表、汉密尔顿抑郁量表(HAMD)、蒙哥马利-阿斯伯格抑郁评分量表(MARDS)等工具辅助评估。

(五) 心理-社会状况评估

1. 患者病前生活事件,应对挫折与压力的心理行为方式及效果。

2. 患者对住院治疗的态度。

3. 患者的家庭生活环境与经济状况。

4. 人际关系是否融洽、社会功能是否受损、社会支持系统等。

二、护理诊断

1. 有自杀、自残的危险 与自责自罪观念、无价值感和悲观绝望情绪有关。

2. 营养失调:低于机体需要量 与食欲下降、能量摄入不足有关。

3. 睡眠型态紊乱 与悲观情绪、沮丧、绝望等因素有关。

4. 生活自理能力缺陷(进食、沐浴、如厕、穿着等) 与精神运动性迟滞、无力照顾自己有关。

5. 自我认同紊乱 与悲观情绪、自我评价过低、无价值感有关。

6. 思维过程改变 与思维联想受抑制有关。

7. 应对无效 与不能满足角色期望、无力解决来自各方面的问题有关。

8. 便秘 与饮食、活动量减少、肠蠕动减慢有关。

9. 社会交往障碍 与严重悲观情绪和兴趣丧失有关。

三、护理目标

1. 维持患者正常的生理功能,包括营养、睡眠、排泄等方面。

2. 患者能够坚持服用药物,认识到坚持用药的重要性。

3. 患者能够掌握排解不良情绪的方法,住院期间不发生自杀行为。

4. 患者愿意主动参加工疗、娱疗活动,愿意与他人交流。

5. 患者能够纠正自己的负性认知,对自己和未来有正性评价。

四、护理措施

(一) 基础护理

1. 住院环境 将患者安置在光线明亮、整洁舒适、空气流通、设备设施齐全的病室环境中休养,墙壁挂色彩鲜艳的壁画并放置适量的鲜花,有利于调动患者积极良好的情绪,唤起患者对生活的热爱。

2. 生活护理 抑郁障碍患者常主诉疲乏、无力料理日常生活,护士应鼓励患者增强自我能力,给予积极性的言语鼓励,例如"你做得非常好""你进步了很多"等,使患者逐步建立起生活的信心。对于重度抑郁障碍的患者,由于其生活完全不能自理,护士应协助做好日常生活护理工作,例如沐浴、更衣、仪容仪表等。

3. 饮食护理 抑郁障碍患者由于食欲减退或自责自罪而拒绝进食。应保证患者足量进食和饮水以满足营养需要,选择患者平常较喜欢且富含粗纤维的食物,若患者坚持不进食要耐心规劝喂食,必要时可遵医嘱给予鼻饲、静脉输液,防止发生营养失调甚至衰竭。出现便秘时视病情给予缓泻剂或灌肠。

4. 睡眠护理 抑郁症状有晨重暮轻的特点,早醒时是患者一天中抑郁情绪最严重的时刻,容易发生自杀、自伤等意外事件,因此要改善患者的睡眠状态。指导患者睡前保持情绪平稳,养成良好的睡眠习惯;教会患者应对入睡困难和早醒的方法,减少日间卧床时间;必要时遵医嘱给予安眠药,并详细记录入睡、觉醒时间和用药后情况;夜间巡视病房需重点观察蒙头睡觉、辗转不眠、假寐及经常如厕的患者,防止意外发生。

（二）安全护理

1. 密切观察病情 护士应密切观察患者的病情变化,尽可能多与患者保持接触,鼓励患者表达心中感受,如有无不良的情绪、消极厌世的想法、自伤自杀的想法等。对于重度抑郁障碍的患者,在治疗过程中随着病情的缓解,患者的自杀风险性反而增加,护士须提高警惕,对于患者突然出现的轻松神态、情绪不能掉以轻心。

2. 加强安全检查与巡视 做好危险物品(刀、剪子、玻璃、绳子等)的保管,将患者安置在护理人员易观察的大房间内,每日进行安全检查。要有高度的责任感,尤其在夜间、凌晨、午睡、饭前和交接班及节假日等时间,对有消极意念的患者,做到重点巡视,避免自伤、自杀等意外行为发生。

（三）特殊症状护理

自杀观念与行为是抑郁障碍患者最严重、最危险的症状。患者计划周密,行动隐蔽,往往伪装病情好来转移和逃避护理人员与家属的注意,采取各种手段与途径,以达到自杀的目的。

护理人员应加强沟通,密切观察患者的言语、行为和活动情况,及早发现患者任何自杀的征兆,团结合作互通信息,避免错过挽救患者生命的良好机会;在观察病情过程中,护理人员不能蜻蜓点水、走马观花,更不能对患者冷淡,有些患者由于自杀决心已定,计划安排好了,会有情绪得到释放和轻松的感觉,护士如果放松警惕被患者的假象所迷惑,就可能给患者创造了自杀的机会。所以建立良好的护患关系和密切观察病情,并做好相应的心理护理是防范自杀行为发生最行之有效的护理措施之一。

（四）药物治疗护理

1. 保证用药安全 抑郁障碍患者有可能发生藏药拒服、藏药顿服、吐药等行为,所以护士在发药过程中要严格按照流程发药:双人核对发放药物,其中一人负责发药、另一人负责检查;把药放到患者手中,看着患者把药放进口中,用透明的杯子喝水吞咽药物,嘱患者张口、护士检查口腔;上颌、舌下、两颊内侧都是常见的藏药部位,此外,手中、衣物内都应检查;最后让患者坐一会儿再让其离开,以防吐药。

2. 密切观察药物疗效 在用药过程中,护士要注意观察药物副作用。如患者出现口干、便秘等副作用时,应做好解释工作。这些不良反应不妨碍继续用药,如无特殊情况,决不可间段用药或随意删减剂量。对于病情好转处于康复期的患者,护士应督促其维持用药,不能病情刚刚好转就停药,这会导致疾病复发,应在医生指导下确定是否停药。

（五）心理护理

1. 建立良好的护患关系　在与患者的接触中应加强沟通,在真诚、理解、接纳的基础上建立良好的护患关系。在接触过程中,护士应保持一种稳定、温和的态度,交谈时适当放慢语速,允许患者有足够的思考时间,并耐心地倾听患者诉说,切不可表现出冷漠、不耐烦甚至嫌弃的表情和行为。

2. 进行有效的治疗性沟通　要有强烈的责任心或同情心,尊重患者的隐私权,鼓励患者表达自己感受的痛苦和想法,但避免强化患者的悲观抑郁情绪,耐心倾听,启发和帮助患者以正确的态度对待疾病,调动患者积极的情绪,帮助患者回顾自己的优点、长处、成就来增加自信。通过护理人员的语言、表情和姿势来影响或改变患者的心理状态和行为,耐心地做好说服解释工作,建立良好的人际沟通能力,改变患者病态的应对方式,减少患者的负性评价,帮助患者认识到这些负性评价是消极的、片面的;协助患者检视和修正自己的认知模式,建立新的应对技巧并提供正向增强自尊的机会,为今后重新融入社会独立处理各种事物创造良好的基础。

3. 恢复、发展人际关系　重点是帮助患者告别过去,着眼未来,恢复原有的人际关系,发展新的人际关系,适当地参加社会活动,恢复患者在社会中的正常地位,而不至于被社会所遗弃。同时还需要积极调动患者家属、同事等社会支持力量,改变周围人对患者的态度,多关心与支持患者。

（六）康复护理和健康教育

帮助患者制定每日活动计划表,对每天的活动做出评价,增加患者成功的自信心。患者恢复期应安排好其工作及学习,让患者认识到自己的社会价值,消除和避免对病情康复不利的因素。为患者创造良好人际接触的机会,鼓励患者增强自理能力和社会适应能力,增强社交技巧,提高自尊。教会患者 2~3 种应对失眠和早醒的方法。指导患者坚持按时用药,掌握药物的不良反应及临床表现,预防复发。指导家属学习有关疾病知识,督促患者按时服药、定期复查,预防疾病复发的常识。

五、护理评价

1. 患者是否能够维持正常的生理功能,包括营养、睡眠、排泄等方面。
2. 患者是否能够坚持服用药物,认识到坚持用药的重要性。
3. 患者是否能够掌握排解不良情绪的方法,住院期间不发生自杀行为。
4. 患者是否愿意主动参加工疗、娱疗活动,愿意与他人交流。
5. 患者是否能够纠正自己的负性认知,对自己和未来有正性评价。

六、护理案例

患者,男性,33 岁,已婚,无业,初中文化。因反复出现发愁、少语、少动 1 个月,加重半个月入院。患者首次发病是因和朋友一起合伙投资做物流生意,由于不懂成本管理加上经营不善,开业不久生意倒闭,自觉没有用,对不起朋友,更对不起家人,情绪从此一落千丈,对任何事也不感兴趣。每日呆坐或卧床不起,早上醒得早,晚上又睡不着,在晚上家人都回来坐在一起时能开口说话,话少,言语中流露出对前途的渺茫,时常产生轻生的念头。给予氟西汀治疗后上述症状消失。1 个月前,孩子因病住院治疗,患者认为是自己无能、照顾不周的结果,自责、发愁,整日闷闷不乐、唉声叹气。近半月来,患者把自己关在房间里,卧床不动,饭量减少,身体日渐消瘦,整日无精打采,自称脑子不好使了,什么事也做不了,活着没有意思,不如死了算了。患者为人忠厚老实,胆小怕事,很少与人来往,但同事关系相处和睦,夫妻感情好。

临床诊断:抑郁障碍。

（一）护理评估

1. 生理状况评估　患者进食减少、体重减轻,睡眠障碍。

2. 精神状况评估　患者有心境低落、兴趣减退、快感缺失、思维迟缓、精神运动性迟滞等症状。

3. 心理社会功能评估　患者性格胆小怕事,遇事易产生内归因,不能客观分析问题,这是其发病的性格基础。

（二）护理诊断

1. 有自杀、自残的危险　与自责自罪观念、无价值感和悲观绝望情绪有关。

2. 营养失调:低于机体需要量　与食欲下降能量摄入不足有关。

3. 睡眠型态紊乱　与悲观情绪、沮丧、绝望等因素有关。

4. 自我认同紊乱　与悲观情绪、自我评价过低、无价值感有关。

5. 应对无效　与不能满足角色期望无力解决来自各方面的问题有关。

（三）护理目标

1. 患者能够掌握排解不良情绪的方法,住院期间不发生自伤、自杀行为。

2. 保证患者的营养状况和睡眠质量。

3. 患者能够对自己和未来有正性评价。

（四）护理措施

1. 安全护理　做好危险物品(刀、剪子、玻璃、绳子等)的保管,将患者安置在护理人员易观察的大房间内,每日进行安全检查。要有高度的责任感,尤其在夜间、凌晨、午睡、饭前和交接班及节假日等时间,对有消极意念的患者,做到重点巡视,避免自伤、自杀等意外行为发生。

2. 保证营养和睡眠　患者因心境低落、缺乏食欲而拒绝进食,护士应给予耐心劝慰,给予高热量、高蛋白、高维生素的饮食,若患者坚持不肯进食,应给予肠内或肠外营养,保证患者的营养摄入,以维持身体日常需要。白天嘱患者尽量避免卧床,让患者从事工娱活动,晚上入睡前热水泡脚,保证安静的睡眠环境,必要时遵医嘱给予安眠药。

3. 帮助排解不良情绪　尽可能多与患者保持接触,鼓励其表达内心感受,如不良的情绪、消极厌世的想法、自伤自杀的冲动想法等,但不可强化这些想法。选择一些患者感兴趣的、较为关心的话题,鼓励引导他们回忆以往愉快的经历和体验,用讨论的方式抒发和激励患者对美好生活的向往。

4. 建立正性认知模式　护士应设法减少患者的负性思维,帮助患者认识到这些想法是负性的、消极的、片面的,协助患者检视和修正自己的认知模式,努力打破这种负性循环。使患者多回忆自己的优点、长处、成就,鼓励患者描述自己最成功、取得辉煌业绩的经历,以此增加正性思维,尽可能为患者创造正向的、积极的场合和机会,改善其消极情绪。

（五）护理评价

1. 患者的营养状况和睡眠质量是否得到保证。

2. 患者是否能够掌握排解不良情绪的方法。

3. 患者是否能够对自己和未来有正性评价。

学习小结

1. 学习内容

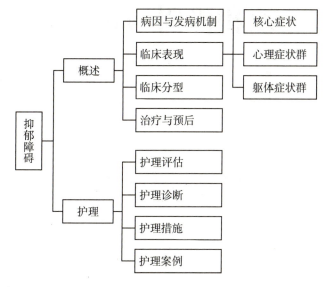

2. 学习方法

学习本章时,同学们要明确本章的学习目标,结合以往学习过的心理学、护理学、精神病学等相关理论知识和操作技能为基础,以心理护理和精神疾病护理为内容,通过本章课堂理论的学习,将临床案例与所学过的知识紧密结合起来,把 PBL 学习方法及情景学习法融入学习中,不断拓宽思路,巩固学习成果,准确掌握抑郁障碍的临床特征,熟悉护理诊断、护理评估的内容等,认真做好日常护理,建立良好的护患关系,并随时注意患者的病情变化,及时对不同症状的患者采取具有针对性的护理措施。

扫一扫,
测一测

（田昕玉）

复习思考题

1. 简述抑郁障碍的概念。
2. 简述抑郁障碍的主要临床表现。
3. 如何为患者提供有效的心理护理。

◆◆◆ **第十一章** ◆◆◆

双相障碍与护理

📝 **学习目标**

识记:双相障碍的概念、临床表现。

理解:双相障碍的病因与发病机制、诊断要点及治疗。

运用:结合临床病例,正确运用护理程序,对双相障碍患者进行有效护理和健康教育。

第一节 概 述

双相障碍(bipolar disorder,BPD)又称双相情感障碍,是指既有躁狂或轻躁狂发作,又有抑郁发作的一类心境障碍。双相障碍一般呈发作性病程,躁狂和抑郁常反复循环或交替出现,也可以混合方式存在。每次发作症状往往持续一段时间,并对患者的日常生活和社会功能等造成不良影响。

一、流行病学

双相障碍没有抑郁障碍常见。由于疾病概念、诊断标准、流行病学调查方法和调查工具的不同,全球不同国家和地区所报道的双相障碍患病率有所不同。西方发达国家 20 世纪 70~80 年代的流行病学调查显示,双相障碍终生患病率为 3.0%~3.4%,90 年代则上升到 5.5%~7.8%。在我国 1982 年对 12 个地区精神疾病流行病学调查显示,双相障碍患病率仅为 0.042%,而中国台湾(1982~1987)为 0.7%~1.6%,香港特别行政区(1993)男性为 1.5%、女性为 1.6%。抑郁障碍的患病率女性高于男性一倍以上,而双相障碍患病率男女比例为 1:1.2。这一趋势在各种文化和各种族人群中是一致的。其原因尚不十分清楚,但研究显示,这种差异可能与激素水平的差异,妊娠、分娩和哺乳,心理社会应激事件及应对方式等有关。双相障碍的起病年龄平均为 30 岁,但临床样本发现起病年龄有年轻化趋势,目前通常在 20 岁左右。WHO 有关全球疾病总负担的统计显示,1990 年双相障碍在全球排第 18 位,在我国排第 12 位。

二、病因与发病机制

本病病因与发病机制尚不清楚,大量研究提示遗传因素、神经生化因素、神经内分泌因素和心理社会环境因素等对本病的产生有明显影响。

(一)遗传因素

双相障碍患者的生物学亲属的患病风险明显增加,患病率为一般人群的 10~30 倍,血缘

笔记栏

关系越近,患病风险越高,以及有早发遗传现象(即发病年龄逐代提早、疾病严重性逐代增加)。研究发现双相障碍的同卵双生子的同病率明显高于异卵双生子,其中同卵双生子同病率为60%~70%,而异卵双生子同病率为20%。这些研究充分说明遗传因素在双相障碍发病中占有重要地位,其影响超过环境因素,且与抑郁障碍相比,遗传因素对双相障碍的影响更显著。

(二)神经生化因素

1. 5-羟色胺(5-HT)假说　该假说认为5-HT功能活动降低可能与抑郁发作有关,5-HT功能活动增高可能与躁狂发作有关。阻滞5-HT回收的药物(如选择性5-HT再摄取抑制剂)、抑制5-HT降解的药物(如单胺氧化酶抑制剂)、5-HT的前体色氨酸和5-羟色氨酸均具有抗抑郁作用;而选择性或非选择性5-HT耗竭剂(利血平)可导致抑郁。一些抑郁发作患者脑脊液中5-HT的代谢产物5-羟吲哚乙酸含量降低,浓度越低,抑郁程度越严重;抑郁发作患者和自杀患者的尸脑研究也发现5-HT或5-羟吲哚乙酸的含量降低。

2. 去甲肾上腺素(NE)假说　该假说认为NE功能活动降低可能与抑郁发作有关,NE功能活动增高可能与躁狂发作有关。阻滞NE回收的药物(如选择性NE再摄取抑制剂等)具有抗抑郁作用;利血平可以耗竭突触间隙的NE而导致抑郁。

3. 多巴胺(DA)假说　该假说认为DA功能活动降低可能与抑郁发作有关,DA功能活动增高可能与躁狂发作有关。阻滞DA回收的药物(安非他酮)、多巴胺受体激动剂(溴隐亭)具有抗抑郁作用;能阻断DA受体的抗精神病药物可以治疗躁狂发作。

(三)神经内分泌因素

许多研究发现,双相障碍患者有下丘脑-垂体-肾上腺轴(HPA)的功能异常,部分抑郁发作患者血浆皮质醇分泌过多、分泌昼夜节律改变及无晚间自发性皮质醇分泌抑制,地塞米松不能抑制皮质醇分泌。重度抑郁发作患者脑脊液中促皮质激素释放激素(CRH)含量增加,提示抑郁发作时,HPA功能异常的基础是CRH分泌过多。

(四)心理社会因素

研究提示,应激、负性生活事件(如丧偶、离婚、婚姻不和谐、失业、严重躯体疾病、家庭成员患重病或突然病故)、缺乏社会支持甚至正性事件都有可能引发双相障碍。

三、临床表现

双相障碍典型临床表现可有躁狂发作、抑郁发作和混合发作。

(一)躁狂发作

躁狂发作(manic episode)的典型临床表现为"三高"症状,即情感高涨、思维奔逸、意志活动增多,可伴有夸大观念或妄想、冲动行为等。发作应至少持续1周,并有不同程度的社会功能损害,可给自己或他人造成危险或不良后果。躁狂可一生仅发作一次,也可反复发作。

1. 情感高涨　为躁狂发作的主要原发症状。

(1)主观体验:情感高涨时,欢欣喜悦的病态心理导致患者自己有着无比幸福愉快的感觉,好像人间无忧愁和烦恼,终日沉浸在欢乐的心境之中,表现为眉飞色舞,喜笑颜开,洋溢出自我欢乐和莫名其妙地兴奋。

(2)客观体验:较轻的患者以愉快欢乐为主,其内心体验与周围环境相协调,富有"感染性",致使患者周围与之接触的人们也感到愉快和共鸣。症状轻时可能不被视为异常,但了解患者的人可以看出这种表现的异常性。

(3)易激惹:部分患者情绪可表现不稳定,自以为是,蛮不讲理,可因某种小事或自己建议未被采纳而生气、激动、暴跳如雷,甚至出现破坏和攻击行为,但这种情绪持续的时间比较短,患者马上就会转怒为喜或赔礼道歉。患者常在患病早期表现为愉快而在后期转换为易激惹。

2. 思维奔逸

(1) 思维联想迅速:思维联想的速度加快、涉及范围广,而且内容丰富。患者自觉非常聪明,脑子反应特别快,如同机器加了"润滑油"一样转得飞快,特点为言语增多、语速增快,说话声调高亢,表现为口若悬河、夸夸其谈、他人无法阻止。

(2) 随境转移:患者的思维活动常受周围环境变化所吸引而转移话题,注意力常不集中、不持久,表现为谈话的话题很快地转移变化,有的患者可出现"音联"和"意联"。

3. 意志活动增多　多为协调性精神运动性兴奋。

(1) 精力充沛:患者自感精力异常旺盛,全身有使不完的劲,且无疲乏之感,表现为兴趣广泛,整日忙忙碌碌,喜欢交往,与人一见如故,爱凑热闹,好开玩笑或搞恶作剧,活动明显增多。

(2) 缺乏计划性:患者被动注意亢进,这件事情还没有做完又被其他事情吸引过去,虽然整日忙碌不停,但做事往往目标不明确,常有始无终,半途而废没有成效。

(3) 行为鲁莽,缺乏正确判断:患者好管闲事、提意见,打抱不平,甚至会有打人或者砸、摔东西,挥霍钱财,乱购物,骑飞车,开车莽撞,性意向及性行为增强,举止轻浮不负责任,不计后果等行为。

4. 精神病性症状　部分患者可出现幻觉、妄想,一般都与情绪相协调,多半是有关自己具有特殊本领或权利的幻听、夸大观念及夸大妄想,如患者认为自己是世界上最聪明的、能力最强、最漂亮、最富有的人,目空一切,忘乎所以,极严重的患者可有意识障碍,患者不知道自己在何处,也不清楚自己在做什么。

5. 躯体症状　患者常有面色红润,汗液与唾液分泌增多,由于活动增多,常伴有睡眠需要减少,可整夜不睡或只睡眠 2~3 个小时,终日奔波而不知疲倦,由于体力消耗过多,饮食可明显增加,有的患者饮食无节,暴食或贪食,也有患者因无法正常饮水、进食和睡眠而消瘦明显,甚至可衰竭而死亡。

(二) 抑郁发作

抑郁发作(depressive episode)典型症状为情绪低落、思维迟缓、意志活动减退"三低"症状,但典型症状主要见于重度抑郁发作,而大部分抑郁发作患者的三主症为情绪低落、兴趣减退和快感缺失。抑郁发作的表现可分为核心症状、心理症状群和躯体症状群(请详见第十章抑郁障碍与护理)。发作应至少持续 2 周,并且伴有不同程度地损害社会功能、给本人造成痛苦或不良后果。患者除三主症外,还可出现一些精神运动性改变、精神病性症状及生物学症状。

1. 精神运动性改变

(1) 焦虑:焦虑与抑郁常常伴发,表现为莫名其妙地紧张、担心、坐立不安甚至恐惧。可伴发一些躯体症状,如心跳加快、尿频、出汗等。

(2) 精神运动性迟滞或激越:精神运动性迟滞表现为活动减少,动作缓慢,工作效率下降,严重者可表现为木僵或亚木僵状态。精神运动性激越则与迟滞相反,患者脑中反复思考一些没有目的的事情,思维内容无条理,大脑持续处于紧张状态。由于无法集中注意力来思考一个问题,思维效率下降,表现为紧张、烦躁不安、难以控制自己,甚至出现攻击行为。

笔记栏

2. **精神病性症状**　患者可以在抑郁发作时出现幻觉和妄想。内容可与抑郁心境相协调,如罪恶妄想,伴嘲弄性或谴责性的幻听,也可与抑郁心境不协调,如关系妄想、贫穷妄想、被害妄想,没有情感色彩的幻听等。

3. **生物学症状**

（1）睡眠障碍:睡眠障碍主要表现为早醒,一般比平时早醒 2~3 小时,早醒后不能再入睡,并发愁一天怎么熬过去,想许多不愉快的事。还可以表现为入睡困难,辗转反侧,即使睡着了也感到睡眠不深,少数患者表现为睡眠过多。

（2）食欲下降、性欲减退:抑郁障碍对食欲的影响尤为明显。许多抑郁障碍患者进食很少,自己过去爱吃的饭菜也不吃或只吃几口,食之无味,严重者甚至不愿听到吃饭这些词语,完全丧失进食欲望,体重明显下降。也有的抑郁障碍患者可出现食欲异常增加等情况,过度饮食而导致体重增加;也有两者兼有的情况。相当一部分抑郁障碍患者出现性欲减退、阳痿、闭经等,有些患者勉强维持性行为,但无法从中体验到乐趣。

（3）精力缺失:抑郁障碍患者常诉说"太累了"或"完不成任务""缺乏动力",人也显得十分疲劳,常感到精力不足,体力耗竭,能力下降。

（4）其他躯体不适:可有非特异性的疼痛,如头痛或全身疼痛,这些疼痛可以是固定的,也可以是游走的,有的疼痛较轻,有的难以忍受,相当一部分患者因疼痛而就诊于综合医院。躯体不适的主诉可涉及各脏器,如恶心、呕吐、心慌、胸闷、出汗、尿频、尿急、便秘等。

（三）混合发作

抑郁症状和躁狂症状可在一次发作中同时出现,如抑郁心境伴以连续数日至数周的活动过度和言语迫促,或躁狂心境伴有激越、精力和本能活动降低等。抑郁症状和躁狂症状也可快速转换,因日而异,甚至因时而异。

四、临床分型

（一）双相障碍

双相障碍患者的病程中既有躁狂或轻躁狂发作,又有抑郁发作。其特点为患者出现两次或多次剧烈的心境波动和活动水平明显紊乱的发作。患者有时表现为心境过分的高涨和/或易怒、精力充沛和活动增加等躁狂症状,有时为心境低落、悲伤与无望、精力减低和活动减少等抑郁症状,间歇期精神状态基本正常。最典型的形式是躁狂和抑郁交替发作。

ICD-11 将双相障碍分为两个亚型。双相Ⅰ型:只有一次或多次躁狂发作或混合发作,又有重度抑郁发作,这是临床上最常见的情感障碍。双相Ⅱ型:有明显的抑郁发作,同时有一次或多次轻躁狂发作,但无躁狂发作。

（二）环性心境障碍

主要特点为持续性并常反复出现心境高涨或低落,每次发作不符合躁狂或抑郁发作症状的标准,就是心境波动幅度相对较小,且心境波动通常与生活事件无明显关系,与患者的人格特征有密切关系。躁狂发作时表现为十分愉悦、活跃和积极,且在社会活动中会做出一些承诺,但转变为抑郁后,不再乐观自信,而成为痛苦的失败者,最后可到情绪的相对正常时期,或又转为轻度的心境高涨,极少严重到轻躁狂或轻抑郁的程度,社会功能受损较轻。症状表现至少 2 年,但在这 2 年中,可有数月心境是正常间歇期。如果没有相当长时间的观察或是对个体既往行为较充分的了解,很难作出诊断。

笔记栏

> **知识链接**
>
> 　　研究显示,双相障碍是 15~19 岁年龄段青少年的第 4 位致残原因。虽然儿童及青少年双相障碍临床表现与成人双相障碍相似,但存在一些与年龄相关的症状特点:很少主动叙述其情绪体验;精神症状更多地表现为行为障碍,如活动过多、学校恐怖、破坏和攻击行为、发脾气、孤独或离家出走、自伤、自残甚至自杀。因此,识别儿童及青少年的疾病发作或消退往往很困难。许多双相障碍的儿童情绪波动非常频繁,且持续数周至数年。
>
> 　　此外,儿童青少年双相障碍多有双相样表现,但不一定符合双相障碍或环性心境障碍的诊断标准,且较多共病注意缺陷与多动障碍(attention deficit hyperactivity disorder, ADHD)。

五、诊断与鉴别诊断

(一)诊断要点

　　双相障碍的诊断主要根据病史、临床表现、病程、体格检查和实验室检查,对于典型病例一般不难诊断。主要的诊断要点如下:

　　1. 症状特征　躁狂发作以显著而持久的情感高涨为主要表现,伴有思维奔逸、活动增多、夸大观念及妄想、睡眠需求减少、性欲亢进、食欲增加等。抑郁发作以显著而持久的情感低落为主要表现,伴有兴趣缺乏、快感缺失、思维迟缓、意志活动减少、精神运动性迟滞或激越、自责自罪、自杀观念和行为、早醒、食欲减退、体重下降、性欲减退、抑郁心境晨重暮轻的节律改变等。多数患者的思维和行为异常与高涨或低落的心境相协调。

　　2. 病程特征　首次发病年龄多在青壮年时期,多数为发作性病程,发作间歇期精神状态基本正常,常有较高的阳性家族史。既往有类似的发作,或病程中出现躁狂与抑郁的交替发作,对诊断均有帮助。

　　3. 躯体和实验室检查　躯体、神经系统以及实验室检查一般无阳性发现,脑影像学检查结果可供参考。

(二)诊断分型

　　1. 双相障碍

　　(1)双相障碍Ⅰ型:双相障碍Ⅰ型是仅有一次或多次躁狂或混合发作、又有重度抑郁发作的发作性心境障碍。躁狂发作是持续至少 1 周的极端情绪状态,表现欣快、烦躁或自我膨胀,也可能有其他特征性症状如语速快、滔滔不绝难以打断,思维奔逸,自尊或野心增加,对睡眠需求减少,注意力分散,冲动或鲁莽行为,以及不同情绪状态(即情绪不稳定)之间的快速变化。混合发作的特点是在绝大多数日子里(至少 2 周),出现显著的躁狂和抑郁症状之间的混合或非常快速的交替。

　　(2)双相障碍Ⅱ型:双相障碍Ⅱ型是由一种或多种轻躁狂发作和至少一种抑郁发作所定义的发作性心境障碍。轻躁狂发作是持久的情绪状态(至少 4 天),其特征为欣快、情绪高涨,易激惹,活动多、话多等。伴随其他特征症状,如精力增加和活动增多,对睡眠需求减少,言语压力大,想法的转移,注意力分散,注意力不集中或鲁莽的行为。上述症状一般不伴有精神病性症状且仅体现于个体行为的改变,并不严重到导致功能明显受损。抑郁发作的特征是持续至少 2 周的抑郁情绪,兴趣减少,伴有其他症状,如食欲或睡眠改变,精神运动性激越或迟滞,疲劳,无价值或无望或不适当的内疚感,绝望感和自杀倾向。没有躁狂发作或混合发作的既往史。

此外,在 ICD-11 中,临床上以目前发作类型确定双相障碍的亚型:①目前为轻躁狂;②目前为不伴精神病性症状的躁狂发作;③目前为伴有精神病性症状的躁狂发作;④目前为轻度或中度抑郁;⑤目前为不伴精神病性症状的重度抑郁发作;⑥目前为伴有精神病性症状的重度抑郁发作;⑦目前为混合性发作;⑧目前为缓解状态。

2. 环性心境障碍 环性心境障碍是指反复出现轻度心境高涨或低落,但不符合躁狂或抑郁发作症状标准。心境不稳定至少 2 年,其间有轻度躁狂或轻度抑郁的周期,可伴有或不伴心境正常间歇期,社会功能受损较轻。

（三）鉴别诊断

需与继发性心境障碍、精神分裂症相鉴别。

1. 继发性心境障碍 脑器质性疾病、躯体疾病、某些药物和精神活性物质等均可引起继发性心境障碍。与原发性心境障碍的鉴别要点:①继发性心境障碍有明确的器质性疾病、某些药物或精神活性物质使用史且时间上与精神症状关系密切,体格检查有阳性体征,实验室检查有相应指标改变;②还可出现意识障碍、遗忘综合征及智能障碍,而原发性心境障碍除谵妄性躁狂发作外,无意识障碍、记忆障碍及智能障碍;③继发性心境障碍的症状随原发疾病病情的消长而波动,原发疾病好转,或在有关药物停用后,情感症状相应好转或消失。

2. 精神分裂症 伴有不协调精神运动性兴奋或精神病性症状的急性躁狂发作需与精神分裂症青春型相鉴别。①症状:精神分裂症的思维障碍为原发症状,情感症状是继发的,而双相障碍以情感症状为原发症状,精神病性症状是继发的且在情感障碍较为严重的阶段出现;②协调性:精神分裂症患者的思维、情感和意志行为等精神活动不协调,双相障碍患者的精神活动之间较为协调;③病程:精神分裂症呈发作进展或持续进展病程,缓解期常有残留症状或人格改变,双相障碍是间歇性病程,间歇期基本正常。

六、治疗与预后

（一）治疗

1. 治疗原则 双相障碍的治疗应遵循以下原则。

（1）综合治疗:应采取精神药物治疗、物理治疗、心理治疗和危机干预等措施治疗,其目的在于提高疗效、改善依从性、预防复发和自杀、改善社会功能及更好地提高患者生活质量。

（2）个体化治疗:个体对精神药物治疗的反应存在很大差异,制订治疗方案时需要考虑患者性别、年龄、主要症状、躯体情况、是否合并使用药物、首发或复发、既往治疗史等多方面因素,选择合适的药物。同时,治疗过程中需要密切观察治疗反应、不良反应以及可能出现的药物相互作用等,并及时调整,提高患者的耐受性和依从性。

（3）长期治疗:双相障碍几乎终生以循环方式反复发作,应坚持长期治疗原则。治疗可分为三个阶段,即急性治疗期、巩固治疗期和维持治疗期。

（4）心境稳定剂为基础:不论为哪种类型的双相障碍,都须以心境稳定剂为主要治疗药物。双相障碍抑郁发作时,在使用心境稳定剂的基础上可谨慎使用抗抑郁药物,特别是具有同时作用于 5-HT 和 NE 的药物。

（5）联合用药:根据病情需要可及时联合用药。药物联用方式有两种或多种心境稳定剂联合使用,心境稳定剂与苯二氮䓬类药物、抗精神病药物、抗抑郁药物联合使用。在联合用药时,应密切观察药物不良反应、药物相互作用,并进行血药浓度监测。

（6）定期检测血药浓度:锂盐的治疗剂量和中毒剂量接近,应定期对血锂浓度进行动态

笔记栏

监测。卡马西平或丙戊酸盐治疗躁狂的剂量也应达到抗癫痫的血药浓度水平。

2. 治疗疗程

（1）急性期治疗：推荐6~8周。目标为控制症状、缩短病程，避免症状复燃或恶化。

（2）巩固期治疗：推荐3个月左右。目标为防止症状复燃，促进社会功能的恢复。药物剂量与急性期一致。如无复燃，即可转入维持期治疗。

（3）维持期治疗：目标为防止复发，维持良好的社会功能，提高患者的生活质量。

3. 双相躁狂发作　各类躁狂均以药物治疗为主，特殊情况下可选用物理治疗。

（1）药物治疗：以心境稳定剂为主，心境稳定剂包括锂盐（碳酸锂）和抗癫痫药（卡马西平、丙戊酸盐）。此外，第二代抗精神病药和苯二氮䓬类药物也具有心境稳定作用，可用于躁狂发作的治疗。临床上通常采用药物联合治疗以提高疗效，即在急性期使用第二代抗精神病药物联合锂盐或丙戊酸盐治疗较单一使用心境稳定剂治疗的效果更好。

1）锂盐：锂盐是治疗躁狂发作的首选药物，治疗躁狂的总有效率约为70%。临床上常用碳酸锂，既可用于躁狂的急性发作，也可用于缓解期的维持治疗。碳酸锂一般起效时间为7~10天。急性躁狂发作时碳酸锂的治疗剂量一般为1 000~2 000mg/d，从小剂量开始，3~5天内逐渐增加至治疗剂量，分2~3次服用，宜饭后服用，以减少对胃的刺激。维持治疗剂量为500~750mg/d。

锂盐的治疗剂量与中毒剂量较接近，治疗中除密切观察病情变化和治疗反应外，应监测血锂浓度，并根据病情、治疗反应和血锂浓度调整剂量。急性期血锂浓度应维持在0.6~1.2mmol/L，维持期为0.4~0.8mmol/L，血锂浓度上限不宜超过1.4mmol/L，以防锂中毒。老年患者血锂浓度不宜超过1.0mmol/L。锂盐的不良反应主要有恶心、呕吐、腹泻、多尿、多饮、手抖、乏力、心电图改变等。锂盐中毒则可有意识障碍、共济失调、高热、昏迷、反射亢进、心律失常、血压下降、少尿或无尿等，必须立即停药，并及时抢救。

2）抗癫痫药：当碳酸锂治疗效果不佳或不能耐受碳酸锂治疗时可选用此类药物。目前临床上主要使用丙戊酸盐和卡马西平。

研究显示丙戊酸盐对急性躁狂发作患者的疗效与锂盐相同，在用药第5天后开始起效。丙戊酸盐成人用量可缓增至800~1 200mg/d，最高不超过1 800mg/d，维持剂量400~600mg/d，推荐治疗血药浓度为50~120μg/ml。丙戊酸盐可与碳酸锂联用，但剂量应适当减小。常见不良反应为胃肠道症状、震颤、体重增加等。

卡马西平适用于锂盐治疗无效、快速循环发作或混合发作的患者。成人用量可缓增至1 000mg/d，最高1 600mg/d，维持剂量200~600mg/d，推荐治疗血药浓度为4~12μg/ml。卡马西平也可与锂盐联用，剂量也应适当减小。常见不良反应有镇静、恶心、视物模糊、皮疹、再生障碍性贫血、肝功能异常等。

3）抗精神病药物：对严重兴奋、激惹、攻击或伴有精神病性症状的急性躁狂患者，由于锂盐起效缓慢，治疗早期可短期联用抗精神病药物。第一代抗精神病药物氯丙嗪和氟哌啶醇，能较快地控制精神运动性兴奋和精神病性症状，疗效较好，但有诱发抑郁发作的可能，应尽量选择第二代抗精神病药物。第二代抗精神病药物喹硫平、奥氮平、利培酮、氯氮平等均能有效地控制躁狂发作，疗效较好。

4）苯二氮䓬类药物：躁狂发作治疗早期常联合使用苯二氮䓬类药物，以控制兴奋、激惹、攻击、失眠等症状。对不能耐受抗精神病药的急性躁狂患者可代替抗精神病药物与心境稳定剂合用。在心境稳定剂疗效产生后即可停止使用该类药物，因其不能预防复发，长期使用可能出现药物依赖。

（2）物理治疗：对急性重症躁狂发作、极度兴奋躁动、对锂盐治疗无效或不能耐受的患者可使用电抽搐或改良电抽搐治疗,起效迅速,可单独应用或合并药物治疗,一般隔天一次,4～10次为一疗程。合并药物治疗的患者应适当减少药物剂量。

4. 双相抑郁发作

（1）心境稳定剂:研究表明,碳酸锂治疗双相抑郁发作有效,平均有效率约为76%,而且不会导致转相或诱发快速循环发作。故双相抑郁的急性期可单独使用足量锂盐,或在治疗开始时尽快使血锂浓度达到0.8mmol/L以上,是确保有效治疗的重要一步。

（2）第二代抗精神病药:研究证实,奥氮平能有效治疗急性双相抑郁发作并预防短期内转为躁狂,奥氮平联合氟西汀的疗效更优于单独使用奥氮平。

（3）抗抑郁药:心境障碍的临床指南建议轻至中度的双相抑郁应避免使用抗抑郁药物,因为有可能导致转躁,而单独使用心境稳定剂。对于重度或持续的双相抑郁患者在使用抗抑郁药后至症状缓解后应尽快撤用抗抑郁药物。

（二）预后

双相障碍具有自限性,但如果不加治疗或治疗不当,复发率相当高,且经过药物治疗的双相障碍的复发率明显高于单相抑郁障碍,分别为40%和30%。绝大多数双相障碍患者可有多次复发。服用锂盐预防性治疗,可有效防止躁狂或双相抑郁的复发,且预防躁狂发作更有效,有效率在80%以上。预防性治疗时,锂盐的剂量需因人而异,但一般服药期间血锂浓度应保持在0.4～0.8mmol/L即可获得满意的效果。此外,心理治疗和社会支持系统对预防本病复发也有非常重要的作用。

第二节　双相障碍患者的护理

一、躁狂发作的护理

（一）护理评估

1. 一般状况评估　患者的性别、年龄、民族、教育程度、职业等基本情况。

2. 健康史

（1）现病史:患者起病时间、临床表现、病情演变过程、治疗经过等情况。

（2）既往史:患者有无脑外伤、脑炎、昏迷、抽搐、癫痫、肝炎、肾炎、传染病、血液病、心脑血管病、高血压、呼吸系统疾病、糖尿病、甲亢、手术、骨折、有毒有害物接触及冶游等病史。

（3）个人史:患者的出生地、母孕期情况、分娩、体格发育、智力发育、童年有无不良遭遇、社会适应情况、病前性格特征、兴趣嗜好、月经史、婚姻史、生育史及家族史等。

3. 生理状况评估

（1）生命体征　包括体温、心率、呼吸、血压等情况。

（2）营养情况　患者的饮食、营养状况及体重变化,有无食欲亢进。

（3）睡眠情况　有无不知疲倦、睡眠减少。

（4）其他情况　有无瞳孔轻度扩大、心率加快等交感神经兴奋症状;有无性欲亢进。

4. 精神症状评估

（1）情绪状况:患者的情绪有无明显的高涨与低落相交替。

（2）认知功能:患者有无因情绪影响而导致的思维奔逸或思维迟缓、夸大妄想或罪恶妄想、自知力缺乏等情况。

（3）意志行为:患者有无意志行为增强或减退、有无精神运动性迟滞或激越。

（4）重点评估：对患者的伤人、毁物等危险行为要进行重点评估。

5. 心理-社会状况评估

（1）患者病前生活事件，应对挫折与压力的心理行为方式及效果。

（2）患者对住院治疗的态度。

（3）患者的家庭生活环境与经济状况。

（4）人际关系是否融洽、社会功能是否受损、社会支持系统等。

（二）护理诊断

1. 有对他人实施暴力的危险　与易激惹、情绪不稳、控制力缺乏有关。

2. 营养失调：低于机体需要量　与兴奋、体力消耗多及能量摄入不足有关。

3. 睡眠型态紊乱　与过度活动、持久兴奋对睡眠无需求有关。

4. 思维过程改变　与思维形式和思维内容紊乱有关。

5. 生活自理能力缺陷（进食、沐浴、如厕、穿着等）　与行为活动增加、无暇料理自我有关。

6. 便秘　与生活起居无规律、饮食、水量不足有关。

7. 有受伤的危险　与极度兴奋、活动过多、易激惹有关。

（三）护理目标

1. 患者能控制自己的情绪和行为，不发生伤害他人或自伤的行为。

2. 思维奔逸、情感高涨等症状基本得到控制。

3. 生活起居有规律，营养供给和睡眠恢复正常。

4. 患者活动量减少，机体消耗与营养供给达到基本平衡。

5. 患者生活自理能力得到改善。

（四）护理措施

1. 基础护理

（1）提供安静的生活环境：躁狂发作的患者非常容易受到周围环境的影响，嘈杂的环境会加重患者的兴奋程度，因此应将患者安置在安静、整洁、温度适宜的住院环境中，室内的物品颜色淡雅、陈设简单，避免强光、噪声的刺激，清除所有危险物品，以稳定患者情绪、避免患者伤人或自伤。

（2）保证所需营养：督促和协助患者进食高营养、高热量、易消化吸收的食物和充足的水分，必要时可喂食或鼻饲，使以满足患者的生理需要与机体消耗。必要时可安排单独进餐，不受进餐时间的限制，食物形式多样。对于部分患者应防止其进食过快或抢食。

（3）保证充足的睡眠：合理安排好患者的活动，为患者提供安静温馨的睡眠环境，使患者能得到适当的休息和睡眠。对夜间难以入睡的患者，护士可以陪坐一会儿，或安排洗热水澡，或喝杯温牛奶，让患者放松再入睡，必要时遵医嘱使用药物帮助睡眠。若已睡 4~5 小时而无法再睡时，可安排较不消耗体力也不影响他人的活动。

（4）个人卫生及仪态护理：躁狂患者因疾病影响，对自己的行为缺乏判断，可能会出现一些不恰当的言行，如行为轻浮、喜欢接近异性、乱穿衣服等。护士应鼓励患者完成一些有关个人卫生、衣着的活动，提醒患者保持仪表的整洁，对其不恰当的言行给予适当的引导和限制。

（5）合理处理患者的性冲动：患者很渴望与异性接近，喜欢谈论性的话题，或有性挑逗行为。如果患者不针对特定的异性，护士可将患者带开，转移其注意力。若患者针对的对象是护士，必须明确地强调彼此之间的角色和护患关系，并表达自己的感受，避免强化不恰当的社交行为或暗示性评论。例如可以说"你这样做，让我感觉很不舒服，想要离开。"并提出希望患者尊重他人，鼓励其与异性相处时以尊重的口语和态度来表达自己。

2. 安全护理

（1）严密监护、合理处置：应意识到患者处于躁狂状态时，由于自控能力下降，稍不如意就可能发生伤人、毁物等冲动暴力行为，也常常因为过高地估计自己的能力，做出一些危险行为，从而导致严重的自我伤害。因此，在患者发生暴力或伤害自己的行为之前，应尽早辨认和发现患者的先兆表现，如情绪激动、挑剔、质问、大声喧哗、有意扰乱秩序、哗众取宠、动作多而快等，此时应及时设法安抚患者的情绪，尽量满足患者相对合理的要求，对不合理、无法满足的要求也应尽量避免采用简单、直接的方法拒绝，可以根据当时的情景尝试采取婉转、暂缓、转移等方法，一定要做好耐心的解释和劝说工作。若患者出现危险行为，护士应保持沉着、冷静，设法分散患者的注意力，疏散周围其他患者，争取其他医务人员的支援配合，按有关应急预案进行合理处理，既要保证患者安全，又要保证医务人员的安全。

（2）避免激惹患者：患者的过激言行不加以评论，但不轻易迁就，应因势利导，鼓励患者以适当的方式表达和宣泄。尊重患者，耐心沟通，言谈中不可流露出厌烦的表情和言语，更不能对患者有讽刺、嘲笑或与其争辩等行为。在临床护理工作中，在与躁狂患者交流时，既不能被患者的高涨情绪所感染，也不能被患者的攻击性言语所激怒，护士应保持心态稳定，采取疏导技巧减轻患者的症状。尽量不让患者外出，因患者在越是人多的地方，越是喜欢表现自己，兴奋程度就越高，对病情更不利，同时因兴奋症状常引起外人围观，易导致打人、伤人或被人打等暴力事故的发生。

3. 特殊症状护理　密切观察病情变化，早期发现暴力行为的先兆，护理人员应及时了解患者既往或现存发生暴力行为的诱发因素，有效进行护理干预，设法消除和减轻其影响。躁狂患者常常有用不完而又无法阻挡的精力和体力，且多表现为急躁不安、易激惹、爱管闲事、提意见，容易扰乱病房秩序。护士应合理安排有意义的活动，引导患者把过盛的精力运用到正性的活动中去。安排活动时，护士态度宜友善、坚定并接纳患者，鼓励患者合作，避免争论。

4. 药物治疗的护理　药物是治疗该病的有效手段，在病情允许的情况下告知患者遵医嘱服药的重要性，并要了解患者无法坚持服药的原因及困难。协助患者用药并观察患者的合作性和用药效果，以及用药后的反应，特别是应用锂盐治疗的患者要更加注意，定期监测血锂浓度，如有异常及时通知医生。由于锂中毒没有特效解毒剂，一般采用促进锂从体内排出的方法。若发现患者有恶心、呕吐、手指的细小震颤等表现应采取措施，保证患者的用药安全。

5. 心理护理　护理人员不可采取强制性语言，在与患者建立良好护患关系基础上，鼓励患者按可控制和可接受的方式表达与宣泄激动和愤怒，对其打抱不平行为必须婉言谢绝；在给患者进行治疗护理时，必须很深入了解患者的心理需求，耐心地做好说服解释工作，以争取患者的合作；对于患者的爱挑剔，护士应态度友善，接受患者，鼓励患者合作，避免争论和公开批评；当患者发生攻击行为时应沉着冷静、少语，避免增强患者的兴奋性。

6. 康复护理和健康教育　根据患者的病情及医院场地设施，引导患者参加工娱治疗活动，选择限制少、竞争小、时间短、有益身心、患者能自控的活动，如跳舞、写字、画画、慢跑等。避免患者破坏性行为的发生，对患者完成的每一项活动应及时予以鼓励和肯定，提高患者的自尊。协助患者认识自己疾病的有关知识，同时指导患者坚持用药，掌握药物的不良反应及临床表现，预防复发。指导家属学习有关预防疾病复发的常识，了解、督促和协助患者按时服药、定期复查的重要性。

（五）护理评价

1. 患者是否发生过冲动、伤人等意外行为。

2. 患者的异常情绪、思维活动是否得到改善。

3. 患者的基本生理需要是否得到满足。

4. 患者的机体需要是否与供给达到平衡。

5. 患者自理能力有无改善。

二、抑郁发作的护理

抑郁发作的护理详见第十章第二节抑郁障碍患者的护理相关内容。

三、护理案例

患者,女性,30岁,秘书,因精力异常旺盛1个月而就诊入院。1个月前,因工作与领导吵架,而后情绪异常愉悦,逢人便打招呼,整天都沉浸在兴奋之中,夜间少眠,精力异常旺盛,体力异常充沛,自命不凡,有班不上到处找门市要做生意,声称自己有领导才能,可以当老板。然而,稍有不顺又大发脾气、骂人,甚至动手打人、砸毁家具,转瞬间又变怒为喜,向人赔礼道歉。喜欢逛商场,声称了解市场行情,无控制地购物,将买来的东西随意送给陌生人。兴趣广泛,尤其喜欢浓妆艳抹,结交异性朋友。半个月前,患者由于偷超市商品被送到公安部门,在公安部门患者仍无理取闹、打破窗玻璃、辱骂公安人员,称自己是个了不起的大人物,将有无比辉煌的未来。公安部门将其送至精神病院治疗。

精神状态检查:患者神清语明,仪表不整,对环境无陌生感,主动与医生握手,与护士打招呼。表现兴奋不已,眉飞色舞,滔滔不绝,很难将其言语打断。到病房后仍手舞足蹈的演说,称自己是来视察工作的,喜欢指手画脚,注意力不集中,频频转移话题,稍有不顺则大发脾气、骂人。食欲显著增加,夜间睡眠少,否认自己有精神病。住院后给予碳酸锂治疗,两周后精神症状消失,自知力恢复。

临床诊断:躁狂发作。

(一)护理评估

1. 生理状况评估　患者生命体征在正常范围,食欲增加,夜间睡眠减少。

2. 精神状况评估　患者联想加快,语言明显增多;易激惹,打人毁物冲动行为;自我评价过高达妄想程度;注意力不集中易随境转移;自知力丧失。

3. 家庭及社会功能评估　病前正常工作,人际关系好,家属及同事能关心患者,经常探视,能正确认识疾病。

(二)护理诊断

1. 有对他人施行暴力的危险　与情绪不稳失去控制能力有关。

2. 思维过程障碍　与夸大妄想有关。

3. 营养失调:低于机体需要量　与兴奋消耗过多,进食无规律有关。

4. 睡眠型态紊乱　与持久兴奋活动过多对睡眠无要求有关。

(三)护理目标

1. 患者能控制自己的情绪和行为,不发生伤害他人或自伤的行为。

2. 思维奔逸、心境高涨等症状基本得到控制。

3. 生活起居有规律,营养供给和睡眠恢复正常。

(四)护理措施

1. 环境、饮食及睡眠　将患者安置在安静、安全的环境中;指导患者按时进餐,保证营养供给,避免暴饮暴食;合理地安排患者的活动,保证患者有规律的休息与睡眠。

2. 心理护理　护理人员与患者接触、交谈时,态度要和蔼、亲切、耐心,注意说话的语气,不要指责嘲讽患者,尽量满足患者相对合理的要求,建立良好的护患关系,以利于患者康复和病情的缓解。

3. **症状护理** 密切观察病情变化,早期发现冲动、暴力行为的先兆,设法消除和减轻其诱发因素,教会患者人际沟通的方法和表达方式,尤其是不满和愤怒情绪的处理,提高患者的自我控制能力,当患者的行为无法自控,难以制止时,应采取保护性约束和隔离,必要时遵医嘱给予药物治疗。

4. **健康指导** 帮助患者认识自己所患疾病的知识;指导家属学习有关预防疾病复发的常识,嘱家属及同事多关心患者,经常探视,让患者感到亲切而温馨。

(五)护理评价

1. 患者是否发生过冲动、伤人等意外行为。

2. 患者的异常情绪、思维活动是否得到改善。

3. 患者的基本生理需要是否得到满足。

学习小结

1. 学习内容

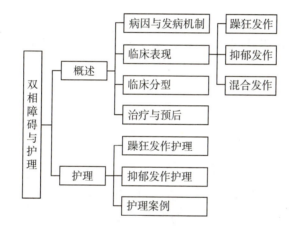

2. 学习方法

学习本章时,同学们要明确本章的学习目标,结合以往学习过的心理学、护理学、精神病学等相关理论知识和操作技能为基础,以心理护理和精神疾病护理为内容,通过本章课堂理论的学习,将临床案例与所学过的知识紧密结合起来,把 PBL 学习方法及情景学习法融入学习中,不断拓宽思路,巩固学习成果,准确掌握双相障碍的临床特征,熟悉护理诊断、护理评估的内容等,认真做好日常护理,建立良好护患关系,并随时注意患者病情变化,及时对不同症状的患者采取具有针对性的护理措施。

（田昕玉）

扫一扫,测一测

复习思考题

1. 简述双相障碍的概念。

2. 简述双相障碍的临床表现。

3. 对于躁狂发作的患者,进行锂盐治疗药物护理时应注意的事项。

◆◆◆ 第十二章 ◆◆◆

焦虑与恐惧相关障碍与护理

识记:焦虑与恐惧相关障碍的概念、临床表现、治疗和护理。

理解:焦虑与恐惧相关障碍疾病的病因与发病机制。

运用:能根据患者的临床表现提出适合的护理诊断及护理措施。

依据 ICD-11 的疾病分类标准,焦虑与恐惧相关障碍包括广泛性焦虑障碍、惊恐障碍、场所恐惧障碍、特定恐惧障碍、社交焦虑障碍、分离性焦虑障碍和其他特定或未特定的焦虑与恐惧相关障碍。

第一节 广泛性焦虑障碍

广泛性焦虑障碍(general anxiety disorder,GAD),是一种以焦虑为主要临床表现的精神障碍,基本特征为不局限于特定外部环境的泛化且持续的焦虑。患者常有不明原因的紧张不安,并有显著自主神经功能紊乱症状、肌肉紧张及运动性不安。患者常能认识到这种焦虑是过度的,但不能控制,难以忍受。女性多见,常与应激有关,病程不定,趋于波动并成为慢性。

一、病因与发病机制

(一)遗传因素

多项分析表明广泛性焦虑障碍有家族聚集性,遗传度大约为 30%~40%。

(二)神经生物学因素

对焦虑的神经生物学研究表明:γ-氨基丁酸、去甲肾上腺素、5-羟色胺等参与了焦虑的发生。广泛性焦虑障碍青少年的杏仁核、前额叶背内侧体积增大,杏仁核、前扣带回和前额叶背内侧活动增加,并且与焦虑严重程度正相关。

(三)心理社会学因素

行为主义理论认为焦虑是对某些环境刺激的恐惧而形成的条件反射;心理动力学理论认为焦虑源于内在的心理冲突,是童年或少年时期被压抑在潜意识中的冲突在成年后被激活而形成的。

二、临床表现

广泛性焦虑症多缓慢起病,以经常或持续存在的焦虑为主要临床相。

（一）精神性焦虑

精神上的过度担心是焦虑的核心症状。表现为对未来可能发生的、难以预料的某种事情或不幸事情的担心，也有的患者不能明确意识到他担心的对象或内容，只是一种强烈的提心吊胆、不安的内心体验，称为自由浮动性焦虑。有的患者担心的是现实生活中可能发生的事情，但其担心、焦虑程度与现实状况不相称，称为预期焦虑。还可出现警觉性增高的表现，如对外界刺激敏感，容易惊跳，注意力难以集中，难以入睡，睡中易惊醒，情绪易激惹等。

（二）躯体性焦虑

主要表现为运动不安和肌肉紧张。运动不安可表现为搓手顿足、不能静坐、不停地来回走动、无目的的小动作多等；肌肉紧张可表现为主观上感觉肌肉紧张不舒服，严重时可有肌肉酸痛，也可见紧张性头痛、肢体震颤甚至语音发颤。

（三）自主神经功能紊乱

主要表现为心悸、胸闷气短、头晕头痛、皮肤潮红、出汗、口干、吞咽梗阻感、腹泻、便秘、尿频或尿急等症状。广泛性焦虑的患者常同时合并其他症状，最常见的为抑郁、疲劳、强迫症状、恐怖症状、人格解体等。

三、诊断

符合神经性障碍的共同特点。患者必须在至少 6 个月内里的大多时间存在焦虑症状，这些症状应具备以下特征。

（一）过度的焦虑和担忧

为将来的不幸烦恼、忐忑不安、注意困难。

（二）运动性紧张

表现为坐卧不安、紧张性头痛、无法放松等。

（三）自主神经活动亢进

表现为心动过速或呼吸急促、口干、出汗、上腹不适等。同时排除其他精神障碍和躯体疾病伴发的焦虑。

四、治疗

（一）心理治疗

最常用于广泛性焦虑障碍患者的心理治疗是认知治疗、行为治疗或认知—行为治疗。焦虑症患者对事物的一些歪曲认识，是造成疾病迁延不愈的原因之一。因此运用认知疗法对患者进行全面评估，帮助其改变不良认知或认知重建，同时可使用放松训练、呼吸控制训练等减轻患者焦虑症状。

（二）药物治疗

5-羟色胺再摄取抑制剂（SSRIs）和 5-羟色胺去甲肾上腺素再摄取抑制剂（SNRIs）对广泛性焦虑有效，且不良反应少，目前在临床中广泛使用。三环类抗抑郁药如丙咪嗪、阿米替林等对广泛性焦虑有较好疗效，但其较强的心脏毒性限制了它们的使用。抗抑郁药物起效慢，苯二氮䓬类药物起效快，长期使用易成瘾，因此临床上运用时，多采用早期将苯二氮䓬类药物与三环类或 SSRIs/SNRIs 合用，然后逐渐停用苯二氮䓬类药物。很少单独将苯二氮䓬类药物作为一种长期的治疗手段，以防依赖。

病案分析

　　患者,女,30岁,公司职员,已婚,因"紧张不安、失眠6月余"就诊。

　　患者近半年来因工作压力大出现紧张、无助感。原因是更换了新的领导,患者努力尝试与新领导相处,但是无法成功,进而辞职。但之后焦虑紧张没有减缓,患者整日忧心忡忡,感觉有不好的事情将要发生,同时出现头痛、失眠、肌肉紧张等症状。

　　综合性医院内科诊治,头部CT检查无异常,心电图也无明显异常。

　　患者从小容易紧张、担心,做抉择时容易犹豫,缺乏自信。

　　诊断:广泛性焦虑障碍。

第二节　惊 恐 障 碍

　　惊恐障碍(panic disorder)又称急性焦虑障碍。其特点是不可预测性和突然发作的,反复出现的、强烈的惊恐体验,患者体会到濒临灾难性结局的害怕和恐惧,焦虑、紧张十分明显,发作后常迅速终止。惊恐发作很常见,多数无需治疗即康复,少数发展为惊恐障碍。惊恐障碍是种慢性复发性疾病,随着病程延长,患者社会功能显著损害,其日常功能甚至低于其他严重慢性躯体性疾病患者。

一、病因与发病机制

(一)遗传因素

　　从家系和双生子研究推断其遗传度为40%,已有研究仅发现儿茶酚胺氧位甲基转移酶(COMT)Vall58Met多态位点与惊恐障碍的关联被证实,但这一基因位点也与其他精神疾病有关联。

(二)神经生化因素

　　神经生物学方面的研究发现,与正常人群相比,惊恐障碍患者可能存在脑干CO_2受器超敏;γ-氨基丁酸受体-氯通道-苯二氮䓬受体复合体在抗焦虑中起重要作用;抗抑郁剂对惊恐障碍的疗效证实5-羟色胺系统在惊恐障碍中起重要作用。神经影像学研究提示,惊恐障碍患者前脑对边缘系统和脑干的抑制作用下降可诱发惊恐障碍发作。

(三)心理社会因素

　　心理学研究有不同的阐释,精神分析理论认为惊恐发作是个体害怕潜意识的冲动影响现实生活,同时行为主义理论认为惊恐障碍是与生活中创伤事件相关的条件联系,但多数人找不到相关的创伤事件。

二、临床表现

(一)惊恐发作

　　患者常在日常生活中无特殊的恐惧性处境时,突然感到一种突如其来的惊恐体验,伴濒死感或失控感以及严重的自主神经功能紊乱症状。患者好像觉得死亡将至,极度紧张害怕,肌肉紧张、坐立不安、全身发抖或无力,伴出汗、胸闷、呼吸困难或过度换气、心动过速、心律不齐、头痛、头昏、四肢麻木和感觉异常等自主神经症状。惊恐发作常起病急骤,终止迅速,一般历时数分钟至数10分钟,但不久又可突然再发。

（二）预期性焦虑

发作期间始终意识清晰,高度警觉,发作后仍心有余悸,产生预期性焦虑,担心下次再发。不过此时焦虑的体验不再突出,而代之以虚弱无力,需经若干天才能恢复。

（三）回避行为

60%的患者对再次发作有持续焦虑,害怕发作产生不良后果,发生相关的行为改变,如回避学习或工作场所,害怕不易逃生或找不到帮助的某些地方或场景,害怕独自离家、过桥或乘坐交通工具,逐渐发展为广场恐惧症。

部分惊恐障碍可在数周内缓解,病程超过6个月者易慢性化,共患抑郁可使惊恐障碍预后变差;不伴场所恐惧的患者效果较好,伴场所恐惧症患者复发率高且预后欠佳。此类患者常并发社交恐惧障碍、广泛性焦虑障碍、抑郁障碍和物质滥用;大约7%的患者可能出现自杀行为。

三、诊断

1. 患者以惊恐发作为主要临床症状,并伴有自主神经症状。

2. 在至少一次的惊恐发作后1个月内存在:①担心再发作;②担心发作的后果和可能不良影响;③与发作相关的行为改变。

3. 排除其他临床问题导致的惊恐发作。

四、治疗

惊恐障碍的治疗目标为减少或消除惊恐障碍发作,改善期待性焦虑和回避行为,提高生活质量,改善社会功能。

（一）药物治疗

药物治疗对惊恐障碍治疗效果明显。苯二氮䓬类(BZD)治疗惊恐起效快,可选用阿普唑仑或氯硝西泮,但长期使用易导致依赖;5-羟色胺再摄取抑制剂(SSRIs)通常2~3周起效,无滥用和依赖倾向,长期服用可降低复发率;三环类抗抑郁药如氯丙帕明治疗惊恐效果好,但不良反应多,应小剂量开始;临床常采用BZD联合SSRIs治疗,起效快,可以避免BZD的长期使用和SSRIs早期效果不佳的缺点。

（二）心理治疗

用药物治疗控制惊恐发作之后,常需配合心理治疗,才能消除患者的预期焦虑和恐怖性回避。主要方法有支持性心理治疗、认知行为治疗。通过支持性心理治疗减轻患者的精神负担,鼓励患者坚持治疗计划。认知行为治疗分三步:第一是让患者了解惊恐发作、发作间歇性及回避过程;第二是内感受性暴露,通过有计划的暴露,使患者注意这些感受,从而耐受并控制这些感受,不致再惊恐发作,如害怕晕倒的患者被要求在椅子上旋转直至眩晕,让他们知道不会在惊恐时发生眩晕,而是体验到症状而晕倒;第三是认知重组,让其发现惊恐所导致的结果与既往的认识有很大差距。研究表明认知行为治疗和药物治疗疗效相当。

第三节 场所恐惧障碍

场所恐惧障碍(agoraphobia)是对特定场所或处境的恐惧,因为患者担心在这些场所出现无法忍受的恐惧感,难以逃离或获助。患者明知这种恐惧反应是不合理的,但是仍竭力回避这些环境,使得其学习、工作和其他社会功能受损。

场所恐惧障碍可于儿童期起病,于青少年晚期和成年早期达到顶峰,每年约有 1.7% 的青少年和成人诊断为场所恐惧障碍,女性患病率约为男性的 2 倍。

一、病因与发病机制

场所恐惧障碍与儿童期的负性应激事件密切相关,例如父母过世、分离或被攻击等。患者常有依赖性较强、焦虑敏感、神经质、易于回避等性格特征。

行为学理论认为场所恐惧多因自发恐惧发作并与相应环境偶联,形成条件反射所致。患者常有期待性焦虑和回避行为,症状的持续和泛化使得患者对越来越多的场所产生恐惧焦虑。

二、临床表现

患者主要表现为害怕处于被困、窘迫或无助的环境,在这些环境中认为自己难以逃离或无法获助而恐惧。这些环境包括乘坐公共交通工具(公交汽车、火车、地铁、飞机),在商店、剧场、饭店等公共场合和人群聚集的地方或在广场、山谷等空旷地方,患者会竭力回避这些环境,甚至可能完全不离家,害怕独自离家,严重者甚至不敢独自在家。患者通常会有期待性焦虑。发作时可仅为焦虑不安,称为场所恐惧不伴惊恐发作,若恐惧达到惊恐发作则称为场所恐惧伴惊恐发作。

三、诊断

有场所恐惧障碍的个体对以下两个或两个以上情景恐惧时(使用公共交通工具;处于开放空间;处于密闭空间;站队或人群中;独自离家外出),无论是否存在惊恐障碍都可诊断。若个体表现符合场所恐惧障碍和惊恐障碍或其他障碍标准,则同时给予两个诊断。

四、治疗

(一)心理治疗

可以使用行为疗法、认知行为干预和支持性心理治疗。行为疗法是治疗场所恐惧障碍的首选方法,可使用系统脱敏疗法或暴露疗法。环境可以是现实的,也可以是虚拟的。心理治疗的基本原则为消除恐惧对象与焦虑恐惧反应的条件性联系,对抗回避反应,改变自己不良认知。

(二)药物治疗

1. 抗焦虑药 苯二氮䓬类药物(BZD)起效迅速,对紧急情境下的强烈恐惧或焦虑效果良好,常用药物为阿普唑仑、劳拉西泮等。

2. 抗抑郁药 可治疗患者存在的抑郁障碍,同时对没有抑郁但常有惊恐发作的场所恐惧障碍也有治疗作用。SSRIs 已被证实可有助减少或防止各种形式焦虑的复发。

第四节 社交焦虑障碍

社交焦虑障碍(Social anxiety disorder)又称社交恐惧症,主要表现为在社交场合持续紧张或恐惧,回避社交行为。女性较男性常见,平均发病年龄为 15 岁,高达 80% 的患者从未接受治疗,平均发病 12 年后进行首次治疗。

一、病因与发病机制

研究提示在社交恐惧障碍的发病中,遗传因素起到重要作用,遗传度为 30%~65%。同时 5-HT 功能异常也可引起发病。在社交恐惧障碍的发生发展中,可能的危险因素有童年期的过度保护、忽视或虐待、行为被过分批评、缺乏亲密关系、学校表现不佳等。这类个体常常对自己进行负性反思,对社交认识有误区。另有部分患者可能经历不良的、羞辱性的社交事件。

二、临床表现

患者常无明显诱因突然起病,主要表现为在社交场合下感到害羞、局促不安、尴尬、笨拙、怕成为人们耻笑的对象,因而不愿社交。害怕被人注视,一旦发现别人注意自己就紧张不安,不敢抬头、不敢与人对视。因此患者害怕聚会、害怕与人近距离接触、不敢在公共场合演讲。患者对现实周围的判断正确,只是不能控制自己不合理的情感反应和回避反应,并因此苦恼。较常见的恐惧对象是异性、严厉的上司和未婚夫(妻)的父母亲等。患者若被迫进入社交场合,便会产生严重的焦虑反应。

三、诊断

社交恐惧障碍是指人们对一个或多个社交场合,有一种强烈的恐惧感,其担心的焦点为个体的行为方式或表现出的焦虑状态会被他人进行负性评价,病程要求持续 6 个月以上。

四、治疗

(一)认知行为治疗
消除患者与焦虑反应之间的条件联系;对抗回避行为;逐步改变自己的不良认知。

(二)药物治疗
SSRIs 是治疗社交焦虑障碍的一线药物,也可使用 SNRIs。BZD 可明确控制焦虑恐惧,但不宜长期使用。

第五节 特殊恐惧障碍

特殊恐惧障碍(specific phobia)指患者对特定的物体、场景或活动的恐惧或回避。

一、临床表现

患者害怕的对象多是特定的自然环境、动物、处境等。例如有些害怕黑暗、风、雷电等,有些害怕蛇、蜘蛛、青蛙、毛毛虫等,有些患者害怕鲜血或尖锐锋利的物品。患者通常害怕的不是物体或场景本身,而是随之可能带来的后果。这种恐惧是过分的、不合理和持久的。特定恐怖症以女性多见,常起始于童年或成年早期,如果不加以治疗,可持续数十年。

二、诊断

特殊恐惧障碍指面对特定恐惧对象或情景时,出现明显的主动回避行为,恐惧障碍直接

笔记栏

与恐惧刺激相关,如果不能成功回避则要忍受强烈恐惧与焦虑。

三、治疗

(一)心理治疗

常见方法为暴露疗法,治疗师通过渐进的、自我控制的暴露于恐怖刺激的方法使患者慢慢减少情绪反应,降低恐惧程度和提高相应功能,具体效果依赖于反复长期练习。

(二)药物治疗

研究发现帕罗西汀、β 受体阻滞剂对特殊恐惧障碍有效。

第六节　分离性焦虑障碍

分离性焦虑障碍(separation anxiety disorder),一般起病于童年早期,在与所依恋的人分别而产生的过度焦虑,通常是父母、照料者或其他家庭成员,焦虑持续的时间和程度显著超出同龄儿童分离时水平,并使其社会功能严重受损。

一、病因与发病机制

遗传是分离性焦虑障碍的主要原因,研究显示儿童分离障碍的遗传度可高达 73%。患者幼时通常胆怯、过度依赖。患者成长过程中家长对其过分保护、严厉、粗暴等不当教育方式会影响分离性焦虑障碍发生。同时一些生活事件,例如初次上幼儿园、转学、移民、亲属或宠物死亡等均增加了发病风险。

二、临床表现

多在 6 岁前起病,表现为与依恋对象离别时过分担心依恋对象一去不返,过分担心依恋对象不在身边时自己可能走失、被绑架或被杀害等,以致自己再也见不到亲人。临别时出现头痛、恶心、呕吐等躯体症状,或因害怕而不想上学,或在离别后出现过度的情绪反应,如哭喊、发脾气、淡漠或社会性退缩。

病案分析

患者,女性,6 岁,1 年级学生,因不愿与母亲分离片刻 1 个月就诊。1 月前父母因家务事吵架,母亲到外祖母家中住了几天。以后患者总是害怕母亲会离开自己,上课时不专心,中午也要到母亲工作的地方看看母亲。母亲怕其耽误学习,不让其去看望自己,患者下午在课堂上即哭泣起来。最近一周拒绝上学,一步也不离开母亲,虽然母亲保证自己再也不会离开,但是患者总是不放心,担心母亲欺骗自己。围生期和幼儿期发育正常。性格内向。无精神疾病家族史,内科检查无异常。

诊断:分离性焦虑障碍

三、诊断

18 岁以下患者出现上述临床表现之一,病程持续 1 个月以上,严重干扰患者的正常生活、学习和社交活动。同时排除广泛性发育障碍、精神分裂症、心境障碍、广泛性焦虑障碍及其他原因所致的焦虑和恐惧情绪。

四、治疗

（一）心理治疗
心理治疗是主要治疗方法，包括支持性心理治疗、家庭治疗和行为治疗。

（二）药物治疗
药物治疗较少使用，对严重患者，可酌情使用 BZD 药物或有抗焦虑作用的抗抑郁药。

第七节 焦虑与恐惧相关障碍患者的护理

一、护理评估

（一）一般状况评估
评估患者的年龄、婚姻状况、文化程度、职业、生活方式、民族、宗教信仰及个人爱好等。

（二）健康史
评估患者的家族史、既往疾病史；评估患者以往用药的情况、治疗效果，有无不良反应等。

（三）生理状况评估
评估患者的日常生活情况，如睡眠、饮食、大小便、营养、月经；主动与被动接触情况；与环境相处情况等。实验室检查及其他辅助检查等有无异常。

（四）精神症状评估
重点为患者有无精神易兴奋和易疲劳，有无焦虑、恐惧、抑郁、易激惹等情绪症状。

（五）心理-社会状况评估
评估患者个性与心理应对方式；评估患者生活环境、受教育程度、婚姻状况、子女、工作环境、社会支持系统等。

二、护理诊断

1. 睡眠型态紊乱　与心理社会因素刺激、焦虑、药物影响等有关。
2. 疼痛或舒适度减弱　与惊恐、焦虑等症状有关。
3. 焦虑　与担心疾病再次发作有关。
4. 恐惧　与惊恐发作等有关。
5. 低自尊　与担心出错或出丑有关。
6. 社会交往障碍　与恐怖焦虑障碍引起的回避行为等有关。
7. 应对无效　与应激持续存在等有关。
8. 知识缺乏：缺乏焦虑与恐惧相关障碍的知识。

三、护理目标

1. 患者在住院期间能保证基本的睡眠时间。
2. 患者能用积极方式应对恐惧、焦虑情绪。
3. 患者的社会功能得到恢复。

笔记栏

四、护理措施

（一）基础护理

护士应鼓励患者进食,帮助选择易消化、富营养和色香味可口的食物。睡眠障碍是患者最常见的躯体问题。其护理包括创造良好的睡眠环境、安排合理的作息制度、养成良好的睡眠习惯等。耐心引导、改善和协助患者做好沐浴、更衣、头发、皮肤等的护理。这些活动均可增加患者对自己的重视与兴趣。

（二）常见症状的护理

惊恐发作的护理

（1）急性发作期的护理:护士应沉着镇静,立即让患者脱离应激源或改变环境,治疗与护理有条不紊地进行,陪伴患者直至发作缓解;护士应态度和蔼,耐心倾听,陪伴在患者身边,对其表示理解和同情,并给予适当的安抚。鼓励患者用可控制和接受的方式表达焦虑、激动,允许患者自我发泄;当患者的焦虑反应表现为挑衅和敌意时,应适当限制,并针对可能出现的问题预先制定相应的处理措施;将患者和家属分开或隔离,以免相互影响,加重病情。

（2）间歇期护理:间歇期教会患者关于惊恐障碍及其生理影响的知识,提高患者认知,帮助患者战胜恐惧。同时可采用放松技术、生物反馈治疗及适当应用药物,避免再次发作,同时做好家属工作,争取家庭和社会的理解和支持。

（三）药物护理

在用药之前详细地向患者及家属介绍所用药物的药名、作用与不良反应,这样可以减轻患者焦虑,同时也是保护患者的知情权,减少不必要的医患纠纷。同时指导患者主动服药,培养患者用药的主动性,建立对自己医疗行为的责任感。服药后注意加强观察药物的疗效以及副作用。

（四）心理护理

1. 建立良好的护患关系　以和善、真诚、支持、理解的态度对待患者。

2. 鼓励患者表达自己的情绪和不愉快的感受　帮助患者释放内心储积的焦虑能量,表达自己的负性情绪,也利于护士发现患者的心理问题,制定相应护理措施。护士在与患者交流时,应声音平和,语速缓慢,字句简明,鼓励患者表达,使他们感受到被尊重,并学会自我表达。

3. 帮助患者识别和接受负性情绪及相关行为　焦虑恐惧患者内心常常不愿接受(或承认)自己的负性情绪和行为。护理人员通过评估识别出这些负性情绪后,引导患者识别它、继而接受它。如引导焦虑患者说出内心的焦虑:"你看上去有点不安呢,你心里很烦躁、担心吗? 你今天抽很多烟吗?"护士要给患者充足的时间以做调整,以温和的态度面对;患者有正性反应时,要及时鼓励,逐步深入,帮助患者识别自己的焦虑。此后,再逐步引导他接受自己的负性情绪,共同寻找出负性情感发生前有关的事件,进一步探讨其应激源与诱因。

4. 与患者共同探讨与疾病有关的应激源及应付应激的方式　询问患者时有技巧地协助患者将话题从身体症状转移到目前生活中的境遇,协助患者找出相关的压力源、应激源及其与自身疾病的关系。如询问:什么情况会让你紧张? 同时帮助患者思考过去应对方式,对成功应对方式给予鼓励,对无效的应对方式共同探讨无效原因,并鼓励患者学习新的应对方式,将过去成功的和新学习的方法结合使用。如问患者"你过去采用什么方法帮助你渡过像这一次一样的困难?""我们一起讨论一些新的可能适合你当前状态的方法。"然后提供环境和机会让患者把所学新技巧应用到生活环境中去,如设计应激情境给患者做行为模拟,提供反馈信息,强化患者正性的控制各种负性情绪的技巧。

笔记栏

5. 帮助患者学会放松　放松的方法很多,如静坐、慢跑、利用生物反馈训练肌肉放松等,都是十分有效的方法。

6. 强化患者的能力和优势,弱化其缺点和功能障碍　经常告知患者他的进步,使患者明白自己的情况在好转,有利于增强自信心和减轻无助无望感。

（五）社会功能方面的护理

护理人员应协助患者获得社会支持,帮助患者认清现有的人际资源,鼓励其扩大社会交往范围,使患者的情绪需求获得更多的满足机会,防止或减少使用身体症状来表达情绪的倾向。协助患者及家庭维持正常的角色行为,护理人员应协助分析患者可能的家庭困扰,确认正向的人际关系,并对存在的困扰进行分析,寻求解决方法,如家庭治疗或夫妻治疗等。还可鼓励患者发展新的支持系统,如加入群众互助团体,成人教育班,社区活动或特殊的兴趣团体等。团体治疗可让患者发现别人有和自己同样的问题,减少寂寞及孤独感。

（六）健康教育

根据患者特点,实施个体化的健康教育提高患者对健康与疾病的认知,使患者能对疾病有正确的认识,纠正错误观念,减少不良刺激影响,控制疾病发生。对患者家属进行疾病相关知识教育,使患者家属理解患者症状及痛苦,在生活中尊重关心患者,但又不过分迁就或强制患者,帮助患者逐步恢复社会功能,可以正常工作、生活和学习。

五、护理评价

1. 患者住院期间睡眠是否良好。
2. 患者是否可以有效控制焦虑、恐惧情绪。
3. 患者是否可正常的工作、学习和生活。

六、护理案例

患者,女,35 岁,已婚,公司职员,因"独自乘地铁或在人多的场合紧张、心慌和胸闷 1 年余"来院就诊。患者平时工作繁忙,两年前同事在上班的路上突发心脏病猝死。半年前患者在等地铁时突然感觉自己心跳厉害,上车后感觉阵阵胸闷和心慌,觉得自己快不行了,当时紧急中途下车,到附近医院就诊,行心电图、血糖、血常规等相关检查,均未发现明显异常。之后每次乘地铁患者就会紧张不已,尤其是上班高峰期。后来患者没有办法乘坐地铁,除了地铁,她发现自己同样不敢独自在人多的公共场所待一段时间。为此,经常回避这些场合,实在不能回避时,需要丈夫陪伴才敢去。由于她的工作和生活受限,为此感到异常痛苦。患者去医院检查,医生反复强调她的心脏没问题,患者能接受医生的解释,但还是不敢独自乘坐地铁或在人多的公共场所。

精神检查:意识清晰,定向力正常;接触交谈,表达流畅有序,无明显异常;情感反应协调平稳,乘地铁时会紧张心慌,不遇到这些场合,情感反应平稳;思维连贯;智能正常;部分自知;饮食、睡眠无异常。

临床诊断:社交恐怖症。

该患者的护理评估、护理诊断及护理措施如下。

（一）护理评估

患者精神方面存在恐惧心理,有部分自知,知道可能属于心理疾病,但不知道何时是心理疾病,还会担心躯体出问题。

（二）护理诊断

1. 恐惧　与担心躯体疾病有关。

2. 社会交往障碍 与不敢独自乘坐地铁或去人多场所有关。

（三）护理目标

1. 患者能调整情绪,减轻恐惧心理。

2. 患者能采用正确方式应对社交恐惧,可以到公共场合活动。

（四）护理措施

1. 健康教育 对患者家属进行疾病知识健康教育,协助患者了解身心健康与生活事件、个性特点、应付方法的关系,调整不合理认知,提高应对能力。

2. 帮助患者识别异常情绪,学会放松。

3. 帮助加强患者的家庭系统支持功能,促进患者的进一步康复。

学习小结

1. 学习内容

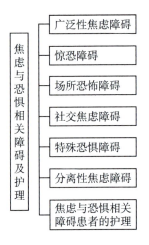

焦虑与恐惧相关障碍及护理
- 广泛性焦虑障碍
- 惊恐障碍
- 场所恐怖障碍
- 社交焦虑障碍
- 特殊恐惧障碍
- 分离性焦虑障碍
- 焦虑与恐惧相关障碍患者的护理

2. 学习方法

在理论学习中,应掌握焦虑及恐惧相关障碍常见疾病的定义、临床表现、诊断和护理措施,同时焦虑、恐惧是人体正常的反应,注意鉴别诊断。结合临床案例可以获得良好学习效果,目前临床上此类疾病临床进展快,也可以通过查阅医学生教材或相关科技文献来扩充视野。

扫一扫,
测一测

（牛 鹏）

复习思考题

1. 如何区别正常的焦虑与病理的焦虑。

2. 各焦虑与恐惧障碍的治疗原则是什么?

第十三章 ◆◆◆

强迫及相关障碍与护理

强迫及相关障碍是 ICD-11 中新的独立疾病分类,包括强迫障碍、躯体变形障碍、疑病障碍、囤积障碍、拔毛障碍、皮肤搔抓障碍等。这些疾病具有相同的临床特征,即具有类似持续性的强迫性思维、反复的强迫行为以及相似的病理生理基础和治疗手段。

第一节 强 迫 障 碍

强迫障碍(obsessive-compulsive disorder,OCD)是以反复出现的强迫思维和强迫行为为主要临床相的一类精神障碍。患者体验到冲动或观念来源于自我,意识到强迫症状是异常的,自我强迫与反强迫同时存在的强烈冲突使患者焦虑和痛苦,但无法摆脱。病程迁延的患者临床表现为以仪式化动作为主,精神痛苦减轻,但此时社会功能明显受损。

强迫障碍终生患病率为 0.8%~3%,女性患病率稍高于男性。强迫障碍与其他精神障碍的共病率较高,56%~83%的患者至少共患一种其他精神障碍,诊断时需要加强鉴别。

一、病因与发病机制

(一)遗传因素

强迫障碍有家族聚集性,患者的一级亲属患病率是普通人的 4 倍;同卵双生子同病率达65%~85%,异卵双生子为 15%~45%。

(二)神经生物学因素

研究发现严重的脑外伤、癫痫可伴发强迫症状;影响基底核功能的疾病也可出现强迫症状;强迫与自身免疫有关;强迫障碍与皮质-纹状体-丘脑-皮质环路密切相关;还有不少证据支持强迫障碍患者存在 5-HT 功能异常。

(三)心理社会因素

心理社会因素影响强迫障碍的产生和持续,主要包含患者发病前的心理素质、负性情绪、生活事件和家庭因素。行为主义认为强迫症状是经典条件反射和操作性条件反射结合的结果;精神分析理论则认为强迫障碍是人格发展固着于强迫性格,焦虑通过防御机制而形成强迫症状。

二、临床表现

强迫障碍多数为缓慢起病,无明显诱因,其基本症状为强迫观念和强迫行为,强迫观念最多见,强迫行为是对强迫观念的典型反应。

(一)强迫观念

强迫观念是本症的核心症状,最为常见。表现为观念、思想或冲动念头持久反复的出现在患者意识中,对患者来说是非己所欲,患者试图忽略、压抑或用其他思想来对抗,但无法摆脱,因而苦恼和焦虑。

1. 强迫思维 以刻板形式反复进入患者头脑中的观念、冲动思维或表象,内容常常暴力、猥琐或毫无意义,令患者痛苦。患者往往试图抵制,但不成功。

2. 强迫性穷思竭虑 患者对日常生活中的常见现象或自然现象反复思考,刨根究底,自知毫无意义但不能自控。如反复思考"究竟是先有鸡还是先有蛋""人为什么活着"等。

3. 强迫怀疑 患者对自己言行的可靠性产生反复怀疑,反复检查行为后果,无法自控。如反复清点钱物等。

4. 强迫对立观念 患者看到或想出一个词或观念,便会不由自主地联想到意思相反的词或观念,称强迫性对立思维。例如看到"寒冷"即想到"温暖"。

5. 强迫联想 强迫障碍患者看到、听到或想到某些事物时,会不由自主地联想到一些令人不悦或不祥的情景。如见到有人抽烟就想到火灾。而且患者越想越紧张,反复联想,不能控制。

6. 强迫回忆 患者意识中会反复出现经历过的事情,无法控制而感到苦恼。

7. 强迫意向 患者会反复感受到一种强烈的冲动去做违背自己意愿的事情,但患者知道这样是荒谬的、错误的,会努力克制,一般不会转为行为,但这种内心冲动无法摆脱。如害怕将自己的孩子扔到窗外,一走到河边就想跳下去等。

(二)强迫行为

通常发生于强迫观念,是患者为了减轻强迫观念所致的焦虑而产生的一种行为或仪式化动作。这种行为通常被患者认为是无意义的,且反复企图抵制,导致明显焦虑。强迫性行为有外显性的,容易看得见;有些较为隐匿,如祷告;有的是用另一种思维来抵抗或消除。

1. 强迫检查 多为减轻强迫怀疑引起的焦虑而采取的措施。如反复检查门窗,外出反复检查门锁是否锁好等。

2. 强迫询问 患者常常不相信自己所见所闻,为缓解穷思竭虑或打消疑虑,不断向他人求证。如反复询问自己是否做错事等。

3. 强迫清洗 为消除强迫观念"怕受污染",反复洗涤,如反复洗手、洗澡或洗衣服等,有的患者甚至因反复洗涤而出现皮炎。这种洗涤往往遵循一定的程序。

4. 强迫仪式性动作 为对抗某种强迫观念所致焦虑而逐渐产生的一种仪式或程序,虽然他人看来可笑,但患者行必如此。如走路碰到障碍物时一定从左侧绕过去或走路过程中一定是进5退2等。

(三)回避行为

回避行为也是强迫障碍突出的症状,患者常回避触发强迫观念和强迫行为的各种情境。疾病严重时,回避可能成为最受关注的症状。

(四)其他

另外,强迫障碍也可继发焦虑、抑郁等症状。强迫障碍患者的焦虑程度取决于强迫症状内容的性质和强度,以及与强迫行为之间的相互作用。患者通常也有不良的人际关系,这种人际关系会影响患者症状的发展。

三、诊断

(一)诊断要点

1. 症状主要有强迫思维、强迫行为或两者并存。

2. 强迫症状必须占据一定时间(如:每天出现 1 小时或以上)。

3. 强迫症状引起患者明显的痛苦,或导致患者生活、家庭、社交、教育、职业等方面的损害。

(二)自知力

强迫障碍患者的自知力水平分为:

1. 自知力良好　患者能够意识到强迫信念可能不是真的,或可以接受它们不是真的。

2. 自知力较差　患者意识到强迫信念可能是真的。

3. 自知力缺乏　在大多或全部时间内,患者确信强迫信念是真的。

四、治疗

(一)药物治疗

以强迫观念为主要症状者药物治疗效果较好。抗强迫作用的主要药物有选择性 5-羟色胺再摄取抑制剂(SSRIs),如氟西汀、氟伏沙明、帕罗西汀等和三环类抗抑郁药,如氯米帕明等。SSRIs 是目前的一线治疗药物。强迫障碍呈慢性病程,容易复发,因此需要全病程治疗。急性期治疗需要 10~12 周,多数患者起效需要 4~6 周,有些需要 10~12 周方有改善。12 周急性期治疗效果不佳者考虑增加药物至最大治疗量,仍无效可考虑联合增效药、换药或选用其他治疗方法。抗精神病药单药治疗不宜作为强迫障碍的常规治疗,推荐 SSRIs 和抗精神病药联合使用,可增加疗效。急性期治疗效果显著者,可进入 1~2 年的巩固期和维持期。完成维持期治疗的患者,经评估后可逐渐减药,并严密监测停药反应和疾病是否复发。

(二)心理治疗

强迫障碍主要的心理治疗方法有行为疗法、精神分析疗法、认知疗法、认知行为疗法和支持性心理治疗等。在强迫障碍治疗中,无论是药物治疗还是心理治疗,最重要的支持是支持性心理治疗,包括:对强迫障碍患者的解释和心理教育;帮助患者分析发病原因,尽量克服心理上诱因,消除焦虑情绪;配合医生,找出心理原因,进行系统治疗。

行为疗法主要运用暴露疗法和反应预防。暴露疗法是使患者面对引起焦虑的物品或环境,目的是减轻强迫症状伴随的焦虑;反应预防要求患者减少仪式动作和强迫思维出现的频度。有效的暴露疗法和反应预防一般需要 12 次会谈和长时间的家庭作业。实施过程中评估患者的反应和行为治疗效果。

五、病程与预后

多数患者起病缓慢,常无明显诱因。多数患者发病初期对疾病认识不清,致使患者就诊时已经发病。整个病程中患者症状多不稳定,呈波动性,当应激或情绪不良时加重。若患者病前人格较健全、有明显诱因、社会功能良好、症状呈发作性、病程短,则预后良好;相反的病前有明显人格障碍、起病早,症状弥散严重则预后不良。

第二节　躯体变形障碍

躯体变形障碍(body dysmorphic disorder,BBD)是指身体外表并不存在缺陷或仅仅是轻微缺陷,而患者认为自己有缺陷,或是将轻微的缺陷夸大,觉得自己丑陋不堪引起他人注意,并由此产生苦恼的精神疾病。男女患病率大致相同,多数患者18岁之前出现症状,最常见年龄为12~13岁。患者通常并发焦虑、抑郁障碍。

一、病因与发病机制

BDD病因未知,多是生物、心理、社会因素共同作用的结果。研究提示其可能与5-HT系统功能异常有关。同时家庭成员或同龄人对外貌的过度关注,童年遭受嘲笑、讥讽或虐待等都可诱发BBD的发生。

二、临床表现

患者总认为自己外形有缺陷或较为丑陋,通常涉及的部位有:鼻、耳、口、乳房、臀部等,也可涉及身体的任何部位。例如经常抱怨面型不对称、皱纹、伤疤、头发稀疏等。多数患者关注的部位较为固定,有些患者主诉较为模糊,如认为自己的面孔较丑,但不能明确诉说何种具体的不足或缺陷。同时患者感到别人已经注意到自己的缺陷,并谈论、嘲笑自己,感到痛苦从而产生回避行为。这种观念如同强迫观念一样使患者苦恼,难以自制。因此患者突出特征是频繁照镜子,过度修饰,特别关注他人对自己评价。患者会避免社会交往,甚至由于痛苦不堪而出现自伤或自杀。

三、诊断

1. 具有持续的(每天至少1小时)认为外表存在一处或多处缺陷或丑陋的先占观念,或认为整体外貌丑陋,但在他人看来微不足道或不能察觉。

2. 因这些自认的缺陷或丑陋而感到羞愧,通常包括自我牵连观念,如坚信别人会注意、评价、议论等。

3. 先占观念符合下面特征之一:

(1) 重复或过度行为,如照镜子、与别人对比等,夸大感知到缺陷的程度。

(2) 试图掩饰或改变缺陷。

(3) 回避因缺陷或丑陋所致痛苦的社交活动。

4. 症状引起患者明显痛苦,或导致患者社会功能的损伤。

四、治疗

(一)药物治疗

抗抑郁药,选择性5-羟色胺再摄取抑制剂治疗躯体变形障碍有效,特别是伴有抑郁症状者。氯米帕明、碳酸锂或抗精神病药物等可作为SSRIs治疗的增强剂。

(二)心理治疗

行为治疗、系统脱敏、反应预防、暴露疗法均可有效治疗躯体变形障碍。

病案分析

　　患者,20 岁、大学在读、因过度担心外表影响社交,特别痛苦而就诊。主诉高中时认为自己样貌丑陋、大腿肌肉松弛、有静脉曲张,特别可怕,夏天再热也穿长裤,从不在外人面前穿短裤,患者比较自卑,人际关系差,不敢谈恋爱,曾想去做医美手术。检查:患者外表可爱、大腿正常,有轻微静脉曲张。

　　诊断:躯体变形障碍。

第三节　疑 病 障 碍

　　疑病障碍(hypochondriasis)是一种以担心或相信自己患有多种严重躯体疾病的持久的先占观念为特征的精神障碍。患者围绕自己担心的疾病,过分关注自身躯体感受,对出现的生理现象和异常感觉做出疑病解释,并表现出相应的躯体症状。患者反复就医,拒绝接受多位不同医生关于其症状并无躯体疾病的忠告和保证,并频繁更换医生求证。患者的就医行为具有强迫性,类似强迫障碍患者的强迫性检查。疑病障碍患者的患病率差异较大,在综合性医院门诊就诊者中,有 2‰者是疑病症患者,精神卫生机构门诊患者中为 9‰,男女间无差异。

一、病因与发病机制

　　疑病障碍的发生与患者的病前个性及其所处的社会文化因素有关。患者病前多表现为过分关注躯体感受,常有异常感觉体验。患者对父母或其他早年养育者较为依赖,养育者对待疾病的态度和方式是引起其发病的易感因素。同时患者通常多易激惹、紧张和焦虑。患者的角色可以享受某种特权和获得补偿,可强化患者的疑病行为。研究显示,超过半数的患者发病有一定的诱因,如患躯体疾病、环境变迁、过度紧张疲劳或遭受挫折等。

二、临床表现

　　疑病观念是疑病障碍的主要表现。最轻者是对正常感觉过分关注和觉察,轻微者担心自己罹患某种疾病,严重者则对疾病十分害怕,甚至出现疑病妄想。患者常伴有明显的抑郁或焦虑情绪。患者反复求医,辗转于各大医院,并详细检查。各种医学检查阴性结果和医生的解释均不能打消其疑惑。患者通过这种强迫性检查来缓解焦虑,这维持了其疑病症状。疑病障碍限制了患者的活动,严重影响患者的社会交往功能。

三、诊断

　　1. 存在患一种或多种疾病的先占观念,认为这些疾病是严重的,预后不良或威胁生命的,该观念持续存在(如每天至少 1 小时)。

　　2. 先占观念建立在对躯体症状或体征的灾难性解释之上。

　　3. 反复或过度地进行与身体健康有关的行为,如反复就医,反复检查,花费时间查询资料。

4. 患者拒绝接受不同医生关于其症状无躯体疾病的保证,频繁更换医生寻求保证;害怕药物治疗。

5. 症状导致患者痛苦,或导致社交功能受损。

四、治疗

疑病障碍的治疗以心理治疗为主,药物治疗为辅。心理治疗是使患者了解疾病的性质,减少心理因素的影响。包括纠正疑病的错误观念、控制检查行为,鼓励患者以积极地建设性方式应对疾病症状。认知治疗和行为应激处理是有效的心理干预手段。

第四节 其他强迫相关障碍

一、囤积障碍

囤积障碍(hoarding disorder)是收集或不愿丢弃无用的或价值不大的物品,从而占用大量空间为特征的强迫障碍。囤积障碍通常起病于青少年早期,持续终身。男女无差异,独居者常见,患者常有社交焦虑、退缩和依赖性人格。囤积障碍常并发强迫障碍、注意缺陷多动障碍、精神分裂症。30%的强迫障碍患者有囤积症状。

囤积障碍病因未明。研究提示该症有一定的遗传易感性。患者的囤积行为常常与年幼时父母教养方式、心理受创有关。

囤积障碍的临床表现为不愿丢弃无用或用坏的东西,同时患者也过分积攒东西,收集、购买、囤积有价值甚至是无价值的东西,例如旧报纸、不穿的衣服、垃圾等。患者感到难以丢弃一些物品,认为这些物品将来有可能会用到,或者是在丢弃物品的时候感到非常痛苦。因为过度地囤积,患者居住的地方往往堆满杂物,凌乱不堪,造成居住不便甚至安全隐患。

病案分析

患者,男,70岁,会计,退休。以难以控制地往家里拾垃圾2年,被家属带来就诊。家属诉患者表现为迷恋拾破烂衣服,烂纸箱等。患者衣着欠整洁,不认为有病,拒绝就诊。4年前,患者4年前生气后突然出现发作性心慌,气短,憋闷,伴濒死感,就医后诊断为焦虑症,服用药物治疗,坚持服药,效果良好,基本恢复正常。近2年不肯服药,逐渐变得不愿与人外出,独立独行,见到有破纸箱,破衣服就捡回家,洗干净,摆放家中,自己也不用。家里逐渐堆满了捡回来的东西,连下脚的地也没有。家人劝阻不让其往家中捡拾东西或丢弃,患者不听,甚至发脾气。患者家庭经济条件良好,并不需要这些东西。

体格检查:未见明显异常。

精神检查:意识清晰,称这些东西将来可能用到,或要捐赠给有需要的人,不愿意丢弃。未见明显焦虑、抑郁。不认为有病不肯服药。

诊断:囤积障碍。

诊断要点：①过分收集物品，而不管实际价值如何；②过度收集，反复出现的冲动或购买、偷窃、积聚物品行为；③难以丢弃物品，以致生活环境凌乱不堪；④症状引起明显的痛苦，或者导致个体、家庭、社交、教育、职业或其他重要功能方面的损害。

囤积障碍治疗困难，病程较长。心理治疗采用认知行为疗法在一定程度上可帮助患者改变认知，使其意识到积攒大量物品的行为是不合理的，这种行为也会引起生活不便和家庭矛盾，同时存在安全隐患。药物治疗可使用 SSRIs。

二、拔毛障碍

拔毛障碍（hair-pulling disorder）是一种反复出现的、无法克制的拔掉毛发的冲动，进而导致头发明显稀少为特征的精神障碍。女性较为多见，男女比例 1∶10。拔毛障碍常与强迫障碍、焦虑障碍、抑郁障碍、进食障碍、抽动秽语症等并病。

拔毛障碍病因未明，与患者的异常情绪，例如焦虑、抑郁等有关；也与不良心理因素有关，例如童年时父母管教过分严厉，母子关系不良等。患者发病前多有诱因，例如父母离异、压力较大等。

患者的临床表现是反复习惯性地拔出自己的毛发。拔毛部位涉及身体任何毛发生长的区域，以头发最为多见，除此还有眉毛、睫毛、腋毛或阴毛。患者拔毛前通常有较强的紧张、焦虑，事后会有轻松感或满足感。因反复拔除，患者头部头发稀疏，形成斑秃，脱发处有残存毛发或断发。患者有减少或停止拔毛的意愿，对自己的失控行为羞愧，常回避社交或其他公共场所，或以戴帽子、画眉毛等方式掩饰毛发的稀少或缺失。有患者对拔除的毛发做特殊处理，估计 35%~40% 的患者会咀嚼或吞咽拔下的毛发，其中 1/3 的患者可在胃肠道集结成团，导致胃部疼痛、恶心、呕吐、甚至肠梗阻。

诊断要点：①反复拔除毛发导致毛发缺失；②试图减少或停止拔毛行为；③可引起患者痛苦，或导致社交功能受损。

治疗方式主要是认知行为治疗和药物治疗。心理治疗主要采用习惯逆转训练，帮助患者以其他方式来替代拔毛行为，如戴帽子等。药物常用 SSRIs。

三、皮肤搔抓障碍

皮肤搔抓障碍（skin-picking disorder，SPD）是一种反复、强迫性的搔抓皮肤的精神障碍。普通人群中患病率为 1%~5%，女性多于男性。患者多青春期发病，但是多数患者不能意识到治疗的必要性，因此求治率较低。

皮肤搔抓障碍病因不明确，与患者的不良心理因素和遗传有关。心理易感因素有焦虑、疲惫、愤怒、压力大等。有证据表明 SPD 存在家族遗传性。

患者的表现是反复、强迫性地搔抓皮肤，导致皮肤损伤，患者试图克制但难以控制。患者每天至少会花费 1 小时以上搔抓、甚至玩弄抠下来的皮肤。患者最常搔抓的是面部皮肤，也会搔抓手、手臂、腿部或躯干部皮肤。有些患者是因为皮肤疾病而抓、抠皮肤。搔抓可致使皮肤损伤，例如皮肤感染、瘢痕，甚至败血症等。

诊断要点：①频繁搔抓皮肤，致使皮肤损伤；②尝试减少或停止搔抓行为；③导致患者痛苦或社会功能受损。

治疗主要是药物治疗和认知行为治疗联合进行。认知行为治疗采用习惯逆转训练，例如教授患者察觉自己的重复行为，特别是在行为刚开始的时候，然后用另一种行为来替换重复行为，例如涂抹润肤乳等。

第五节　强迫及相关障碍患者的护理

一、护理评估

（一）一般状况评估

评估患者的年龄、婚姻状况、文化程度、职业、生活方式、民族、宗教信仰及个人爱好等。

（二）健康史

评估患者的家族史、既往疾病史；评估患者以往用药的情况、治疗效果，有无不良反应等。

（三）生理状况评估

评估患者的生命体征、睡眠、二便、营养、月经、实验室检查及其他辅助检查等有无异常。

（四）精神症状评估

评估患者有无精神易兴奋和脑易疲劳，有无焦虑、恐惧、抑郁、易激惹等情绪症状；有无强迫观念、有无反复搜集物品、搔抓、拔毛等强迫行为。

（五）心理-社会状况评估

评估患者个性与心理应对方式；评估患者生活环境、工作环境、子女、社会支持系统等；评估患者与家人、同事能否正常相处。

二、护理诊断

1. 睡眠型态紊乱　与心理社会因素刺激、焦虑、药物影响等有关。
2. 疼痛或舒适度减弱　与疑病等症状有关。
3. 焦虑　与强迫、疑病等症状有关。
4. 低自尊　与担心出错或出丑有关。
5. 社会交往障碍　与强迫引起的回避行为等有关。
6. 应对无效　与应激持续存在等有关。
7. 知识缺乏：缺乏强迫及相关障碍的知识。
8. 有皮肤完整性受损的危险　与强迫反复洗涤或反复搔抓等有关。

三、护理目标

1. 患者在住院期间能控制自己的拔毛或搔抓行为，减少毛发或皮肤等损伤。
2. 患者在住院期间能减少反复求医就诊的行为。
3. 患者能对疾病有正确认识，学会积极应对的方法。

四、护理措施

（一）基础护理

护士应鼓励患者进食，帮助选择易消化、富营养和色香味可口的食物。睡眠障碍是患者常见的躯体问题。其护理包括创造良好的睡眠环境、安排合理的作息制度、养成良好的睡眠习惯等。

（二）皮肤护理

每日评估患者皮肤的健康情况，了解损伤情况；保护皮肤，可以给患者皮肤涂抹护肤的营养霜,如果皮肤受损,及时消毒处理;为患者制定每日活动计划,督促患者参加工娱活动,避免过度关注个体皮肤,引起过度洗涤或搔抓等;给予营养丰富的食物,提高机体和皮肤抵抗力,预防皮肤损伤;对症状顽固者可适当约束其活动给予必要的保护。

（三）药物护理

在用药之前详细地向患者及家属介绍所用药物的药名、作用与不良反应,这样可以减轻患者焦虑,同时也是保护患者的知情权,减少不必要的医患纠纷。同时指导患者主动服药,培养患者用药的主动性,建立对自己医疗行为的责任感。服药后注意加强观察药物的疗效以及副作用。

（四）心理护理

1. 建立良好的护患关系　以和善、真诚、支持、理解的态度对待患者,当患者主诉躯体不适时应及时进行身体评估,虽然有时是患者的疑病状态,护理人员也应以接受的态度倾听,适时纠正错误认知。避免用中伤性语言或粗暴行为制止患者的强迫行为。

2. 鼓励患者表达自己的情绪和不愉快的感受　帮助患者释放内心储积的焦虑能量,表达自己的负性情绪,也利于护士发现患者的心理问题,制定相应护理措施。护士在与患者交流时,应声音平和,语速缓慢,字句简明,鼓励患者表达,使他们感受到被尊重,并学会自我表达。

3. 帮助患者识别和接受错误认知及相关行为　强迫障碍及相关障碍患者内心常常不愿接受(或承认)自己的错误认知和行为。护理人员通过评估这些不良认知,引导患者识别它、继而接受它。患者有时为了避免讨论令他不愉快的体验,会顾左右而言他,质疑护士的能力,拒绝交谈,话题绕圈子,否认,采取敌对态度,不回答等等。此时,护士要给患者时间以做调整,以温和的态度面对;患者有正性反应时,要及时鼓励,逐步深入,帮助患者识别自己的异常心理。此后,再逐步引导他接受自己的错误认知和异常行为。

4. 帮助患者学会放松　放松的方法很多,如静坐、慢跑、利用生物反馈训练肌肉放松等,都是十分有效的方法。

（五）社会功能方面的护理

强迫相关障碍会严重影响患者的社会交往功能,引起社会行为退缩,不愿外出或见人。护理人员应协助患者获得社会支持,扩大社会活动,防止或减少使用身体症状来表达情绪的倾向。还可鼓励患者发展新的支持系统,如加入群众互助团体,社区活动或特殊的兴趣团体等。团体治疗可让患者发现别人有和自己同样的问题,减少寂寞及孤独感。

（六）健康教育

根据患者特点实施个体化的健康教育,提高患者对健康与疾病的认知,使患者能对疾病有正确的认识,纠正错误观念,减少不良刺激影响,控制疾病发生。对患者家属进行疾病相关知识教育,使患者家属理解患者症状及痛苦,在生活中尊重关心患者,但又不过分迁就或强制患者,帮助患者逐步恢复社会功能,可以正常工作、生活和学习。

五、护理评价

1. 住院期间患者的皮肤是否完好。

2. 患者对疾病是否有了正确认知,是否可以用积极的应对方式。

六、护理案例

患者,男性,26 岁,未婚,高中毕业,专业技术员。17 岁时一次体检中被查出乙肝病毒表面抗原为阳性后,感到非常不安,担心被人知道后受到歧视。于是患者开始有意识回避一些脏东西,如垃圾堆、垃圾桶等,患者当时认为是必要的。高三下半年(18岁),患者因乙肝住院治疗,未能参加高考,半年后治愈出院。此后,患者对"脏"越来越敏感,回避一切自认为是脏的东西。逐渐出现了反复检查和反复动作。久而久之,患者形成一套相对固定的行为模式:在出现担心的时候不断重复检查-靠近-再检查-再靠近的循环。患者为此深感苦恼,知道这样重复检查是徒劳的,反而给自己带来真正的伤害,但患者不能克制,每当担心出现的时候只能以这种方式来降低焦虑。随着症状的发展,患者到精神科就诊,精神科医生给予药物治疗,但患者担心药物对肝脏有损害,故拒绝药物治疗。病前性格保守内向、遇事追求完美、做事犹豫不决。父母脾气比较暴躁,对患者经常责骂。患者上小学后弟弟出生,父母便很少精力注意他,认为父母不是很喜欢自己,从不表扬自己。

精神检查:患者神志清楚,接触合作,双眉紧锁,时而叹气。交谈中承认自己的反复行为,自认为没有必要,但控制不住,感到痛苦,希望医生帮他,但又担心药物副作用损害自己肝脏。

临床诊断:强迫障碍。

该患者的护理评估、护理诊断、护理目标、护理措施和护理评价如下。

（一）护理评估

患者生理功能方面主要有睡眠较差,饮食欠佳。精神心理功能方面存在焦虑情绪,存在明显的强迫行为,有自知力,并自觉痛苦,求治欲望强烈。病前性格有强迫型人格倾向。患者父母脾气比较暴躁,对患者关注少,幼年的家庭生活环境不理想,家庭支持系统力量不强。

（二）护理诊断

1. 睡眠型态紊乱　与焦虑有关。

2. 营养失调:低于机体需要量　与长期饮食摄入不足有关。

3. 焦虑　与担心病情有关。

（三）护理目标

1. 患者在住院期间能保证正常的睡眠时间。

2. 患者在住院期间能接受医院提供的饮食。

3. 患者能认识到自己的错误认知和异常行为,学会控制自己行为。

（四）护理措施

1. 常规的饮食及睡眠护理。

2. 帮助患者识别自己的焦虑,并学会放松。

3. 对患者家属进行疾病知识健康教育,帮助加强患者家庭系统的支持功能,促进患者的进一步康复。

4. 提高患者对健康与疾病知识的认识,协助患者了解身心健康与生活事件、个性特点、应付方法、社会家庭环境的关系,提高处理应对问题的能力。

（五）护理评价

1. 患者每天睡眠是否正常,是否掌握积极性应对方法。

2. 患者是否能正常进食。

3. 患者是否掌握积极应对方式,控制自己的行为。

学习小结

1. 学习内容

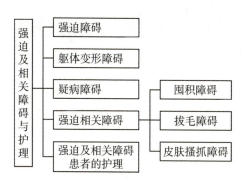

2. 学习方法

理论学习,掌握强迫障碍及相关障碍的概念、临床表现、诊断和护理措施,这类疾病多并发,诊断时需仔细鉴别。可结合临床实际案例加强理解和记忆,也可以通过查阅医学生教材或相关科技文献来扩充视野。

扫一扫,
测一测

(牛　鹏)

复习思考题

患者,女,18岁,外貌佳,但嘴角处有一个痣,患者对这个痣非常在意,与人交谈时总感觉他人盯着这个部位看,遂到医疗美容医院求治。去除痣以后,她又认为自己的眼睛、鼻子不够好看,又调整了眼睛和鼻子,从而不断手术。请你根据患者的情况,谈谈躯体变形障碍患者是否适合进行整形手术,并思考根据患者情况,给出治疗建议。

◆◆◆ 第十四章 ◆◆◆

分离障碍与护理

学习目标

识记:分离障碍的概念、主要临床表现和护理。

理解:各类型分离障碍的治疗要点。

运用:能区分各类型分离障碍,并根据患者具体情况,提出个性化的护理诊断,并采取恰当的护理措施。

第一节 概 述

一、概念

分离障碍是一类复杂的心理-生理紊乱过程,患者非自主地、间断地丧失部分或全部心理-生理功能的整合能力,在感知觉、记忆、情感、行为、自我(身份)意识及环境意识等方面的失整合,即所谓的分离状态,如自我身份不连续、不能用病理生理性解释的记忆丧失、躯体功能障碍而相应生理无改变等。这种整合能力丧失的程度、持续时间表现不一。

分离障碍的患病率报告不一。国外有关统计资料提示女性为 3‰~6‰,男性罕见。多数学者认为文化落后地区发病率较高。首发年龄以 20~30 岁最多。我国部分地区有儿童、青少年的集体发作情况。

一般认为分离障碍的预后较好,60%~80%的患者可在一年内自发缓解。

二、病因与发病机制

(一)遗传

临床遗传流行病学研究结果颇不一致。如 L. JUNGBERG. L 的家系调查发现:男性一级亲属的患病率为 2.4%,女性一级亲属的患病率为 6.4%,提示分离性障碍存在遗传因素影响;但 Slater 双生子研究中,不管单卵或是双卵双生子竟无一对同患分离性障碍者。

(二)脑结构与功能

随着对脑结构和功能研究的深入,发现分离障碍患者的海马及杏仁核体积缩小,前额叶功能下降等,但这些改变缺乏特异性,需进一步研究。

(三)心理因素

对应激事件的经历和反应是引发本病的重要因素;幼年期的创伤性经历可能是成年后发生本病的重要原因之一;个体在人格方面具有的暗示性、情感性、自我中心性、表演性、幻想性等特征是本病的重要人格基础。

（四）社会文化因素

社会文化及其变迁对本病的患病率和症状表现形式有较大影响。一些特殊的表现形式仅在特殊的文化环境中出现，例如我国南方的"缩阳症"（Koro 综合征）。

 知识拓展

分离障碍的由来

分离障碍原名歇斯底里症（hysteria），又译为癔症。19 世纪 Charcot 强调情绪诱因对该症发作有重要作用。Janet 认为分离是各种癔症征象的基本障碍。弗洛伊德和 Breuer 用"转换"一词说明癔症的躯体症状是患者无意识的心理防御机制。因"Hysteria"被广泛用作贬义词，Slater 等精神病学家，主张不再将其用作疾病分类和诊断名称。故 ICD-10、DSM-Ⅲ 等 1980 年版均取消了这一术语，取而代之的是分离（转换）障碍，按疾病的临床表现归属于躯体形式障碍和分离性障碍等诊治。ICD-11 中，改称为分离障碍。CCMD-3 在 2001 年将癔症从原来的神经症中分出来单列，保留癔症的名称，并将癔症分为癔症性精神障碍和癔症性躯体障碍。

第二节　常见的分离障碍

一、分离性神经症状障碍

分离性神经症状障碍（dissociative neurological symptom disorder）是"转换"障碍的主要症状群，其最重要的临床特征是临床症状类似神经系统损伤，但缺乏相应的器质性基础。

分离性神经症状障碍比较常见，主要出现在低教育人群或低社会经济发展水平区域，例如农村地区等，心理社会因素导致的应激是发作最重要的诱因，学生及战争中的士兵都可能会出现群体性发作。

（一）临床表现

患者会出现各种表现形式的运动和感觉障碍，但客观的神经系统检查和实验室检查缺乏相关的器质性基础，不能充分解释患者出现神经系统症状的原因。常见类型有：

1. 运动障碍　分离性运动障碍较常见为肢体瘫痪、肢体震颤和肌阵挛、起立不能、失声症及分离性抽搐等。肢体瘫痪可表现为单瘫、截瘫或偏瘫，伴有肌张力增强或弛缓，无神经系统损害的体征，但病程持久者可有失用性肌萎缩。局部肌肉抽动和肌阵挛与癫痫局部发作或舞蹈症十分相似，两者区别主要靠脑电图与临床观察。部分患者可出现言语运动障碍，表现为失音、缄默等，发声器官无器质性病变。分离性抽搐又称假性癫痫发作，与癫痫大发作十分相似，但无口舌咬伤、跌伤及大、小便失禁，也未出现癫痫发作时的电生理改变，发作后没有神情呆滞、睡眠，但呈木僵状态。

2. 感觉障碍　包括感觉过敏，感觉缺失（局部或全身的感觉缺失，缺失范围与神经分布不一致），感觉异常（如咽部梗阻感、异物感，又称癔症球；头部紧箍感，心因性疼痛等），视觉障碍（弱视、失明、单眼复视、视野缩小等，虽视觉丧失，但活动能力完好），听力障碍（听力突然丧失）等。以上表现均无神经系统器质性病变的基础。

3. 意识改变　患者的意识改变状态特征是表现为恍惚、昏睡和其他意识改变状态。

4. 认知症状　患者认知功能改变的特点可表现为在记忆、言语及其他认知领域的认知功能下降或改变,但患者没有神经系统受损的证据,其临床表现没有分离性身份障碍的特征。

（二）诊断要点

1. 发病前一般有明确的心理社会因素。

2. 出现的神经系统症状相对稳定,如持久的下肢瘫痪或听觉丧失。

3. 症状的矛盾性,如抽搐发作时缓慢倒地等。

4. 患者的症状和体征常常按照患者对神经系统的理解呈现,神经系统检查体征与患者症状表现不匹配,如左侧头部受伤出现左侧肢体瘫痪,失声者声带运动正常等。

5. 神经系统症状相关的神经电生理、神经影像检查正常。

（三）治疗

应早期积极治疗,以防止症状的反复发作和疾病的慢性化。护理中对患者的关心、对心理社会因素的关注和对症状的接纳非常重要。建立和维持良好的医患关系,体现对患者积极的和一视同仁的关心,但应保持适度关心,以免促成患者"继发获益"。在解释心理社会因素与症状关系时,要谨慎地逐渐将两者关系分离,如在接纳症状存在的同时要逐步告知患者相关检查仅仅发现有功能受损而没有器质性损害,不强化心理社会因素与症状的关联,特别是当这些心理社会因素持续存在时。

1. 心理治疗　主要是让患者改变认知,认识到其所面临的心理社会因素与疾病的关系,训练患者以成熟的方式应对心理社会因素,展示神经系统结构未受损的症状,让患者认识到分离症状与功能障碍的关系,认识到通过功能康复训练可以促进症状康复;鼓励患者尽可能恢复正常的生活行为,给予生活和心理支持。

2. 暗示治疗　对分离性症状有较好的效果,可分为觉醒时暗示和催眠暗示。觉醒时暗示向患者明确说明检查结果,解释疾病是短暂的神经功能障碍。通过语言暗示,鼓励患者相信能够恢复失去的功能,配合适当理疗等方式可取得良好的效果。催眠暗示是通过语言催眠或药物使患者进入催眠状态,按照觉醒时暗示的疗法,进行暗示治疗。

3. 药物治疗　对患者伴随的其他症状如失眠、抑郁、焦虑等,可用精神药物给予对症治疗。

ER-14-1
暗示疗法

二、分离性遗忘

（一）临床特点

分离性遗忘(dissociative amnesia)表现为突然出现遗忘了某阶段的经历或某一重要事件,而那一段事情往往与精神创伤有关。遗忘可表现为部分性或者选择性遗忘,每天遗忘的程度和完全性也不相同,但在觉醒状态下始终不能回忆,其遗忘往往能达到回避的目的。遗忘无器质性原因,也不能用一般的健忘和疲劳加以解释。

（二）诊断要点

1. 患者病前无认知功能减退表现和器质性遗忘的病程。

2. 遗忘出现迅速,症状出现有相对明确的时间点或遗忘发生与特定环境、特定事件相关。

3. 患者遗忘的内容或时间段内发生的事件与患者有明确关联,并可能导致患者处于应激状态,对遗忘内容之外的其他记忆保持相对完整。

4. 神经系统各种辅助检查不能解释患者的临床表现。

（三）治疗要点

本病主要通过心理治疗。

1. 认知疗法　认知疗法对经历创伤障碍的个体有较好的效果,识别创伤基础上的认知扭曲可能为失忆患者提供进入自己记忆的可能,当患者能够纠正认知扭曲,特别是认识到既往创伤的意义,唤起回忆可能就开始了。

2. 催眠治疗　可通过催眠治疗分离性遗忘,尤其催眠可以控制、调节症状的强度,便于控制唤回的分离性记忆,同时在催眠中通过唤起患者对既往的回忆,最终促进患者将分离性记忆整合到现实中。

3. 集体心理治疗　通过集体心理治疗,患者可能会恢复他们已经遗忘的记忆,然后重新建构整合分离的记忆。

三、人格-现实解体障碍

人格-现实解体障碍(depersonalization-derealization disorder)是持续或反复出现人格解体和/或现实解体的分离性障碍。人格解体是指患者感受到完整的自我有分离的体验,即体验到自我的整体性分离,如躯体的完整性心理活动与生理活动的分离等,或感到自己就像一个旁观者从外部来审视自我;现实解体是患者感知的环境知觉出现分离的体验,仿佛观察者,在观察自我周围的环境,或对现实的感知有不真实感、朦胧感,恍若隔世。患者非常苦恼,症状常常导致患者在个人、家庭、社会、教育、职业等方面的功能受损。

（一）临床表现

1. 对身体完整性的感知分离,如患者说:"我行走时感到身体和腿是分开的,我的身体不能跟上我的腿。"

2. 自己置身于自我之外看自己,好像"我"分离成两个人:观察者和被观察者,此时人格具有了双重性。

3. 与自己的情感分离,自己体验不到自己的情感,或者体验到的情感是虚假的。有时,人格解体的患者往往很难表达他们的感受,试图用平凡的词语表达自己的主观痛苦,如"我觉得死了""我感受不到喜怒哀乐"或"我站在我自己外面"。

（二）诊断要点

持续或反复发作的人格解体、现实解体或二者皆存在的状态。人格解体状态表现为患者自我整体的分离,患者的体验如一个"自我"置身于自我身体之外观察自我的精神活动、身体或行为;身体完整性的分离;身体与精神活动的分离等。现实解体状态表现为患者自我对外界感知陌生、不真实,就像自我置身于异度空间,观察自我周围的环境。

（三）治疗要点

人格-现实解体治疗困难,SSRIs类抗抑郁药如氟西汀可能对人格-现实解体的患者有效。精神分析治疗、认知疗法、认知行为疗法、催眠、支持性心理治疗等均对人格现实解体有一定疗效。

四、分离性身份障碍

分离性身份障碍(dissociative identity disorder)既往被称为多重人格障碍,患者有时可在不同时间以不同的身份出现,在患者日常生活中,至少有两种分离的身份能够发挥作用,每种人格或身份均较为完整,且新身份常与患者原有的人格是对立的。患者可出现多种分离性症状,如遗忘、神游、人格解体、现实解体等。这些症状不能用其他精神疾病或躯体疾病解释,并导致个人、家庭、社会、教育、职业或其他重要领域中的功能受到严重损害。

分离性身份障碍的患病率大约为2%,女性多见,大多数患者与童年经历过严重创伤有关,以身体虐待和性虐待最为常见。

(一)临床表现

1. 记忆的分离　患者出现记忆缺失,这种缺失不是遗忘,当患者进入到另一种身份时可能回忆起在其他身份中缺失的记忆片段;由于这种缺失不完整,进入一种身份时可能会受到另一身份相关片段记忆的干扰。

2. 分离性身份的改变　患者有两种或两种以上相对独立的人格特征及行为,不同时间的不同人格特征彼此独立,常常在不同的时间体验不同的精神活动,没有联系,常交替出现。

3. 其他症状　大多数患者常常伴有抑郁心境,常常因创伤和分离症状引起频繁、快速的情绪波动,但与双相障碍中抑郁躁狂交替发作不一致。有些患者会出现焦虑、睡眠障碍、烦躁不安、心境障碍等创伤后应激障碍相关的症状。

(二)诊断要点

患者存在两种或两种以上不同的身份或人格状态,反复控制着患者的行为,每一种有自己相对持久的感知、思维及与环境作用和自身的行为方式。患者不能回忆某些重要的个人信息,通常无法用健忘来解释。这些障碍不是由于医学情况(如癫痫复杂部分发作)或物质(如酒精中毒时暂时的意识丧失或混乱行为)直接的生理作用所致。

(三)治疗要点

心理治疗是对分离性身份障碍的主要治疗方法。

1. 认知治疗　很多分离性身份障碍的患者存在认知障碍,他们对认知治疗反应较慢,认知干预可以帮助他们逐渐认识到分离的部分,并逐渐整合。

2. 催眠治疗　在催眠开始前要对患者进行分离性身份障碍知识和催眠知识的教育,充分告知患者在催眠过程中可能产生的心理冲突外显化,让患者有充分的心理准备,必要时获得患者书面的知情同意。

3. 家庭治疗　家庭或夫妻治疗对稳定家庭关系和处理分离性身份障碍患者常见症状很重要。家庭教育并关注分离性身份障碍患者,可以帮助家庭成员更有效地应对患者的分离性身份障碍和创伤后应激障碍的症状。对家庭成员进行集体教育和支持对患者的病情也是有益的。

4. 药物治疗　抗抑郁药物有减轻抑郁和稳定情绪的作用,可减少患者侵入性症状、警觉性增高和焦虑。非典型抗精神病药物,如利培酮、喹硫平、齐拉西酮、奥氮平可减轻患者过度焦虑和侵入性症状等。

第三节　分离障碍患者的护理

一、护理评估

(一)一般状况评估

评估患者性别、年龄、民族等一般资料;评估患者的家族史、既往疾病史;评估患者以往用药的情况、治疗效果,有无不良反应等;评估患者的实验室检查相关内容。

（二）生理状况评估

评估患者的日常生活情况,如睡眠、饮食、大小便、营养、月经;主动与被动接触情况;与环境相处情况等。由于分离障碍患者常常有许多心因性的躯体不适主诉,同时患者常常过分关注自身不适感受,甚至有夸张倾向。因此护理人员在评估患者时要注意区分这些不适是器质性还是心因性,同时结合患者主诉及周围环境方面信息,详细、全面观察患者,做出综合的评估。

（三）精神症状评估

评估患者有无抽搐、痉挛、瘫痪等运动障碍,有无感觉过敏、感觉异常等感觉障碍,有无记忆、言语等认知功能改变的表现,有无意识障碍,有无突然出现的遗忘,发作前有无诱发因素;有无精神易兴奋和脑易疲劳,有无焦虑、恐惧、抑郁、易激惹等情绪症状,有无强迫观念、强迫行为,有无慢性疼痛、头晕头昏、睡眠障碍以及自主神经紊乱引起的不适症状。

（四）心理-社会状况评估

评估患者病前性格特点和对应激的心理应对方式,评估个性与心理应对方式最好是应用心理评估问卷来测定。注意评估患者的个性特点、对应激的心理应对方式、社会背景、受教育程度等,因为这常常是导致患者产生相关障碍的原因,也是治疗与护理的重点。

评估患者与家人、同事能否正常相处;评估患者生活环境、受教育程度、婚姻状况、子女、工作环境、社会支持系统等。评估时可通过患者及其亲友,特别是对患者有重要影响力的人来综合评定。

二、护理诊断

1. 生活自理能力缺陷(进食、沐浴、如厕、穿着等)　与运动感觉功能障碍等有关。
2. 知识缺乏;缺乏分离障碍相关知识。
3. 有皮肤完整性受损的危险　与运动感觉功能障碍等有关。
4. 感知觉改变　与感觉过敏或减弱、感觉异常有关。
5. 有受伤的危险　与抽搐有关。
6. 睡眠型态紊乱　与患者的焦虑情绪有关。
7. 焦虑　与患者担心疾病有关。

三、护理目标

1. 患者症状减轻或消失。
2. 患者能正确认识疾病的表现,识别异常感知觉,并理解疾病与心理、社会因素的关系。
3. 患者各方面需求得到满足,舒适感增加。
4. 能运用有效的心理防御机制和成熟的应对方式处理压力和不良情绪。
5. 患者逐步具备控制症状侵入和把控遗忘的能力。
6. 社会功能基本恢复正常。

四、护理措施

（一）基础护理

护士应鼓励患者进食,帮助选择易消化、富营养和色香味可口的食物。对于躯体症状严重且不能自行进食的患者,可给予鼻饲。为患者创造良好的睡眠环境,安排合理的作息制度、养成良好的睡眠习惯等。耐心引导、改善和协助患者做好沐浴、更衣、头发、口腔、皮肤等的护理。这些活动均可增加患者对自己的重视与兴趣。对瘫痪或木僵患者应定时翻身,预防压疮,并做好肢体功能训练,防止废用性功能丧失等。

（二）安全护理

密切观察患者的病情变化,了解诱发患者发病的因素。做好病房安全检查,避免周围环境存在危险物品和其他不安全的因素,以防患者在抽搐发作等出现意外情况。

（三）分离性精神症状障碍发作的护理

1. 隔离患者,避免不良因素刺激　分离性障碍发作时,及时采取保护措施,同时将患者和家属分开隔离,及时采取措施进行治疗护理,避免其他人围观,不过分关心、不表示轻视,避免这些不良因素对患者暗示作用,加重病情。

2. 加强患者生活护理　患者存在意识障碍时,应加强生活护理和观察,防止患者发生意外。

3. 观察患者情绪,确保患者安全　患者出现挑衅和敌意时,适当加以限制,采取预见性的措施。严密观察患者的情绪反应,加强与患者的沟通,了解其心理变化,对患者不合理的要求认真解释和说服,防止患者的做作性自杀企图,避免弄假成真。

4. 间歇期对患者持续进行功能训练　对失明、失聪等的患者,应让其了解其功能障碍是暂时的,通过检查证明其并无器质性损害。在间歇期教会患者放松技术,与医生合作做好暗示治疗、行为治疗等。在暗示治疗见效时,应加强语言、听力或视力训练,让患者看到希望。

5. 帮助患者争取社会支持　做好家属疾病知识的宣教,争取家庭和社会支持。

（四）药物治疗护理

在用药之前详细地向患者及家属介绍所用药物的药名、作用与不良反应,这样可以减轻患者焦虑,同时也是保护患者的知情权,减少不必要的医患纠纷。同时指导患者主动服药,培养患者用药的主动性,建立对自己医疗行为的责任感。服药后注意加强观察药物的疗效以及副作用。

（五）心理护理

1. 建立良好的护患关系　以和善、真诚、支持、理解的态度对待患者,当患者主诉躯体不适时应及时进行身体评估,虽然有时找不到病理性证据来解释症状的存在,但是患者所主诉的疼痛不适真实存在,护理人员应以接受的态度倾听。

2. 鼓励患者表达自己的情绪和不愉快的感受　帮助患者释放内心储积的焦虑能量,表达自己的负性情绪,也利于护士发现患者的心理问题,制定相应护理措施。护士在与患者交流时,应声音平和,语速缓慢,字句简明,鼓励患者表达,使他们感受到被尊重,并学会自我表达。

3. 与患者共同探讨与疾病有关的应激源及应付应激的方式　询问患者时有技巧的协助患者将话题从身体症状转移到目前生活中的境遇,协助患者找出相关的压力源其与自身疾病的关系。如询问:"什么情况会让你紧张? 什么时候感到疼痛?"同时帮助患者思考过去应对方式,对成功应对方式给予鼓励,对无效的应对方式共同探讨无效原因,并鼓励患者学习新的应对方式,将过去成功的和新学习的方法结合使用。如问患者"你过去采用什么方法帮助你渡过像这一次一样的困难?""我们一起讨论一些新的可能适合你当前状态的方法。"然后提供环境和机会让患者把所学新技巧应用到生活环境中去,如设计应激情境给患者做行为模拟,提供反馈信息,强化患者正性的控制各种负性情绪的技巧。

4. 帮助患者学会放松　放松的方法很多,如静坐、慢跑、利用生物反馈训练肌肉放松等,都是十分有效的方法。

5. 强化患者的能力和优势,弱化其缺点和功能障碍　经常告知患者他的进步,使患者明白自己的情况在好转,有利于增强自信心和减轻无助无望感。

（六）社会功能方面的护理

护理人员应协助患者获得社会支持。帮助患者认清现有的人际资源,并帮助其扩大社会交往范围,使患者的情绪需求获得更多的满足机会,防止或减少使用身体症状来表达情绪的倾向。协助患者及家庭维持正常的角色行为,护理人员应协助分析患者可能的家庭困扰,确认正向的人际关系,并对存在的困扰进行分析,寻求解决方法,如家庭治疗或夫妻治疗等。还可鼓励患者发展新的支持系统,如加入群众互助团体,成人教育班,社区活动或特殊的兴趣团体等。团体治疗可让患者发现别人有和自己同样的问题,减少寂寞及孤独感。

（七）健康教育

根据患者特点,实施个体化的健康教育提高患者对健康与疾病的认知,使患者能对疾病有正确的认识,纠正错误观念,减少不良刺激影响,控制疾病发生。对患者家属进行疾病相关知识教育,使患者家属理解患者症状及痛苦,在生活中尊重关心患者,但又不过分迁就或强制患者,帮助患者逐步恢复社会功能,可以正常工作、生活和学习。

五、护理评价

1. 患者的安全和生理需求是否得到了满足。

2. 患者是否能正确认识疾病的表现,识别异常感知觉,并理解疾病与心理、社会因素的关系。

3. 患者能否正确认识生活中的压力和应激事件,是否学会正确应对方法。

4. 患者是否具备控制症状侵入和把控遗忘的能力。

5. 患者的社会功能是否得到了提高,家庭及社会支持逐步提高。

六、护理案例

案例一

患者,女,35 岁,小学文化,汉族,病前为某服装厂流水线操作组长,已婚。患者 2 年前因为突发腹痛就医,当时被诊断为急性化脓性阑尾炎,行阑尾切除术。术中曾听到手术医师说了一句"……夹断了",术后随即感到全身无力,双下肢有若千斤重,难以行走,并觉得双下肢有隐约的针刺麻木感。出院后被抬回家中,数周不能活动,卧床不起。后来患者自感左腿沉重及麻木感逐渐加重,而右腿可轻轻移动。经针灸、理疗后,右腿渐趋好转。约半年后患者可下床扶杖行走,左腿只能擦地拖移。某日闻一医师说"半年不下床,好腿也会瘫的",患者遂自感行走日渐吃力,右腿亦渐渐沉重、麻木起来,终因双腿不能活动,一直卧床至今,心情郁闷。病来饮食欠佳,二便正常,夜间睡眠较差。

患者既往体健,否认有精神病及类似疾病发作史。生长发育无特殊。小学毕业。虽文化程度不高,但善模仿,广播里的歌曲听一次就能跟着吟唱。20 岁开始外出打工,常受到同事称赞表扬。患者个性为争强好胜,宁可人前显贵,人后受罪,不愿忍气吞声。

神经系统检查发现双下肢肌肉轻度萎缩,肌力Ⅱ级,双下肢可在诊床上作水平移动,但不能站立和行走;肌张力无明显异常;双下肢痛觉迟钝。躯体深浅反射无明显异常,未引出病理征。

笔记栏

精神检查:意识清,接触合作,对答切题,思维连贯,情绪易紧张,坐轮椅上述说自己的痛苦,反复要求医生帮她治好双腿,否则是残疾人了,没脸见人。否认幻觉、妄想。自知力完整,求治心切。

心理测验:艾森克人格问卷:P 分 45;E 分 65;N 分 60;L 分 65。SCL-90:总分 123,其中躯体化分最高,其次依次为抑郁、焦虑分。

临床诊断:分离障碍。

该患者的护理评估、护理诊断、护理目标、护理措施及护理评价如下。

(一)护理评估

患者生理功能方面主要是双下肢感觉运动功能障碍,但神经系统检查深浅反射并无异常,未有病理症引出。患者精神心理功能方面存在抑郁、焦虑情绪,有自知力,并自觉痛苦,求治欲望强烈。病前性格具体有表演性、幻想性、暗示性等特征。患者父母脾气比较暴躁,幼年的家庭生活环境不理想,因病不能工作,家人不能陪伴照顾,平时与丈夫交流较少,家庭支持系统力量不强。

(二)护理诊断

1. 睡眠型态紊乱 与患者的焦虑情绪有关。

2. 焦虑 与患者担心疾病有关。

3. 家庭应对无效 与患者患病及缺少家庭支持系统等有关。

4. 社会交往障碍 与患者因病长期卧床不能外出等有关。

5. 生活自理能力缺陷(进食、沐浴、如厕、穿着等) 与分离性障碍导致的运动感觉功能障碍为等有关。

(三)护理目标

1. 患者症状减轻或消失。

2. 患者能正确认识疾病的表现,识别异常感知觉。

3. 患者各方面需求得到满足,舒适感增加。

4. 能运用有效的心理防御机制和成熟的应对方式处理压力和不良情绪。

5. 社会功能基本恢复正常。

(四)护理措施

1. 常规的饮食及睡眠护理。鼓励患者增加活动,可根据实际情况逐步增加活动量,加强肢体功能锻炼,加强局部皮肤护理,预防褥疮和肢体废用性萎缩。

2. 鼓励患者表达自己的情绪和不愉快的感受,帮助患者认识自己的负性情绪。对患者家属进行疾病知识健康教育,加强患者的家庭系统支持功能。

3. 协助患者了解身心健康与生活事件、个性特点、应付方法、社会家庭环境的关系,增强自信心,提高处理应对问题的能力。

(五)护理评价

1. 患者的安全和生理需求是否得到了满足。

2. 患者是否能正确认识疾病的表现,识别异常感知觉,并理解疾病与心理、社会因素的关系。

3. 患者能否正确认识生活中的压力和应激事件,是否学会正确应对方法。

4. 患者的社会功能是否得到了提高。

ER-14-2

真假"癫痫"

笔记栏

学习小结

1. 学习内容

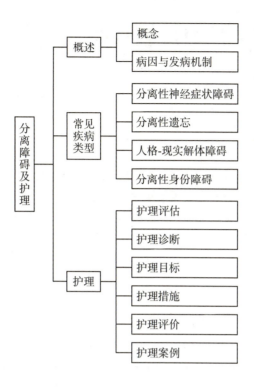

2. 学习方法

在本章学习中,对神经性障碍和分离性障碍各型疾病的学习,结合临床实际案例可以获得良好学习效果,目前临床上此类疾病临床进展快,也可以通过查阅医学生教材或相关科技文献来扩充视野。

扫一扫,测一测

(刘增霞)

复习思考题

1. 如何对分离性精神症状障碍患者采取恰当的护理措施。
2. 如何对分离障碍患者实施心理护理。

PPT 课件

❖❖❖ **第十五章** ❖❖❖

应激相关障碍与护理

第一节　概　　述

应激相关障碍(stress related disorders)是一类与应激源(主要是精神创伤或精神应激)有明显因果关系的精神障碍,其发生时序、症状内容、病程与预后等均与应激因素密切相关。应激相关障碍主要包括创伤后应激障碍、延长哀伤障碍、适应障碍,以及发生在儿童期的反应性依恋障碍和去抑制型社会参与障碍等。

一、应激与应激源

(一)应激

应激(stress)是各种应激源作用于个体,使其生物、心理、社会各因素构成的动态系统失衡,个体所表现出的适应和应对的过程。应激一旦发生,一般会以一系列的反应体现出来,这些反应包括分子水平上的生物化学反应,激素水平层面上的调控及系统整合方面的行为、情绪和认知的变化等,统称为应激反应。总的来说,适度的应激可以提高个体的警觉水平,有利于个体的生存与创造,然而,超出个体承受能力的应激则易形成精神创伤,成为直接或间接的病因导致某些疾病的发生。

(二)应激源

应激源(stressor)是作用于个体并使其产生应激反应的刺激物。人类的应激源十分广泛,可分为三大类:外环境、内环境和心理社会环境。

1. **外环境**　外环境应激源涉及范围大到群体性事件,如自然灾害与人为灾害,包括地震、战争、传染病大规模暴发等;小到发生在个体的事件,如车祸、人际纠纷、交通拥挤等。应激源强度大到危及生命的被残杀、伤及身体的被强奸,小到每日的一般家庭矛盾、工作烦恼等。

2. **内环境**　个体内部应激源包括各种必要物质的产生和平衡失调,内环境紊乱,如疾病发生、营养缺乏、水电解质紊乱、内分泌紊乱、机体内酶和血液成分的改变等。这些内环境

笔记栏

改变既可以是应激反应的一部分,也可以成为应激源。

3. 心理社会环境　现代社会个体所面对的工作学习负担过重、节奏过快或难度过大;工作与学习的内容与兴趣不一致;工作环境单调乏味、难以在事业上获得成就;人际关系处理困难;家庭环境中父母离异、家庭成员间关系紧张等,都可成为应激源。

从应激源本身来讲,是否导致精神障碍,不但与事件本身的强度和种类有关,更重要的是与个体对创伤性事件的主观体验程度有关。例如一位需要维护公众形象的媒体主持人与一个电脑操作者被毁容、一位性观念开放的女性与一位性观念保守的女性被强奸、单门独户的房屋倒塌与大面积的自然灾害导致的群体无家可归,可能事件发生的背景不同,经历者对它的认知不同,其导致的精神创伤后果和程度就有所不同。因此,就应激源而言,只有其强度或持续性,与主观体验超出个体的耐受能力时,才能成为应激相关障碍的致病因素。

二、病因与发病机制

应激相关障碍的病因和具体机制尚不清楚,为多种因素共同作用的结果,这些因素包括生物、心理和社会因素。

(一)生物因素

1. 遗传　研究表明,在面对应激或创伤性事件后,遗传易感性是决定个体是否发展成应激相关障碍的重要因素。创伤后应激障碍患者的一级亲属同患此病的比例明显高于二、三级亲属;创伤后应激障碍患者家族史中精神疾病患病率是经历同样事件未发病或无此经历者的 3 倍;创伤后应激障碍患者的子代罹患创伤后应激障碍的风险也显著高于健康个体的子代。不仅如此,遗传的影响还体现在个体暴露于应激性事件的可能性,也就是说,个性和其他一些特征(至少有一部分是遗传性的)会使个体更常处于应激性事件发生的危险情境中,使个体更容易体验到创伤。

2. 神经生化　大脑是应激源的"靶器官",也是机体各个器官产生应激反应的"组织者"。大脑通过神经突触间的神经递质等传递神经活动产生应激反应。下丘脑-垂体-肾上腺轴(HPA)是个体与应激反应密切相关的神经内分泌系统。应激状态下,糖皮质激素分泌增加,使机体对应激源处于"警戒"状态。但由于糖皮质激素在中枢神经系统存在神经毒性,其持续升高可能对机体造成损害。此外,近年来研究表明,炎症系统也参与了应激过程。急性应激情况下,炎症系统激活,释放大量细胞因子,维持机体内环境稳态,但持续或反复的应激可引起炎症系统的不可逆激活,细胞因子水平长期升高,最终造成机体损伤。

3. 脑结构功能改变　当机体处在应激状态时,脑部神经网络释放去甲肾上腺素递质,导致觉醒度升高、警觉和焦虑增加。动物研究发现,慢性应激时,海马结构发生改变,包括神经细胞的变性和丢失,细胞萎缩,轴突末梢结构改变,细胞再生减少等。海马萎缩会对 HPA 失去控制性调节,导致机体对应激源抵御能力下降,当再次遭遇应激时,易出现应激性疾病。与此同时,脑影像学研究也提示慢性应激可导致个体皮质-纹状体-边缘系统灰质体积减小,在负性表情刺激时杏仁核激活增强,在静息状态时默认网络、突显网络、执行控制网络等均出现异常。

(二)心理社会因素

在应激源作用下,个体以不同方式察觉应激源,通过不同的心理社会因素影响,引起不同程度的应激反应。这些心理社会因素包括个体认知评价、应对方式、个性特征、个体的经历与适应性、社会支持系统、社会环境等。各因素间相互作用,相互影响,并无清晰界限。

ER-15-1

应激反应模型(图片)

> **知识链接**
>
> 急性应激反应
>
> 　　急性应激反应(acute stress reaction)是个体在突然遭遇异常强烈的精神创伤性事件后数分钟或数小时内所产生的一过性应激反应。在没有更多生活事件影响的情况下,患者一般可在数小时或数天内缓解,但预后也与个体的性格特征、既往经历、对应激的易感性和应对能力及患者身体状况密切相关,最迟不超过1个月。急性应激反应的流行病学研究很少,个别研究指出,严重交通事故后其发生率约为13%~14%;暴力伤害后发生率约为19%;集体性大屠杀后幸存者中发生率约为33%;严重灾害事件(如地震、海啸、空难、大型火灾等)幸存者中发生率可高达50%以上。
>
> 　　急性应激反应主要的表现为:①创伤性重现体验、回避与麻木、警觉性增高等,如创伤性事件的情景或当时的心理感受不受控制反复出现在意识里或梦境中,任何与创伤体验有关的情景均可诱发,患者会因此回避各种与创伤有关的人或事,情感体验可以表现为"茫然"或"麻木"状态,常伴有恐惧性焦虑和自主神经症状,如心动过速、出汗、面部潮红等;②分离症状,如麻木、情感反应迟钝、意识清晰程度下降、定向力障碍、非真实感、分离性遗忘、人格解体或现实解体等;③其他症状,如注意力狭窄,持续地不能体验到正性情绪,无法正确理解外在刺激、言语凌乱,部分患者可能会出现精神病性症状。
>
> 　　急性应激反应发生后,最重要的处理方法是进行危机干预和心理治疗。创伤性事件发生时是进行危机干预的最佳时机,其干预方法较多,一般包括:①提供脱离创伤性事件的环境,使用治疗关系来帮助接受、面对和认识最近的经验和感受;②重建安全感;③迅速建立起一个治疗同盟;④提供信息;⑤在客观危险结束和主观恐惧消退后允许情绪宣泄;⑥存在持续惊吓、恐惧、惊恐或感到有罪者允许情绪宣泄;⑦加强社会支持;⑧减少对超出个人控制能力事件的个人责任感,帮助个体对创伤的强烈情绪反应正常化。心理治疗是缓解急性应激反应的首选方法,支持性心理治疗和认知行为治疗往往有效,如患者症状严重,可小剂量、短疗程地使用药物进行治疗。
>
> 　　急性应激反应预后一般良好,症状完全缓解,因此在ICD-11中,不再将其列为一种疾病,而将其归类于"影响健康状态的因素和需要健康服务的非疾病现象"。DSM-5中对于在创伤性事件后,显著症状持续少于3天的急性应激反应也不再作为疾病进行诊断。

第二节　常见应激相关障碍

　　常见应激相关障碍具有共同的特点:个体易感因素多样,但疾病的发生一定与精神应激有关;临床症状与精神刺激因素密切相关;当致病因素消除或引起发病的处境有了改变,精神状态即可恢复;病程大多较短,其病程和预后主要取决于精神因素能否及时消除。

一、创伤后应激障碍

(一)概述

　　创伤后应激障碍(post-traumatic stress disorder,PTSD),是指个体在经历、目睹或遭遇一个或多个涉及自身或他人的异乎寻常的威胁性、灾难性心理创伤后,导致延迟出现和长期持续的一类精神障碍。

PTSD 最初是用来描述退伍军人、战俘以及集中营的幸存者在经历战争性创伤事件后的一系列后果,随后逐渐被用于描述各种重大创伤性事件后,受害者出现的一系列应激症状。异乎寻常的创伤性事件是本病发生的直接原因,具有极大的不可预期性,包括:战争、重大自然灾害、交通和安全生产故事、暴力犯罪事件、亲人丧失、严重躯体疾病、目睹他人惨死等,几乎所有经历这类事件的人都会感到巨大痛苦,个体出现极度的恐惧、紧张害怕和无助感。研究表明,大多数人在经历创伤性事件后都会出现不同程度的症状,但只有部分人最终成为创伤后应激障碍患者。应激源的强度、个体暴露在创伤情境的时间、个体人格特征、个人经历、社会支持等对病情和病程都有很大的影响。

PTSD 的患病率报道不一,有研究显示 PTSD 的终生患病率为 1%～14%,高危人群研究发现 PTSD 的患病率为 3%～58%,女性约为男性的 2 倍。同时,经历创伤性事件后人群发生 PTSD 的患病率也因事件的特殊性有所不同。美国底特律社区创伤调查发现,经历创伤性事件的人中 9.2%发生 PTSD,但在被强奸、被俘、经历酷刑、拘禁、绑架后的人群中 PTSD 高达 50%。2008 年汶川地震后 6 个月,安县受灾群众 PTSD 的发生率为 11.4%。此外,PTSD 是一种与其他精神障碍共病率很高的疾病,常见的共病有抑郁障碍、酒精滥用或成瘾、恐怖症等。

（二）临床表现

PTSD 主要有侵入性症状群、持续性回避、警觉性增高、认知和心境负性改变四组症状群,同时还可表现出物质滥用、人格改变等行为心理变化。

1. 侵入性症状群 为 PTSD 最常见、最典型的临床表现。侵入性症状是指与创伤有关的情境或内容无法控制地以各种形式反复侵入患者的意识中。患者常常以非常清晰的、极端痛苦的方式进行着这种"重复体验"。如有时表现为反复出现内容清晰且与创伤性事件明确相关的梦魇,患者常常从梦中惊醒,并在清醒后主动"延续"被"中断"的场景,产生强烈的情感体验。

患者有时反复出现以错觉、幻觉构成的创伤性事件的重新体验,称闪回(flash back),此时患者仿佛又完全处于创伤性事件发生的情境中,重新表现出事件发生时所伴发的各种情感。当患者面临与创伤性事件相关联或相似的事件、情境等,如周年纪念日、各种场景,都可能促发患者强烈的心理与生理反应。

2. 持续性回避 在创伤性事件后,患者回避与创伤性事件有关的刺激。包括与创伤有关的人、物、环境,及有关的想法、感觉、话题等。病情较严重者甚至出现不能回忆有关创伤的一些内容。回避的同时,患者还存在着"情感麻痹"的现象。患者给人以木然、淡然的感觉,难以对任何事情产生兴趣,与他人疏远,甚至格格不入,难以体验和表达细腻的情感,对未来心灰意懒,轻者抱听天由命的态度,严重者万念俱灰,以致自杀。显著影响患者的社会功能,难以维持正常的生活和工作。

3. 警觉性增高 表现为过度警觉、易受惊吓、情绪激动、烦躁不安、激惹性增高、焦虑等,部分患者会出现睡眠障碍,如入睡困难、睡眠浅等。

4. 认知和心境负性改变 在创伤性事件发生后,许多患者出现与创伤事件有关的认知和心境方面的负性改变。患者可表现出无法记住创伤性事件的某个重要方面,对创伤性事件的原因或结果出现持续的认知歪曲,责备自己或他人,对自己、他人或世界出现持续放大的负性信念和预期,如认为"世界是绝对危险的""没有人可以信任"等。患者会出现持续的负性情绪,对重要的活动失去兴趣,疏远人群,持续地不能体验到正性情绪。

5. 其他症状 有些患者还可表现为酒精或其他物质滥用、伤人毁物、自杀自伤等,这些不良行为往往是患者心理行为应对方式的体现。有些患者可伴有人格改变,如性格孤僻,同时抑郁症状也是 PTSD 患者常见的伴随症状。

创伤后应激障碍一般在创伤性事件发生后数天至半年内发病,病程至少持续 1 个月,有的可长达数年。

(三) 诊断与鉴别诊断

1. 诊断要点

(1) 患者一定经历过异乎寻常的创伤性事件。

(2) 患者反复重现创伤性体验,反复发生错觉、幻觉,反复出现有创伤性内容的梦魇,以及在遇到和创伤有关的压力源或相关情况时,患者经历极大的痛苦并影响正常生活。

(3) 患者回避与创伤性事件相似或有关的情景,极力避免回忆和讨论与创伤有关的话题。

(4) 患者对与创伤经历有关的人和事选择性遗忘,对未来失去信心和希望,内疚自责、疏远他人,兴趣爱好范围缩窄,持续地无法体验到正性情绪。

(5) 患者持续地警觉性增高,可出现入睡困难或浅睡眠,易激惹,注意力难以集中,过分担惊受怕。

(6) 症状在创伤性事件发生后数日至数月出现,罕见延迟半年以上才发生。

2. 鉴别诊断　注意与抑郁障碍、延长哀伤障碍、适应性障碍和其他精神障碍如焦虑与恐惧相关障碍等相鉴别。

(四) 治疗

ER-15-2

眼动脱敏再
处理(拓展
阅读)

1. 心理治疗　目前研究证据和临床经验显示心理治疗对 PTSD 患者有效。PTSD 初期主要采用危机干预,侧重提供支持,帮助患者接受面临的不幸与自身的反应,鼓励患者面对事件,表达、宣泄与事件相关的负性情绪。对于 PTSD 患者常用的一些心理治疗方法有:认知行为治疗、精神动力学治疗、团体心理治疗、眼动脱敏再处理治疗等。其中,认知行为治疗对急性和慢性 PTSD 患者的核心症状有确切疗效。PTSD 的认知行为治疗包括正常的应激反应教育、焦虑管理训练等,其中治疗的核心是暴露疗法,与患者讨论对创伤性事件的认识,并让个体反复暴露于与创伤性事件有关的情境(可以进行想象暴露练习),唤起患者的创伤记忆,从而逐渐缓解或消退患者的焦虑恐惧或回避症状。

2. 药物治疗　当 PTSD 确诊后,药物治疗是重要的干预手段之一,但目前尚无药物对 PTSD 的四大核心症状均有满意疗效。根据患者的症状特点,选用药物包括抗抑郁药、抗焦虑药等。各类抗抑郁药除能改善睡眠、焦虑症状外,还能减轻闯入和回避症状。选择性 5-羟色胺再摄取抑制剂(SSRIs)疗效和安全性好,不良反应轻,为治疗 PTSD 的首选药物。近年来研究发现,新型非苯二氮䓬类抗焦虑药,如丁螺环酮等能改善 PTSD 的核心症状、认知障碍,不损害精神运动功能,也不导致过度镇静、肌肉松弛等。在药物治疗时,治疗时间和剂量都应充分。建议症状缓解后还应给予 1 年左右的治疗。除非患者有过度兴奋或暴力性的发作,一般不主张使用抗精神病药物。

(五) 预后

迁延和反复发作的 PTSD 是临床症状最严重、预后最差的应激相关障碍。至少 1/3 的 PTSD 患者因疾病慢性化而终身不愈,丧失劳动能力;至少 1/2 的患者伴有物质滥用、各种焦虑相关障碍等。PTSD 患者的自杀率是普通人群的 6 倍,早期及时干预和治疗对良好的预后有重要意义。

思政元素

陪伴的力量

2020 年,新型冠状病毒肺炎(Corona Virus Disease 2019,COVID-19,简称新冠肺炎),全球大爆发。英国"新冠肺炎(COVID-19)创伤应对工作组"称,接受过重症监护的患者罹患 PTSD 的风险最大。患者特蕾西还讲述了她的重症经历:"就像身处地狱。看到周围的人们不断死去,生命从他们身上渐渐消逝。医院里的工作人员全都戴着口罩,只能透过缝隙看他们的眼睛,太孤独,太可怕了。"出院后,59 岁的她始终被睡眠问题困扰,因为害怕自己会死掉,她脑海中总是不断回现当时的画面。"真太难了,虽然我开始痊愈,但我身体很累,心理问题还是很难克服。"她对心理咨询师这样说道。

因病住院的重症患者们经历了一段"非常可怕的侵入性"经历,加上长期并发症的困扰,他们会出现与应激相关的心理问题。而新冠肺炎的独特性——患者在住院期间必须与家人隔离——也可能使问题雪上加霜。

2020 年早春,一张医护人员与患者的背影合照刷爆各大媒体:援鄂医护人员在用医疗床推一位 87 岁新冠肺炎老人去治疗的路上,特意停下来,陪他看了好一会儿许久没见的夕阳。

在没有家人陪伴的重症病房里,患者和医护人员经历着对生死的忧虑和对未知的恐惧。当命运相连,人与人之间最质朴的关怀和守护在这个特殊时期,显得异常坚定而有力。面对压力和应激,社会支持系统和心理支持尤为重要,医护人员给予病患的温暖,会让他相信,无论事情有多糟糕,总会有人陪着你,不会让你孤单前行。

复杂型创伤后应激障碍(拓展阅读)

二、延长哀伤障碍

(一)概述

延长哀伤障碍(prolonged grief disorder,PGD),又称病理性哀伤、创伤性哀伤或复杂性哀伤,是指丧失亲人后持续的哀伤反应,往往超过 6 个月,难以随时间的推移得到缓解。区别于正常的丧亲反应,PGD 患者难以摆脱失去亲人的痛苦,关于逝者的想法挥之不去,情感和行为偏离生活常态,最终严重影响个体社会功能。

女性、老年人、文化程度低及家庭收入低下者是 PGD 的高危患病人群。此外,流产史、儿童期分离焦虑、童年虐待、父母离世、与逝者关系亲密、对逝者情感过度依赖、不安全依恋、暴力性致死、缺乏亲人去世的心理准备、缺少有效社会支持等,也会增加罹患 PGD 的风险。同时,个体认知方式也会影响丧亲经历,若存在认知缺陷可能会增加 PGD 症状的严重程度。目前,国内缺乏 PGD 相关的流行病学数据。国外的研究表明,PGD 的发病率为 4%~13%,不同地域、种族、特定研究群体间发病率存在差异。

(二)临床表现

PGD 相关的临床症状紧密围绕丧亲事件,主要表现为:①持续性、极度的痛苦体验,且悲痛感受和行为超越了社会文化规范下的正常范围。②过度缅怀,不愿接受亲人离世的事实,回避谈及丧亲,仍旧幻想着重新相聚。患者对与逝者相关的事物过度敏感,有意识地避免接触。③严重的自责,可能偏执地认为亲人离世与自己密切相关。④失去自我,不愿意接受生活中新的角色,难以再次相信他人。患者主动与外界隔离、疏远,对某些 PGD 患者而言,接受他人帮助或与他人建立亲密关系,意味着对逝者的背叛。⑤情感麻木、孤独、冷漠,对未来生活不抱有希望。这些症状持续的时间往往超过半年,且不会随着时间的推移而减轻,严重影响到患者的社会功能,造成其生活质量显著下降。此外,PGD 患者出现自杀风险明显增高,也更容易发生高血压、肿瘤、免疫功能异常等躯体疾病。

(三) 诊断与鉴别诊断

1. 诊断要点　PGD 的诊断主要依靠临床表现,目前尚无特异性的实验室或辅助检查指标。以下为诊断要点。

(1) 亲近关系的人离世;每天都想念逝者,或达到了病态的程度。

(2) 每天都有 5 个或更多以下症状,症状程度可达病态:①自我定位混乱,或是自我感知下降;②难以接受亲人离世的事实;③避免接触能想起逝者的事物;④在亲人离世后难以再信任他人;⑤对亲人的离世感到痛苦或愤怒;⑥生活难以再次步入正轨;⑦情感在亲人离世后变得麻木;⑧在亲人离世后觉得生活不尽如人意,空虚或没有意义;⑨对亲人的离世感到惊慌失措、茫然或震惊。

(3) 症状在亲人离世后至少持续 6 个月以上。

(4) 症状导致有临床意义的社交、职业或其他重要领域功能受损。

(5) 症状无法用重性抑郁障碍、广泛性焦虑障碍或 PTSD 等疾病来解释。

2. 鉴别诊断　PGD 需与正常的丧亲反应、抑郁障碍、PTSD 等疾病进行鉴别。

(四) 治疗

目前,临床上应用药物来治疗 PGD 的效果并不理想,心理治疗是该疾病的首选治疗方法。

1. 心理治疗　近期研究表明,基于哀伤的认知行为疗法,与对照治疗(如支持性或其他非特异性的心理治疗等)相比,对减轻 PGD 的症状更为有效,且疗效随时间推移会更显著。针对 PGD 的认知行为疗法主要分为个体心理治疗、集体心理治疗和基于网络的心理治疗。PGD 患者个体心理治疗同时服用抗抑郁药,可能有助于提高心理治疗的有效率。

2. 药物治疗　目前,药物治疗 PGD 的疗效还不明确。有研究表明,选择性 5-羟色胺再摄取抑制剂可能有助于改善 PGD 症状。此外,药物治疗可作为心理治疗的辅助策略,但需要进一步研究评价其疗效。

(五) 预后

随着疾病的慢性化,PGD 患者罹患各类躯体疾病及出现自杀行为的风险增高。对某些丧亲人群,及时的心理干预或有助于降低 PGD 的发病率。早期识别和治疗疾病的效果也有待进一步研究明确。

病案分析

患者,女,35 岁,公司职员,本科学历。

1 年前患者母亲因癌症过世。之后,患者控制不住自己,会反复想念自己的母亲,无法接受母亲过世,不知没有母亲的生活该如何继续,仍幻想着改变这个事实。有时患者会对母亲离世的问题变得麻木。此外,患者情绪波动不定,害怕独自一人,却又不知如何继续与朋友、爱人相处。

入院检查,神志清晰,定向力正常,情绪低落,但话少音低,谈到母亲时会流泪,偶尔会询问医生护士"我母亲还活着,对吧?""我母亲会来找我的吧?"

诊断:延长哀伤障碍。

治疗:经个体心理治疗后,虽仍会想念母亲,但没有之前那么痛苦。3 个月的治疗结束后,患者开始结交新朋友并重新开始了一份工作。

三、适应障碍

（一）概述

适应障碍（adjustment disorder）是指在明显的生活改变或环境变化时产生的短期、轻度的烦恼状态和情绪失调，同时伴有一定程度的行为变化，但不出现精神病性症状。

适应障碍的发生有明显的生活事件刺激，如移民、更换工作、考入大学、退休、居丧、离婚、失业、经济危机、身患重病等。发病常常与个体性格特点、事件的严重程度、个体应对方式等有关。

（二）临床表现

本病可发生于各年龄段，发病多在应激性事件发生后 1~3 个月内出现，多见于成年人。临床症状主要变现为情绪障碍，或出现不良行为、生理功能障碍而影响生活。常见抑郁心境、焦虑不安、胆小害怕、注意力不集中、易激惹等，感到不能应对当前生活或无从计划将来生活；行为上出现生活不规律、出走、逃学、失眠、食欲不振、心慌、头痛等。有报道称，临床表现与年龄相关，成年人多见情绪障碍，抑郁、焦虑以及躯体症状都可出现；青少年以品行障碍为主，表现为攻击性行为或其他反社会行为；儿童可表现为退化现象，如尿床、吸吮手指或讲话奶声奶气等退行性行为。患者的临床症状可以以某类型占优势，也可以混合出现。本病病程持续时间一般不超过 6 个月，随着应激源的消除或个体自身调整适应改变后，病情逐渐缓解。

（三）诊断与鉴别诊断

1. 诊断要点　有明显的生活事件为诱因，尤其是生活环境或社会地位的改变；有理由推断患者人格特质和生活事件对精神障碍的产生有重要作用，患者适应能力差；以抑郁、焦虑、害怕等情感障碍为主，表现为适应不良的行为障碍和生理功能障碍，如退缩、不讲卫生、食欲不振等；存在见于情感性精神障碍（不含妄想和幻觉）、神经症、应激障碍、躯体形式障碍、品行障碍的各种症状，但不符合上述障碍的诊断标准；影响社会功能；发病开始于应激事件发生后 1 个月内，病程至少 1 个月，应激因素消除后，症状不超过 6 个月。

2. 鉴别诊断　应与创伤后应激障碍、抑郁障碍和人格障碍相鉴别。

（四）治疗

适应障碍可随时间推移自行缓解，或转化为更为严重的其他精神障碍。因此适应障碍治疗的根本目的在于帮助患者提高处理应激的能力，早日恢复至病前功能水平，防止病程恶化或慢性化。

1. 心理治疗　心理治疗是适应障碍的主要治疗措施。心理治疗的重点应注意消除或减少应激源，改变患者对事件的认知，提高患者的应对能力，建立相应的支持系统。心理治疗的方式包括认知行为治疗、家庭治疗、团体心理治疗、危机干预等。治疗在评定患者症状和事件严重程度以后，应帮助他们解决心理应对方式和情绪发泄的途径问题。

2. 药物治疗　如果患者情绪异常较明显，或经过心理治疗 3 个月后仍无缓解时，可根据患者的病情选用抗抑郁药或抗焦虑药等。以低剂量、短疗程为宜。对那些恢复缓慢的患者，更应心理治疗和药物治疗同时进行。

（五）预后

总体来讲适应障碍预后良好。有研究证明，对成年人来说适应障碍预后很好，但对于青少年，有发展成重型精神障碍的可能，需对其进行随访和临床观察。

病案分析

患者,男,16岁,留学生,高中在读。

2月余前,患者独自至国外留学,起初抱怨气候、语言及教学环境不适,后逐渐出现心情烦躁,控制不住脾气,时常情绪低落,对生活感到无望无助,时有哭泣,不愿与人交往,不愿去上学,整天待在宿舍,夜间眠浅易醒,有时感到胸闷、心慌。父母遂将其接回国就诊。

入院后检查患者神志清晰,定向力正常,话少音低,情绪低落,自诉不喜留学生活。

诊断:适应障碍。

治疗:患者在国内接受个体心理治疗,症状有所减轻。3个月后,患者症状基本缓解,能正常与人交流,自诉愿出国完成学业。

四、儿童期应激相关障碍

(一)反应性依恋障碍

1. 概述 反应性依恋障碍(reactive attachment disorder,RAD)是儿童社交行为持续异常,伴有相应的情绪紊乱,并随环境变化而产生反应的一种精神障碍综合征。患儿可能出现恐惧和过度警觉、与同伴社会交往不良、对自我和他人攻击,可有发育不良。该综合征是由于患儿在生命早期被严重地忽视或虐待,无法与父母或主要照顾者建立起健康的依恋关系,使其基本情感需要不能被满足而引起。RAD是一种罕见且严重的精神障碍,在寄养家庭或收养机构抚养的曾遭受过严重忽视的幼儿可能患该病,其比例低于10%。严重地被忽视是该障碍唯一已知的风险因素。其他致病因素主要包括身体虐待、经常更换照顾者、父母患精神疾病、父母酒精或物质依赖等。此外,个体差异如认知加工能力和基因遗传等也与RAD的形成有关。

2. 临床表现 在9个月至5岁之间,该障碍的临床表现类似。患儿表现出没有或仅有最低限度的相应年龄段儿童应有的依恋行为,同时存在与之相关的情绪化异常行为,如不明原因的退缩、难以安抚的恐惧悲伤或烦躁、不去寻求安慰或拒绝旁人的安慰、基本没有笑容、不会去寻求支持或帮助、在将要被抱起时不会主动伸手等。患儿社交行为具有明显的矛盾性,如关注他人,但不参与社交活动;投向照顾者,但眼睛又看向别处等。在5岁以后,儿童是否发生此种障碍尚不确定。

3. 诊断与鉴别诊断

(1)诊断要点:RAD的主要特征性表现为异常的、与发育程度不相符的依恋行为,即儿童极少去找一个依恋对象来寻求安慰、支持、保护和照顾。其本质特征为儿童和成人照顾者之间缺乏依恋关系或依恋关系建立不足。这些表现必须在5岁前就已经出现,儿童发育年龄至少为9个月,且病程持续至少12个月。

(2)鉴别诊断:应与孤独症谱系障碍、精神发育迟滞、抑郁障碍等相鉴别。RAD患儿重点关注严重的社会忽视病史及依恋行为的缺乏。

4. 治疗 RAD治疗的重点在于改变儿童不良的教养方式,将儿童置于良好的养育环境中,接受悉心照顾,建立起儿童与照顾者之间良好的互动关系。治疗方法以心理治疗为主,如基于提升亲子关系发展的心理治疗、亲子互动治疗、认知行为治疗等。目前尚无提升儿童依恋行为的药物,可应用第二代抗精神病药和心境稳定剂治疗患儿情感行为等方面的问题,但针对儿童用药需谨慎。

5. 预后 养育环境改善得当,患儿出现良好的依恋行为,可缓解病情。患儿在不良环境中生活时间越长,对心理发展的损害越大,预后越差。

（二）去抑制型社会参与障碍

1. 概述　去抑制型社会参与障碍(disinhibited social engagement disorder,DSED)是常起病于5岁以前的一种社交行为异常,核心表现为超出社会预期、亲疏不分的社交行为模式,严重损害了儿童与成年人或同伴之间的人际交往能力,该障碍的发生与患儿生命早期的被忽视有关。DSED是一种较少见的精神障碍。在寄养家庭或收养机构抚养的曾遭受过严重忽视的幼儿可能患该病,其比例约为20%。严重地被忽视是DSED发生的必要条件,其他致病因素主要包括经常更换主要照顾者、成长在不寻常的环境中、贫穷、父母患精神疾病、父母有酒精或物质依赖等。

2. 临床表现　主要表现为患儿亲疏不分,接触陌生成年人时缺乏含蓄,完全无戒备,言语和肢体接触过分亲密,为寻求关注,可能会出现一些过激行为。患儿无法区别依恋对象,很乐意接受任何人的安慰。在陌生场合中,经常未告知照顾者便冒险离开,或毫无戒备地被陌生人领走。DSED持续到青少年时期,则会明显影响同伴关系,如将新结交的朋友认定为"最好的伙伴",出现频繁的关系冲突,且亲疏不分的社交模式依旧存在。DSED是否在成年人中也有表现,目前尚不清楚。

3. 诊断与鉴别诊断

（1）诊断要点:DSED的主要特征性表现为曾经历过严重的社会忽视,形成主动与陌生成人年亲近和互动的行为模式,如与陌生成人亲近和互动的过程中很少或一点都不害羞、自来熟的言语或肢体接触(超出了该年龄段文化许可的社交界限)、冒险离开再回来时很少或完全不告知照顾者、心甘情愿地跟陌生成年人走等,患儿行为并非一时冲动。诊断该障碍时儿童发育年龄至少为9个月,且病程持续至少12个月。

（2）鉴别诊断:应与注意缺陷与多动障碍相鉴别,鉴别点在于DSED的患儿不会表现出注意力障碍和多动方面的问题。

4. 治疗　DSED最有效的治疗方法是心理治疗,治疗方法包括游戏疗法、创作性艺术疗法等。对于未形成依恋行为的患儿,帮助其建立与父母或其他主要照顾者的依恋关系是心理治疗的首要目标;对于有攻击或对立违抗行为的患儿,可采取行为矫正治疗。目前尚无药物可控制DSED的核心症状,针对患儿情感行为等问题用药时需谨慎。

5. 预后　DSED的疾病转归因人而异,即使在养育环境明显改善后,部分患儿的社交异常行为仍持续存在,可能持续至青春期。

病案分析

患儿,男,4岁半。

出生后10个月一直由母亲抚养,与母亲关系很好,10个月后开始由奶奶抚养。奶奶患有高血压,担心自己摔倒伤及孙子,故从来不抱患儿,1岁后患儿开始行走,奶奶对其行为有许多限制。渐渐地,患儿和奶奶在一起时显得局促不安,不敢说话,和父母在一起时也变得拘谨,不允许父母亲吻自己,晚上睡觉不允许人陪。3岁上幼儿园后,老师反映患儿拒绝沟通,跟小朋友玩耍时有冲动行为,被小朋友伤害后不会告诉父母。近半年来,患儿不愿去幼儿园、奶奶家,只要奶奶在,患儿就沉默,即使和父母也不说话。

诊断:反应性依恋障碍。

治疗:患儿进行心理评定、与父母进行亲子游戏互动、与治疗师建立亲密关系等,数次治疗后,患儿逐渐变得爱说话,胆子变大了,能和小朋友一起玩耍,能够跟奶奶正常交流。

第三节 应激相关障碍患者的护理

一、护理评估

（一）一般状况评估

评估患者的年龄、婚姻状况、文化程度、职业、生活方式、民族、宗教信仰及个人爱好等。

（二）生理状况评估

评估患者的生命体征、各器官功能水平、全身营养、睡眠、二便、作息时间、各项实验室及其他辅助检查等有无异常。

（三）精神症状评估

评估患者意识是否清晰，注意力和解除情况，定向力如何；有无幻觉、妄想等；有无抑郁、焦虑、惊恐、淡漠等，情绪稳定性如何；意志行为活动是否正常，有无潜在或现存的冲动、伤人、自杀、精神运动性抑制等行为；有无性格改变、退缩、不愿接触人等。

（四）心理-社会状况评估

评估患者的性格特征、日常生活能力、职业功能、社会角色等；评估患者及其家属对疾病的认知情况；评估患者家庭环境、气氛、经济状况，对患者所持的态度及关系是否融洽等；评估患者的社会支持系统、可利用的社会资源等。

（五）应激源及应激过程的评估

评估应激源的发生原因、强度、持续时间，患者的暴露程度及对生命的威胁程度；评估患者的应对方式、主观感受及评价、疾病发作与心理创伤的关系等。

二、护理诊断

（一）生理方面

1. 生活自理能力缺陷（进食、沐浴、如厕、穿着等） 与生活不能自理有关。
2. 睡眠型态紊乱 与应激事件导致的情绪不稳、不安、无法停止担心、环境改变、精神运动性兴奋有关。

（二）精神心理方面

1. 焦虑 与长期面对应激事件、主观感觉不安、无法停止担心有关。
2. 恐惧 与经历强烈的应激、反复出现闯入性症状有关。
3. 感知觉改变 与应激引起的反应有关。
4. 思维过程改变 与应激引起的对环境的歪曲认知有关。
5. 急性意识障碍 与应激源刺激有关。
6. 应对无效 与应激持续存在有关。

（三）行为方面

1. 有自杀、自残的危险 与应激事件引起的焦虑、抑郁情绪有关。
2. 有施行暴力的危险 与意识障碍和行为障碍有关。
3. 有受伤的危险 与意识范围缩小、兴奋、行为紊乱有关。
4. 言语沟通障碍 与意识障碍和应激情绪反应有关。

（四）社会方面

1. 社会交往障碍 与应激事件引起的行为障碍有关。
2. 无效性角色行为 与家庭冲突、不实际的角色期望、支持系统不足有关。

三、护理目标

1. 患者在住院期间能学会疏导情绪的方法,控制暴力行为,不发生自杀、自伤等行为。
2. 患者在住院期间能够保证每天安静睡眠 6 小时以上。
3. 患者在住院期间,在护理人员帮助下能保持个人卫生,逐步恢复良好生活自理模式。
4. 患者能对疾病有正确认识,学会积极应对的方法。

四、护理措施

(一)基础护理

满足患者饮食、睡眠、个人卫生等基础护理需要。

(二)安全护理

提供安全舒适的环境,加强观察和关心患者,注意有无自杀自伤、暴力行为的征兆出现。一旦发现,应立即采取相应措施,确保人员安全。加强危险物品管理,避免环境中存在对患者有影响的隐患。患者表现有挑衅和敌意时,需适当限制,必要时设专人陪护。发生意识障碍时,应加强生活护理和观察,防止其他患者的伤害和防止走失等意外。

(三)治疗技术护理

在间歇期教会患者放松技术,认同、理解患者当前的应对机制,鼓励患者适当表达焦虑、激动,允许自我发泄(如来回踱步、谈话、哭泣等),但不要过分关注。与医生合作做好暗示治疗、行为治疗等。在严重应激障碍发作时,应将家属隔离。必要时遵医嘱给予药物治疗。

(四)心理护理

护理人员要有足够的爱心和耐心,与患者建立良好的护患关系,与患者共同讨论并教会患者一些简单方法面对应激;每天定时接触患者,给予感情上的支持和心理上的安慰,进行积极正面诱导,用支持性语言或典型事例鼓励患者,帮助患者度过困境;和患者一起分析自身症状出现的原因和危害,使患者了解自己的状态和疾病的特点,帮助患者纠正自身的负性认知,建立积极的应对策略,形成积极的应对方式;充分利用和发挥患者的家庭及社会支持系统,使患者处于一个和谐的社会氛围中,保持情绪稳定。

(五)康复护理

康复期帮助患者认识和正确对待致病因素和疾病性质,克服个性缺陷,掌握疾病康复途径,从而提高自我康复能力。

(六)健康教育

帮助患者和家属对应激相关障碍的发生有正确的认识,消除模糊观念引起的焦虑、抑郁。帮助家属理解患者的痛苦和困境,既要关心和尊重患者,又不要过分迁就或强制患者。协助患者合理安排工作、生活,恰当处理与患者的关系,并教会家属帮助患者恢复社会功能。

五、护理评价

1. 患者在住院期间是否发生伤害他人、破坏环境或被他人伤害的情况。
2. 患者每天睡眠是否正常,是否掌握积极应对方法。
3. 患者个人卫生是否清洁整齐,是否主动进食沐浴、如厕、服药。
4. 患者能配合医护人员按时完成各项治疗、护理工作。

六、护理案例

患者,男,37 岁,农民,已婚,初中文化。地震发生时,与妻子在家午睡,夫妻二人未及时逃出,被倒塌的房屋掩埋两天。在这期间,他们得知孩子就读的学校教学楼垮塌。其妻经受不住打击,加之觉得被救无望,当着患者的面用一块砖头将自己砸死。患者随后被救出送往医院。一周后,患者出院回亲戚家居住。几乎每天都躺在床上,眼睛盯着天花板一动不动,不吃不喝,不跟任何人说话,表情木然,晚上难以入睡,偶尔会从睡梦中惊醒或突然出现面色苍白、发抖、心跳加速、很痛苦的表情等。症状持续一个半月左右。家人遂带他入院治疗。

诊断:创伤后应激障碍。

（一）护理评估

1. 患者拒绝进食,睡眠质量不高。

2. 地震发生突然,其妻及女儿在地震中丧生,对患者刺激很大。

3. 患者病前的家庭关系和谐。

4. 患者不合作,不主动和他人交流,情绪淡漠,有木僵行为。

（二）护理诊断

1. 睡眠型态紊乱　与应激事件导致的情绪不稳、家庭及环境改变、高度警觉状态关有。

2. 创伤后综合征　与所发生的事件超出一般人承受的范围,经历多人死亡、目击死亡,感受到事件对自己或家人的巨大伤害有关。

3. 焦虑　与经历强烈的应激、出现闯入症状、主观感觉不安等有关。

4. 有自杀、自残的危险　与应激事件引起的焦虑、抑郁情绪有关。

5. 社会交往障碍　与应激事件引起的行为障碍有关。

（三）护理目标

1. 患者在住院期间能学会疏导情绪的方法,控制暴力行为,不发生自杀、自伤等行为。

2. 患者在住院期间能够保证每天安静睡眠 6 小时以上。

3. 患者在住院期间,在护理人员帮助下能保持个人卫生,逐步恢复良好生活自理模式。

4. 患者能对疾病有正确认识,学会积极应对的方法。

（四）护理措施

1. 将患者单独安置在易观察的房间,保证室内设施安全、光线明亮、整洁舒适、空气流通,减少不良环境因素对患者的刺激和干扰。对各种危险品,如剪刀、绳索、药物等,需妥善保管。

2. 主动接触患者,真诚友善地关怀,多陪伴,多与患者沟通,运用沟通技巧,鼓励患者用语言描述、回忆、重新体验创伤性经历等,以帮助患者宣泄,尽量动摇或消除患者的自杀自伤意念。患者的活动范围须控制在护理人员的视线内,避免患者独处。

3. 保证患者遵从医嘱按时按量准确服药,加强观察用药后药物不良反应等情况。

4. 了解患者饮食习惯,可以安排患者与其他患者一起集体进食,采用少量多餐等多种方式。如果患者处于抑郁或木僵状态持续,可以安排专人耐心劝导协助喂饭,必要时可以按医嘱鼻饲管进食流质食物。

5. 对患者的生活料理提供帮助,做好各项基础护理。

6. 对患者的症状进行解释,帮助其了解疾病的性质,同时帮助患者认识自己的负性认知对情绪和行为的影响,通过一些心理疗法帮助其建立积极、正确的认知,改变行为模式。

7. 患者情况有所好转,可以教会患者一些常用的应对焦虑等的技能,如放松训练、腹式呼吸法、正性思维等。

（五）护理评价

1. 患者在住院期间是否发生伤害他人、破坏环境或被他人伤害的情况。

2. 患者每天睡眠是否正常,是否掌握积极应对方法。

3. 患者个人卫生是否清洁整齐,是否主动进食沐浴、如厕、服药。

4. 患者能配合医护人员按时完成各项治疗、护理工作。

学习小结

1. 学习内容

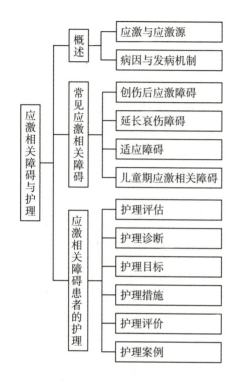

2. 学习方法

在理论学习中,应充分掌握各种应激障碍的概念、临床表现、诊断要点及治疗、护理方法,尤其应注意各类障碍的鉴别要点。在理论联系实际时,应多搜集典型案例,用已学的知识与临床案例相联系,分析患者所属应激障碍类型。在护理措施中,应注意针对不同类型应激障碍患者的临床特点采取相应的护理措施。

扫一扫,
测一测

(谭诗亮)

复习思考题

1. 你所在的医院收治一名地震中受伤的患者,当患者周围突然出现较大的响声时,该患者会全身肌肉紧张、心率加快、脸面潮红。分析该患者出现的症状及可能的疾病,提出相应的心理护理措施。

2. 一名从外省考入某大学的大一新生,进校后出现了一系列的适应障碍,作为护士,你如何对他进行护理。

PPT 课件

◆◆◆ **第十六章** ◆◆◆

进食障碍与护理

　　进食行为是人类赖以生存的基本生理需求之一。健康的进食行为应满足人的生理需求,保持人的身体健康,不同的社会文化、环境、风俗,人们具有不同的进食习惯。饮食功能的正常与否,与个体的心理活动密切相关。随着社会发展和工作节奏日益加快,与心理社会因素相关的进食障碍的发病率呈逐年上升趋势。

　　进食障碍(feeding and eating disorders)是指一组由于心理、社会因素引起的进食行为异常和心理紊乱为特征的精神障碍,常伴发显著体重改变和生理功能紊乱。临床类型主要包括神经性厌食、神经性贪食、暴食障碍和异食癖等。本章主要介绍神经性厌食、神经性贪食和暴食障碍。青少年和成年早期人群较易发生进食障碍,尤其是女性群体。国外资料显示该病患病率约为4%。国内目前尚无大规模流行病学资料,但临床资料显示有发病率增高的趋势。

第一节　神经性厌食

　　神经性厌食(anorexia nervosa)是指个体对自身体象的感知歪曲,担心发胖而故意节食,导致体重显著下降为主要临床特征的一种进食障碍。1868年首次由英国医生 William Gull 正式命名。此病病程常为慢性迁延性,有周期性缓解和复发,不同个体病程变异较大。

　　神经性厌食常见于青少年女性,女性和男性的患病率比为6:0~10:1,初发年龄多为13~20岁。美国12~18岁的女性患病率约为0.5%~1%,国内目前尚无大规模流行病学调查资料。

一、病因与发病机制

　　本病病因尚未完全明确,可能与以下因素有关。

(一)生物学因素

　　遗传因素在神经性厌食的发病中起相当重要作用。研究表明同卵双生子的同病率明显高于双卵双生子。神经性厌食具有家族聚集性,在女性第一级亲属的先证者中,其患病率比一般人群高 8 倍。神经递质相关研究发现多巴胺、去甲肾上腺素、5-羟色胺等递质异常与神经性厌食的发生有密切关系。神经内分泌相关研究发现神经性厌食患者基础瘦素水平较正常人群低。

（二）家庭心理因素

神经性厌食与家庭环境中的不良因素密切相关,如家庭关系紧张、纠纷多、家长专制、过分溺爱、孩子缺乏独立性、缺乏解决冲突的技巧等。神经性厌食患者具有内向、敏感、缺乏自信、自我评价低、完美主义、刻板、强迫、易焦虑以及易冲动等个性特征。

（三）社会文化因素

神经性厌食与患者所处的社会文化观念相关。现代社会审美趋向和社会竞争加剧,使女性为适应社会需求,对自身形体要求提高,导致患者易出现体象障碍。

二、临床表现

（一）病态恐惧肥胖，过度关注体形

神经性厌食的核心症状是对"肥胖"的恐惧和对自身形体的过分关注。不同患者可有不同表现,多数患者为自己制定了明显低于正常的体重标准;有些患者虽然无体重标准,但要求体重不断下降。患者存在体象障碍,对自己身体体象认识歪曲,即使已骨瘦如柴,仍认为自己过于肥胖。

（二）病理性减肥

患者为达到自己制定的体重目标,常通过严格限制自己的饮食、过度运动等方法以避免体重增加。饮食方面,多数患者对食物成分了如指掌,对食谱有严格要求,进食量少,速度慢,以避免进食过多。在过度控制过程中,部分患者有发作性暴食表现。除限制进食外,患者还常采用过度运动的方式避免体重增加,如每日不停走动、强迫锻炼、游泳或做家务等,运动的强度与量多与体力极不相称,即使患者极度消瘦、虚弱,仍继续坚持锻炼。甚至也有部分患者采取引吐或服用泻药、利尿剂和减肥药等方法来避免体重增加,这种行为往往秘密进行,需要注意观察才能被发现。

（三）精神症状

约有 2/3 的患者合并有一种或多种情绪障碍。抑郁情绪最常见,约占 60%,表现为情绪低落、不稳定,部分患者有自杀倾向。焦虑情绪也多见,约有 33%患者可出现,可有惊恐发作。部分患者有强迫症状和社交退缩。大约 20%~80%的患者具有人格障碍。

（四）生理功能紊乱

患者由于长期热量摄入不足,各种生理功能发生改变,机体出现营养不良和代谢紊乱。轻者消瘦无力、皮肤干燥、脱发、便秘、畏寒、头痛、睡眠障碍等,重者器官功能低下,可出现水电解质紊乱,严重营养不良、水电解质紊乱可导致死亡。实验室检查可见白细胞减少和肝肾功能改变。

另外,性功能异常是常见症状。女性患者表现为闭经、月经量少或初潮不来。有 20%患者闭经出现在体重下降之前,常以治疗闭经为目的就诊。性欲减退、第二性征发育停滞等症状也常见。如厌食症发生在月经初潮前,则易出现身材矮小、乳房发育不良,长期闭经易引起骨质疏松。男性患者除性欲减退外还易出现痔疮。体检可发现水肿、低血压、心律失常、脉搏迟缓、阴毛稀疏和幼稚子宫等体征。

三、诊断

神经性厌食的诊断需满足以下条件。

笔记栏

1. 体重指数小于或者等于 17.5,或体重保持在低于正常的 15%以上水平。

2. 有意减轻体重,包括拒食和下列一种或多种手段:过度运动、自我引吐、导泻、服用食欲抑制剂和/或利尿剂。

3. 特异的精神病理形式的体象障碍,表现为持续存在一种害怕发胖的无法抗拒的超价观念,患者强加给自己一个过低的体重限度。

4. 下丘脑-垂体-性腺轴的广泛内分泌障碍:女性表现为闭经,男性表现为性兴趣丧失或性功能低下。

5. 可有间歇性发作的暴饮暴食。

6. 病程 3 个月以上。

四、治疗

神经性厌食患者的治疗原则首先应纠正躯体营养不良,同时或稍后开展心理治疗和药物治疗。多种方式联合应用是最佳方案。多数患者可在门诊就诊治疗,当患者出现严重营养不良、水电解质紊乱或者有严重自伤、自杀行为时,应及早住院治疗。治疗一般分为两个阶段,一是恢复体重,挽救生命;二是改善心理功能,预防复发。

(一)支持治疗

治疗首先要纠正躯体营养不良。急性期患者以支持治疗为主,恢复患者的营养状态,解除生命威胁,主要措施包括给与足够的能量维持生命,纠正水电解质紊乱。通过制定合理的饮食计划,增加饮食、加强营养,逐渐恢复正常体重和身体健康。

(二)心理治疗

心理治疗是神经性厌食症的重要治疗方法,目标是使患者恢复理想体重和重建正常进食行为模式。主要方法包括心理健康教育、认知行为疗法和家庭治疗等。

1. 心理健康教育　在开始治疗时建立良好医患关系,对患者进行疾病相关知识的心理健康教育,使患者认识到节食的严重危害,提高治疗的依从性。患者对医护人员的信任和配合是治疗成败的关键环节。

2. 认知行为疗法　主要是改变患者的体象障碍以及进食的态度和行为。认知疗法主要是纠正患者的不良认知,进行认知重建,对于根除症状、预防复发有效。行为治疗常采用系统脱敏、标记奖励等鼓励患者改善进食。

3. 家庭治疗　可以通过调整家庭成员的相互关系,改变不良的家庭动力模式以促进患者康复。

(三)药物治疗

目前尚无确切有效治疗进食障碍的药物。药物治疗常与心理治疗联合应用,有一定的疗效。主要是应用小剂量抗抑郁药、抗焦虑药和少量抗精神病药物来改善患者的抑郁、焦虑情绪、强迫和体象障碍等。抗抑郁药常用 5-羟色胺再摄取抑制剂如氟西汀和舍曲林,通过改善患者的情绪间接促进行为改善。小剂量的抗精神病药物如舒必利和奥氮平也有一定疗效。

五、预后

神经性厌食病程常为慢性迁延性,有周期性缓解和复发,常有持久存在的营养不良和消瘦。约 50%患者治疗效果较好,躯体情况改善,体重增加,社会适应能力增加;20%患者反复发作;25%患者迁延不愈,体重始终达不到正常;5%～10%患者死于并发症或自杀。

第二节　神经性贪食

神经性贪食(bulimia nervosa)是指反复发作的强烈的进食欲望和难以控制的、冲动性的暴食和伴有惧怕发胖观念为主要临床特征的一种进食障碍。该症可与神经性厌食交替出现,发病年龄较厌食症晚,多在18~25岁,大部分由神经性厌食症发展而来。

一、病因与发病机制

该病病因并不明确,与生物、心理和社会学各方面因素相关。

(一)生物学因素

临床研究表明单卵双生子同病率比双卵双生子的同病率高;中枢神经系统中存在单胺类、多巴胺能系统和内啡肽等神经递质的代谢异常。

(二)心理学因素

患者青春期适应不良,处理心理冲突能力较差,易产生焦虑抑郁等情绪障碍;心理动力学研究提出患者将与母亲分离的冲突带入对食物的矛盾中,常用不恰当的暴食行为解除内心压力,从而形成神经性贪食。

(三)社会文化和家庭因素

患者多为完美主义,在社会"瘦为美"的审美观念影响下,追求形体苗条,以至于形成暴食—恐肥—关注—诱吐—暴食的恶性循环;家庭中的冲突、被抛弃、被忽视等在神经性贪食症中多见。

二、临床表现

(一)不可控制的暴食

神经性贪食症的主要特征是不可控制的发作性暴食。不愉快情绪常诱发患者出现暴食,暴食发作时,患者有不可自控的进食欲望,在短时间摄入大量食物,进食速度快,食量明显大于一般人的平均水平,进食时伴失控感,每次均吃到腹部胀痛或感到恶心为止。此类患者进食时常常避开旁人,在公共场所会尽量克制进食。

(二)清除行为

患者往往非常关注自己的体形和体重,暴食后担心体重增加,所以会出现代偿性清除行为,如自己诱吐、导泻或过度运动等。患者手背常有特征性损伤,是由于手指刺激咽壁而造成。严重时部分患者可以不借助任何方法随心所欲地吐出食物。大多数患者因为清除和暴食反复循环,故体重一般波动在正常范围内。

(三)精神症状

贪食症患者的心理障碍较厌食症患者更为突出,暴食前通常会有抑郁情绪或因进食冲动导致的紧张,暴食可以缓解这种紧张感,但过后患者会感到悔恨、内疚、抑郁。部分患者可有骗钱和偷窃等行为。部分患者可合并有焦虑障碍、心境障碍等精神障碍。

(四)生理功能受损

暴食行为与代偿性行为长期持续时,易出现躯体并发症,代谢紊乱,脱水,疲乏无力,心律不齐,月经紊乱,皮肤干燥发黄,牙齿和齿龈损坏等。胃、食道黏膜损伤、胃扩张和胃破裂等也可发生。

三、诊断

神经性贪食的诊断需满足以下条件。

1. 对食物有种不可抗拒的欲望;难以克制的发作性暴食。

2. 患者试图抵消食物的"发胖"作用,常常采取自我诱吐、滥用泻药、间断禁食、使用食欲抑制剂、甲状腺素制剂或利尿药等方法。

3. 患者对肥胖的病态恐惧,既往多有神经性厌食发作史。

四、治疗

治疗的主要原则是纠正营养状况,控制暴食行为,打破恶性循环,建立正常进食行为。治疗方法主要采取心理治疗和药物治疗相结合。

心理治疗可采用认知疗法、行为疗法和生物反馈疗法,改变患者的认知,建立合理有计划的饮食行为,对家庭矛盾冲突的患者应注意结合家庭治疗,尤其是对于发病年龄早的病例有一定效果。

药物治疗可选择5-羟色胺再摄取抑制剂和三环类抗抑郁药对症处理情绪障碍。氟西汀对伴有情绪障碍的患者效果较好。

五、预后

本病可以自然缓解,治疗率并不乐观,常有反复发作,也有久治不愈者。

第三节　暴食障碍

暴食障碍(binge-eating disorder)是一种以周期性出现的暴食行为为特征的进食障碍。患者在短时间(一般在2小时以内)进食超出常人量的大量食物,发作时感到无法控制进食,进食后心里感到痛苦,一般不会出现代偿行为如引吐、导泻、过度运动等。该疾病1992年首次报道,到2013年美国精神疾病诊断标准第5版才将其作为独立的疾病单元设立。

暴食障碍的患病率高于神经性贪食症,多见于肥胖人群,女性多于男性,男女比例约为1:1.75。多起病于20岁左右,可持续到中年以后。

一、病因与发病机制

暴食障碍病因和发病机制目前不清楚。

研究报道暴食行为的发病机制可能与物质成瘾机制类似,个体和环境因素均在本病的发病发展过程中起着重要作用。

研究发现压力大是导致暴食行为的重要心理因素。患者通过进食行为使大脑犒赏系统获得满足从而缓解压力。不同种族对胖瘦及饮食化的理解影响暴食障碍的发病率。基因多态性研究显示与暴食行为与人类肥胖基因(FTO)、多巴胺受体基因和μ阿片受体基因相关。

二、临床表现

(一)反复发作性暴食

该类疾病患者暴食行为与神经性贪食的暴食行为基本一致,有不可抗拒的进食欲望,一次快速进食大量食物,进食量远远超过正常,因进食过多过快觉得尴尬常常独自进食。与神经性厌食不同的是患者没有引吐、导泻、过度运动等清除行为。

(二)失控感

暴食发作时感觉到对进食不能控制,停不下来,对吃什么吃多少都难以控制。是患者青少年期的主要表现。

（三）躯体症状

患者中肥胖的比例较高,可表现为高血压、高甘油三酯血症、空腹血糖升高及代谢综合征。

（四）精神症状

30%~80%暴食障碍患者会出现焦虑、抑郁等症状,其中27.5%的患者会出现自杀观念、此外还会合并赌博障碍、多动注意缺陷障碍、物质滥用等表现。

三、诊断

暴食障碍的诊断标准需满足如下条件。

1. 在一段固定的时间(任意2小时内)进食,进食量超出常人,发作时感觉无法控制进食。

2. 在没有饥饿感的前提下进食大量食物,经常单独进食,进食速度快,直到饱胀感,进食后感内疚、自责,对暴食感到痛苦。

3. 不会出现下列一种或多种手段的代偿行为如自我引吐、滥用泻药、间断禁食、过度锻炼等。

4. 在3个月内平均每周至少出现1次暴食。

5. 排除躯体疾病和其他精神障碍所致的暴食行为。

四、治疗

暴食障碍治疗的基本原则是改善认知,降低暴食行为和减轻体重。

心理治疗开展最多的主要是认知行为治疗,通过纠正负性认知从而减少负性情绪和不当的进食行为,有效控制暴食行为。躯体治疗主要针对心血管问题、2型糖尿病以及代谢综合征的治疗。氟西汀和舍曲林、中枢兴奋剂二甲磺酸赖右旋安非他明(lisdexamfetamine)、抗癫痫药托吡酯能有效减少暴食行作和进食冲动。

五、预后

影响暴食障碍预后的因素有:暴食发作的频率、严重程度、冲动、存在其他精神疾病共病问题。暴食障碍预后也与一系列的功能性后果有关,如社交角色适应问题、生活质量、生活满意度、躯体患病率等。

第四节　进食障碍患者的护理

一、护理评估

对进食障碍患者的评估包括对患者躯体状况、精神状况、进食相关的症状和行为的评估与监测,对患者安全性的整体评估(包括躯体风险和自伤自杀风险),以及对患者家庭系统的评估。对于儿童和青少年的评估,除了家长,也要把患者经常在一起的学校老师纳入资料收集过程,也可以进一步选用合适的量表来进行评估。进食问题调查量表可用于筛查神经性厌食和贪食症,也可以评定严重程度;心理量表可以表评估患者的心理状况,如症状自评量表、焦虑自评量表、抑郁自评量表、埃森克人格问卷、社会适应能力、应对能力及社会支持系统的量表等。

（一）一般状况

评估患者性别、发病年龄、民族、职业、婚姻状况、文化程度、职业等,以及患病以来大小便情况及睡眠情况。

（二）健康史

1. 现病史　评估患者本次就诊的主要症状,包括本次患病以来的进食情况,体重变化

笔记栏

情况,有无清除行为:有无呕吐;有无使用减肥药、导泻剂、利尿剂,或其他药物等;有无过度运动。评估有无相关诱因或加重因素。评估治疗情况:是否曾到医院就诊、是否接受过心理或药物治疗。

2. 既往史 评估患者既往健康状况、母孕期及围生期有无异常情况、既往是否有过癫痫、胃肠功能欠佳或者胃炎,是否有酒精或药物滥用史。既往治疗情况、治疗效果、患者对治疗的配合程度等。

3. 家族史 评估患者家族中的抑郁障碍、焦虑障碍、物质滥用依赖、进食障碍、肥胖病的发生率。是否有家族相关疾病、有无药物滥用史等。

(三)生理状况评估

对患者进行全面的体格检查:生命体征是否正常;有无头晕眼花,疲乏无力等症状;全身营养状况,如有无贫血、指甲松脆、毛发稀松脱落、皮肤干燥弹性差;体重指数是否低于17.5;是否存在胃痛、便秘、牙齿和齿龈损坏、双下肢水肿等;是否出现女性月经周期不稳定或停经、男性性功能丧失等;评估各类激素水平、有无电解质紊乱;评估患者的躯体风险、肢体活动能力以及有无神经系统阳性体征。

(四)精神症状评估

1. 认知活动 重点评估患者有无体象障碍、怕胖的超价观念、强迫思维等;有无意识障碍;有无注意力、记忆力、智能方面的改变;有无幻觉、妄想等症状。

2. 情感活动 评估患者情感稳定性,是否存在情绪不稳、抑郁、焦虑、易激惹、敏感、挑剔等情绪障碍等。

3. 意志行为 评估患者的饮食方式、有无出现拒绝进食、诱吐、导泻、过度运动等方式控制体重的行为;是否存在自伤、自杀企图、冲动攻击、回避等行为。

4. 疾病认识评估 评估患者自知力及对疾病治疗的态度。

(五)心理-社会状况评估

1. 评估患者经济状况、受教育情况、学习或工作环境、兴趣爱好、病前病后性格变化特点、生活能力、心理应对方式和心理防御机制应用情况等。

2. 评估患者家庭成员的关系与互动模式、家属对患者疾病的态度、发病后的家庭关系、人际关系是否改变、是否涉及法律问题,如撒谎、偷窃等。

二、护理诊断

1. 营养失调:低于机体需要量 与限制或拒绝进食,或存在清除行为有关。
2. 营养失调:高于机体需要量 与强迫进食有关。
3. 睡眠型态紊乱 与心理社会因素刺激、焦虑等有关。
4. 体象紊乱 与社会文化因素、心理因素导致对身体形象看法改变有关。
5. 家庭应对无效 与家庭关系矛盾有关。
6. 有感染的危险 与营养不良导致机体抵抗力下降有关。
7. 知识缺乏:缺乏进食障碍相关知识。
8. 有施行暴力的危险 与患者的应对方式不良有关。
9. 有自杀的危险 与疾病相关的抑郁、焦虑等情绪相关。

三、护理目标

1. 患者体重逐渐增加,恢复到正常范围。
2. 患者能正确认识疾病的表现,以及疾病与心理社会因素的关系。
3. 患者能建立正确的体象认知,建立良好的饮食习惯。
4. 患者能运用有效的应对机制处理压力,能控制自己情绪。

5. 患者能建立良好的家庭关系和社会人际关系。

6. 患者社会功能恢复正常。

四、护理措施

（一）一般护理

根据患者的精神状态、体力情况指导患者个人生活护理,患者若出现贫血则需增加休息,严重贫血者需卧床休息,同时协助生活护理;观察二便的情况,发现尿量过少或者过多、便秘、腹泻,特别是强迫如厕的患者,及时记录汇报。

饮食护理是进食障碍患者的重要内容,可从以下几方面来进行:

1. 进食计划的制定　了解患者饮食习惯、文化、经济情况、家庭饮食方式;向进食障碍患者讲解低体重的危害,解释治疗目的后配合营养师与患者共同讨论,制定每日饮食计划和体重增长计划。对于不能配合的患者,可给予肠外营养。

2. 体重监测　监测进食障碍患者体重变化,神经性厌食患者体重恢复过程以每周增加 0.5~1kg 为宜,过快易导致急性胃扩张和急性心衰。根据患者体重情况,不断修改食谱及进食量。

3. 进食监测　鼓励患者按计划进食。对于有暴食症状的患者,尽量限制每次的食物量,单独进餐,避免抢夺,劝其细嚼慢咽,餐后及时清理回收餐具;同时做好零食管理,尽可能由工作人员保管,定量定时供应,保证患者不能随意地吃东西,逐步建立规律饮食。对于餐后呕吐和催吐的患者,餐后进行放松训练或专人安排活动,分散注意力,减轻症状。帮助患者在进餐前适当休息,指导患者餐前避免摄入过多饮料,就餐时限制液体入量,以免进餐后胃部过度扩张,加重患者的不适。准确记录出入量。就餐速度不宜过快或过慢,以 15~30 分钟为宜。进食时和进食后需严密观察患者,防止患者采取引吐、导泻等清除行为。

（二）安全护理

随时做好精神科意外应急事件准备,应对进食障碍患者猝死、跌倒、窒息、噎食、以及自伤、自杀、伤人等暴力事件的发生。

1. 连续及时进行风险评估,特别是对于易摔伤跌倒坠床的患者。

2. 随时发现并制止过度运动,洗澡时间控制,家属尽量陪同,避免滑倒、骨折、肌肉拉伤等意外发生。

3. 关注患者进食后胃肠腹部不适,抠喉、诱吐者要防止误吸或者窒息。

4. 注意患者情绪反应以及生理障碍背后隐藏的情绪冲动,帮助患者掌握切实可行的应对方式,严防冲动、自杀、自伤行为的发生。

（三）症状护理

神经性厌食患者约有 5%~10% 死于并发症或自杀,因此要做好此类患者的躯体并发症的护理。通常进行再喂养的第 1 周是再进食综合征的高发时间,表现为水、电解质紊乱,血清磷水平达到最低点。应重点做好以下护理:

1. 监测患者的生命体征、心脏功能、水肿、胰腺和胃肠功能变化、肌肉张力以及神经系统体征,精神状况等。

2. 密切监控液体出入量、血电解质和血糖波动情况。

3. 神经性厌食患者若出现白细胞减少,注意预防和控制感染,切实做好医院内感染控制工作。

4. 对于体重指数明显低于正常,生命体征明显降低,严重低血钾、身体虚弱无力的患者,遵医嘱连续心电监护。

5. 做好输液过程的监测,防止拒绝输液、拔出管路或有意加快输液速度诱发急性心功能不全。

（四）心理护理

1. 建立良好护患关系　护士接触患者时态度自然,适时关心患者,不用异样的眼光探究患者的隐私;注意倾听、了解患者的真实想法,向患者表达理解和支持,使患者感觉被接纳;在使用可能使患者反感的干预措施时,如控制暴食症患者的零食,及时清楚地表明护士只是想控制当时的行为,不带有惩罚的目的,取得患者的信任和配合;主动与患者交流关于美的内容,激发患者对美好的追求,使其认识美好和希望都是以生命持续为基础的。

2. 纠正体象障碍　对于有体象障碍的患者,护士不用着急去纠正,应首先评估患者对肥胖的感受和态度,探讨患者体重的底线,鼓励患者表达对自己体象的看法,自己对体象改变的感受。其次通过将患者实际身材尺寸与其主观感受对比,帮助患者认识其主观判断的错误,如过度消瘦并不是美的标准。再鼓励患者进行适当的修饰和打扮,鼓励其参与决策,增加其对环境的控制感,帮助患者学会接受现实的自己。

3. 重建正常进食行为模式　鼓励患者参与决策、完成规范进食行为和增加体重的计划,进一步激发患者的治疗动机。帮助患者正确理解身材与食物的关系,制定宣教计划帮助患者认识营养的相关问题,向患者说明低体重对健康的危险。对于厌食患者,应提供安静、舒适的进食环境,提供适合患者口味的饮食,鼓励患者自行选择食物,对患者的饮食时间限制在 30 分钟以内,进餐时至进餐后一小时内,护士应陪伴身边,确保无引吐行为或者其他过度活动的行为。再结合正强化和负强化的方法,帮助患者恢复正常的饮食行为模式。对于贪食症患者,在符合患者饮食习惯的前提下,制定限制饮食的计划,逐步限制高脂、高糖食物和进食总量,使患者易于接受,逐渐建立规律适量的饮食习惯。

4. 其他　应注重对患者情绪的评估,比如有无抑郁、焦虑、强迫等症状等,根据情况采取相应的护理措施。了解患者的心理社会应激因素,帮助患者掌握切实可行的应对策略,预防复发。

（五）家庭干预护理

家庭干预的目的是帮助家庭找到对患者疾病造成影响的不良因素并助其消除这些因素。对家属进行疾病知识宣教,帮助他们关注患者病情,并鼓励家属参与治疗。嘱家属为患者创造良好的家庭环境,以尊重平等的态度对待患者,减少控制,给予患者更多的温暖和支持,使患者获得情感上的满足。此举对于因家庭矛盾冲突而引起的患者尤其有重要意义。

（六）药物护理

药物护理的重点是帮助患者认识药物治疗的重要性,认真执行服药制度,保证治疗顺利实施,并密切观察患者用药后的治疗效果和不良反应,特别是低体重者对药物敏感,及时发现异常并报告医生及时处理。

（七）康复护理和健康教育

鼓励患者坚持参加住院期间的康复治疗,以体重维持在合理范围,情绪基本稳定,基本停止抵消行为为目标。尽早开展生活技能和社交技能训练,指导患者处理人际关系矛盾技巧、应对生活的策略,培养独立性,使患者感到有能力控制自己的进食行为,能应对由于生活状态变化产生的任何困难。

做好对患者和家属健康营养和饮食模式方面的教育,包括进食障碍对躯体、心理功能的影响;关于体重的常识,BMI 和正常体重的意义;清除行为控制体重的无效性;节食、贪食行为的相互转化等。教会患者避免不合理的节食造成机体损伤。同时告知患者和家属进食障碍的康复是一个曲折的过程,不要过早乐观,鼓励出院患者坚持后续的心理咨询,团体心理辅导,巩固和维持治疗效果。

五、护理评价

1. 患者体重是否增加,恢复到正常范围。

2. 患者能否正确认识疾病的表现以及疾病与心理社会因素的关系。

3. 患者能否建立正确的体象认知,建立良好的饮食习惯。

4. 患者能否运用有效的应对机制处理压力和不良人际关系。

5. 患者能否建立良好的家庭关系和社会人际关系。

6. 患者社会功能是否恢复正常。

六、护理案例

患者,女性,17 岁,高一年级学生,因"体重下降 1 年"收治入院。一年前患者听到同学说她身材偏胖后,患者开始节食减肥,每日只进食少量主食(50~100g),逐渐发展到不吃主食,只进食水果、蔬菜和坚果。有时偷偷口服番泻叶,并过度增加体育运动。3 个月后,体重下降至 41 公斤,患者仍认为自己过于肥胖,继续节食减肥,被父母知道后,遭到父母反对,为此经常和父母吵架。后来患者体重下降至 34 公斤并出现闭经、双下肢轻度浮肿,在父母的强烈要求下住院治疗。检查发现患者子宫萎缩、贫血。对症治疗 2 个月后体重增加至 40 公斤。此后又开始节食,总担心自己发胖,并逐渐出现乏力,情绪不稳定,经常因为小事和家人吵架,当父母劝其吃饭时,会大发脾气将饭菜摔地上。入院前三天因为晕倒后被家人送入院治疗。

患者既往体健,家族史阴性。自幼父母过度关注,家教严格,生活学习交友家长都要干涉。病前性格:胆小、听话、容易紧张、敏感,非常关注他人对自己的评价,缺乏主见。

体格检查:体温 36℃,脉搏 96 次/min,呼吸 16 次/min,血压 90/50mmHg。消瘦貌,体重 33 公斤,营养差,皮下脂肪极少,皮肤干燥、弹性差,乳房萎缩,阴毛稀疏,双下肢轻度浮肿。双肺呼吸音清,未闻及干湿性啰音。心率齐,未闻及杂音。神经系统检查未见明显异常。

精神检查:意识清楚,接触被动,话少,多低头不语,言谈切题,称自己没什么病,父母认为她有点瘦,是他们让她来看病的。希望自己体重能增加一点,但最多不超过 35 公斤,否则太胖了。患者认为自己发脾气的原因是自己不饿,可是父母总是强迫她吃饭。

(一)护理评估

1. 健康史　患者既往体健,家族史阴性。

2. 生理评估　患者存在明显营养不良的表现,体重严重低于正常标准。

3. 精神心理评估　患者存在歪曲的体象感知,并存在明显的节食行为和为减轻体重的运动。患者因情绪不稳定,存在冲动行为。患者病前性格:胆小、听话、容易紧张、敏感,非常关注他人对自己的评价,缺乏主见。家庭沟通不良。患者自知力缺乏,不承认自己有病。

4. 社会评估　患者自幼父母过度关注,生活学习交友家长都要干涉,亲子关系紧张。

(二)护理诊断

1. 营养不良:低于机体需要量　与患者长期摄入不足有关。

2. 体象紊乱　与患者的体象障碍有关。

3. 有感染的危险　与患者营养不良导致的机体抵抗力下降有关。

4. 知识缺乏:缺乏进食障碍相关知识。

5. 有施行暴力的危险　与患者的应对方式不良有关。

(三)护理目标

1. 患者体重恢复到正常范围、恢复月经、改善贫血。

2. 患者认识到自己的疾病的表现与心理社会因素的关系。

3. 患者能建立正确的体象认知,建立良好的饮食习惯。

4. 患者能处理好与父母的关系,能控制自己情绪。

(四)护理措施

1. 建立良好护患关系,进行疾病知识教育,说明节食对身体的危害性。

2. 鼓励患者表达自己对肥胖的感受和态度,纠正患者的体象障碍。

3. 与患者共同讨论制定每日饮食计划和体重增长计划,确定目标体重和每日应摄入的最低限度、热量及进食时间。监测患者体重变化。

4. 运用认知行为治疗技术,帮助患者建立正常的进食行为模式。

5. 帮助家庭成员了解和改善彼此的关系,改变父母对女儿的过度关注。多给患者一些独立空间,提高其对环境的适应能力。

(五)护理评价

1. 患者体重能否恢复到正常范围、月经是否恢复、贫血是否改善。

2. 患者能否认识自己疾病的表现与心理社会因素的关系。

3. 患者能否建立正确的体象认知、建立良好的饮食习惯。

4. 患者能否处理好与父母的关系,能否控制自己情绪。

学习小结

1. 学习内容

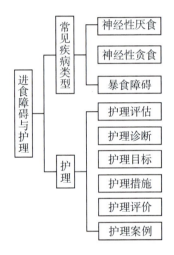

2. 学习方法

在本章学习中,对进食障碍各型疾病的学习,采用案例分析法可以获得良好学习效果。目前临床上此类疾病发病逐年增高,心理治疗和护理的内容可以通过查阅医学教材或相关文献来进一步深化掌握。

扫一扫,
测一测

（叶红芳）

复习思考题

1. 简述神经性厌食症的主要临床表现。

2. 如何做好神经性厌食症患者的心理护理。

第十七章

睡眠-觉醒障碍与护理

> **学习目标**
>
> 识记:失眠障碍、过度嗜睡障碍、睡眠-觉醒节律障碍的定义。
> 理解:能分析各种睡眠-觉醒障碍的临床特点,理解治疗原则。
> 运用:能尊重和关爱睡眠-觉醒障碍患者,根据患者个性特点和临床症状,综合分析发现患者的护理问题,提出针对性的护理措施。

睡眠是人体正常生理节律的重要环节,是一种周期性的、自发的、可逆的静息现象,它与觉醒交替进行,与昼夜节律相一致。睡眠能使活动后的个体得到充分的休息,消除疲劳,恢复体力,增强抵抗力,为机体的健康发展提供恰当的生理和心理环境,并能使觉醒状态的个体保持必要的清晰度和敏感度,是健康的基础。正常人对睡眠的需求因年龄、个体差异而有所不同。良好充分的睡眠,可以使人产生心理上的满足感,维持人体的健康。持续的睡眠障碍可导致躯体和精神损害、社会经济损失等不良后果,包括心血管疾病、精神疾病的发生,免疫力低下,甚至死亡率的增加等问题,睡眠障碍已经成为严重的公共卫生问题。

睡眠障碍有不同的病理生理学机制,在 ICD-11 中,睡眠-觉醒节律障碍包括失眠障碍、睡眠相关运动障碍、过度嗜睡障碍、睡眠相关呼吸障碍、异态睡眠障碍以及睡眠-觉醒节律障碍等。本章讨论的仅指与心理因素相关的睡眠-觉醒障碍,包括失眠障碍、过度嗜睡障碍、睡眠-觉醒节律障碍和异态睡眠障碍。随着社会的发展,人们生活、工作节奏的加快,生活方式和行为习惯的改变,此类睡眠障碍呈逐年上升趋势。

第一节 失 眠 障 碍

失眠障碍(insomnia disorders)是临床最常见的睡眠障碍,是指频繁而持续的睡眠启动和维持障碍导致睡眠质量不能满足个体需要的一种状况,常影响日间社会功能。临床主要表现有多种形式,包括入睡困难、睡眠不深、易醒、多梦早醒、再睡困难、醒后不适或疲乏感,或白天困倦感。根据不同的评价标准,失眠障碍患病率为 4% ~ 50%,并随着年龄增长而增加,女性通常比男性多,绝经期和绝经后妇女更为明显。长期失眠给患者的躯体、心理、生活、工作带来负面影响,妨碍其社会功能。

一、病因与发病机制

(一)病因

引起睡眠障碍的因素众多。常见因素包括以下内容。

1. 遗传因素 家系研究显示失眠障碍有家族聚集性,部分睡眠障碍患者有阳性家属史,提示失眠障碍可能与遗传相关。

2. 心理社会因素　急性应激是失眠的主要原因,如生活、工作的改变,人际关系的冲突以及突发事件等可以引起失眠障碍;长期的生活、工作压力、激烈的社会竞争以及个体情绪改变会不同程度影响睡眠质量;失眠障碍患者还表现出一些个性特征,如神经质、焦虑特性及完美主义等。

3. 药物与食物因素　药物引起的失眠,咖啡因、茶碱、甲状腺素、可卡因、糖皮质激素以及抗震颤麻痹药等可引起兴奋性失眠;拟肾上腺素类药物常对睡眠有干扰作用;镇静药物可导致觉醒-睡眠节律失调。

4. 其他　精神疾病因素,如焦虑与抑郁障碍会导致失眠;躯体疾病、生活行为因素、环境因素以及睡眠节律变化因素等也会导致失眠障碍。

(二) 发病机制

目前比较接受的机制有两个假说。

1. 过度觉醒假说　该假说认为失眠障碍是一种过度觉醒的障碍,患者皮质和皮质下某些脑区存在结构、功能和代谢异常,主要包括杏仁核、海马、扣带回、岛叶、额叶、顶叶等,体现在躯体、情感以及认知不同水平上,导致机体横跨 24 小时的个体高觉醒状态。

2. 3P 假说　3P 是指易感因素(predisposing factor)、促发因素(precipitating factor)和持续因素(perpetuating factor)。易感因素包括年龄、性别、遗传以及性格特征等,使个体对失眠易感;促发因素包括生活事件和应激等,引起失眠的发生;维持因素包括应对短期失眠导致的不良睡眠行为(如延长卧床时间)和由短期失眠导致的焦虑和抑郁症状等,使失眠持续。

二、临床表现

(一) 失眠症状

1. 入睡困难　此症状最多见,主要表现为在适当的睡眠机会和环境下,入睡困难。儿童和青少年入睡时间超过 20 分钟有临床意义,中老年人入睡时间超过 30 分钟有临床意义。

2. 睡眠维持困难　包括睡眠不实、睡眠表浅、夜间醒后难以再次入睡、早醒、睡眠不足等。两种情况可单独也可并存,也可以相互转化。

(二) 觉醒期症状

失眠会引起次日日间功能损害,表现为疲劳或全身不适感,日间困倦思睡,注意力不集中或记忆障碍,社交、工作或生活能力受损。对失眠的焦虑、恐惧心理可导致失眠加重,形成恶性循环。

三、诊断

非器质性失眠障碍包括以下诊断要点。

1. 主诉是入睡困难,难以维持睡眠或睡眠质量差。

2. 睡眠紊乱每周至少发生 3 次并持续 1 个月以上。

3. 日夜专注于失眠,过分担心失眠的后果。

4. 睡眠质量的不满意引起患者的苦恼或影响了社会及职业功能。

此外,需排除其他躯体疾病,也要排除精神障碍症状导致的继发性失眠。临床需要注意的是,由于个体睡眠时间和深度差异,睡眠时间的长短不能作为判断失眠严重程度的标准,只有当失眠症状持续时间较长并影响了正常的生理和社会功能的时候,才可以结合其他表现考虑为失眠症。

按失眠障碍的病程长短,失眠障碍可以分为慢性失眠障碍、短期失眠障碍和其他失眠障碍。慢性失眠障碍是指失眠和日间功能损害每周至少出现 3 次,至少持续 3 个月。短期失眠障碍是指失眠和日间功能损害少于 3 个月并且没有症状出现频率的要求。

四、治疗

失眠障碍具有慢性、复发性或持续性倾向,一旦发生,应积极治疗。早期干预可以有效预防短期失眠发展为慢性失眠。慢性失眠障碍的主要治疗目的是改善睡眠质量,使总睡眠时间>6 小时和/或睡眠效率>80%~85%,建立床与睡眠之间良性而明确的联系,改善睡眠相关心理障碍,改善睡眠相关日间损害。

治疗失眠的治疗方法主要包括心理行为治疗、补充/替代性治疗和药物治疗。综合治疗是最常用的治疗方案。

(一)心理行为治疗

心理行为治疗主要改变失眠患者的不良心理行为和行为因素,增强患者自我控制失眠障碍的信心。主要包括睡眠卫生教育、刺激控制疗法、睡眠限制疗法、矛盾意念法、生物反馈疗法、放松疗法以及专门针对失眠的认知行为疗法。以上方法可以根据实际情况联合使用。

(二)补充/替代疗法

包括锻炼、身心干预、躯体治疗(按摩、针灸、穴位按压、反射疗法等)、物理治疗(经颅电刺激、经颅磁刺激)、光照疗法等。

(三)药物治疗

在病因治疗、认知行为治疗的基础上酌情给予药物治疗,个体化、按需、适量、间断给药。疗程一般不超过 4 周,超过 4 周应每个月动态评估,避免出现药物依赖。常用的治疗药物有苯二氮䓬类药物、非苯二氮䓬类药物、褪黑素受体激动剂、镇静类抗抑郁药、镇静类抗精神病药物等。不同的失眠障碍选择不同的药物,入睡困难者首选短半衰期药物,睡眠持续障碍/早醒者首选半衰期较长的药物,半衰期适中的药物可以帮助患者保持整夜睡眠而不发生宿醉。

第二节　过度嗜睡障碍

过度嗜睡障碍(hypersomnolence disorders)是指白天睡眠过多或睡眠发作,或醒来时过渡到完全清醒状态的时间延长,影响工作、学习、生活及社会功能。目前病因不明,临床上较为少见,常与心理因素有关。本节主要介绍发作性睡病。

一、临床表现

发作性睡病以难以控制的嗜睡、发作性猝倒、睡眠瘫痪、入睡幻觉以及夜间睡眠紊乱为主要临床特征。只有三分之一的患者具备所有症状。

1. 日间过度嗜睡和睡眠发作　表现为日间均感过度嗜睡,特别在安静或者单调环境下,出现困乏嗜睡,并可不分场合甚至在需要十分清醒的情况下,也出现不同程度的嗜睡。小睡后可头脑清醒,但不能持久。嗜睡并非由于睡眠时间不足、药物、酒精、躯体疾病或精神疾病等原因引起。

2. 猝倒发作　60%~70%患者可发生无力发作甚至猝倒,为特征性表现。发作时意识清晰,历时短暂,常不超过 2 分钟。可造成危险。

3. 睡眠瘫痪　出现于刚入睡时或刚睡醒时,发生一过性全身不能活动或不能讲话。发作时意识清晰,持续数秒至数分钟。实质是睡眠时出现的肌肉张力发作。

4. 入睡幻觉　由觉醒至睡眠的转换期出现的幻觉,也可表现为梦境样经历体验。

5. 夜间睡眠紊乱　易醒多梦,醒后再入睡困难,夜间体动明显增多,早晨困倦而起床困难。

二、诊断

在 ICD-11 中仅列出了"非器质性嗜睡障碍"的诊断要点,主要包括:

1. 白天睡眠过多或者睡眠发作,无法以睡眠时间不足来解释;和/或清醒时达到完全觉醒状态的过渡时间延长。

2. 每日出现睡眠紊乱,超过 1 个月,或反复的短暂发作,引起明显的苦恼或影响了社会或职业功能。

3. 缺乏发作性睡病的附加症状(猝倒、入睡前幻觉、睡眠瘫痪)或睡眠呼吸暂停的临床证据(夜间呼吸暂停、典型的间歇性鼾音等)。

4. 没有可表现出日间嗜睡症状的任何神经科及内科情况。

三、治疗

治疗首先必须查明病因,以便对因处理。其次是药物治疗,用药遵循个体化原则,不同症状使用不同药物、严格用药剂量和服药时间、产生耐药者要及时更换药物。白天嗜睡可以通过行为治疗克服白天过度嗜睡,药物可选择性使用莫达非尼、咖啡因、哌甲酯、匹莫林等治疗。发作性猝倒可以选择性使用低剂量新型抗抑郁药发挥抗猝倒效应,应规律使用,避免骤然停药反跳。

第三节 睡眠-觉醒节律障碍

睡眠-觉醒节律障碍(sleep-wake rhythm disorder)指睡眠-觉醒规律与常规不符合而导致的睡眠紊乱。本病与长期生活节律失常有关,常出现于夜间工作和生活无规律的人群中,心理社会的压力也可导致该病的发生,多见于成年人。

一、临床表现

睡眠-觉醒节律障碍临床表现主要为睡眠-觉醒节律紊乱、反常。

部分患者睡眠时相延迟,通常延迟大于 2 小时,常在凌晨 2 点至 6 点入睡,觉醒时间在日间 10 点至 13 点。患者睡眠与觉醒时间虽然延迟,但相对稳定,可保持 24 小时睡眠觉醒周期,睡眠时间及质量正常,常见于青少年和年轻人。

部分患者睡眠时段提前,通常提前大于 2 小时。典型患者在晚上 6 点至 8 点入睡,凌晨 2 点至 5 点觉醒。由于长期早睡早起,下午或傍晚思睡或精神不振,难以正常参与学习、工作或社会活动,常见于老年人。

二、诊断

诊断要点为患者的睡眠-觉醒节律与环境及大多数人所要求的节律不一致,使患者在主要的睡眠时间段内失眠,在应该清醒的时段出现嗜睡。患者为此感到苦恼或社会功能障碍,几乎每天发生,至少持续 1 个月。排除躯体疾病或精神障碍导致的继发性睡眠-觉醒节律障碍。

三、治疗

治疗方法主要是采用睡眠卫生教育及行为指导,调整患者入睡和觉醒的时间以恢复正常节律,并需要不断巩固坚持下去。同时进行必要的药物治疗,按需服用催眠剂和促觉醒药物。

知识链接

睡 眠 分 期

正常成人睡眠呈周期性,每个周期由非快速眼球运动睡眠(NREM sleep)及随后的快速眼球运动睡眠(REM sleep)组成,以有无快速眼球运动为鉴别特征。在一夜的睡眠中,NREM睡眠和REM睡眠交替出现,由一个NREM睡眠到另一个NREM睡眠或者由一个REM睡眠到另一个REM睡眠的阶段,称为一个睡眠周期。通常每晚有4~6个睡眠周期,每个周期持续90~100分钟。睡眠周期可用睡眠结构图表示(图17-1),它由一个夜间时间及其对应的睡眠期组成,提供整夜睡眠模式的细节。其中W期为清晰期,R期为快速眼球运动期,N1为非快速眼球运动1期,N2为非快速眼球运动2期,N3为非快速眼球运动3期。随着睡眠进程每个周期的睡眠结构有所变化,大部分的N3期睡眠出现在前半夜,REM期睡眠持续在后半夜更长,所以睡行症和睡惊症大部分发生在前半夜,REM睡眠期行为紊乱多在后半夜发生。

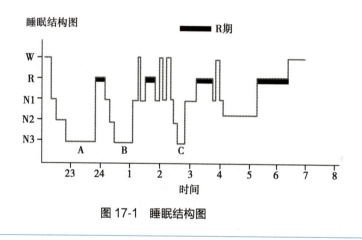

图 17-1 睡眠结构图

第四节 异态睡眠障碍

异态睡眠障碍(parasomnia disorders)是指在入睡、睡眠期间或从睡眠觉醒时发生的非自主性躯体行为或体验,包括睡眠相关的各种异常、复杂的躯体活动、行为、感知、情绪、梦境以及自主神经系统活动,以及导致的自伤或伤及同寝者、睡眠中断、不良健康效应和不良心理社会效应等。异态睡眠障碍可发生于NREM睡眠、REM睡眠或觉醒睡眠转换期间。异态睡眠障碍包括NREM睡眠相关异态睡眠(意识模糊性觉醒、睡行症、睡惊症、睡眠相关进食障碍)、REM睡眠相关异态睡眠(REM睡眠期行为障碍、孤立出现的睡眠麻痹、梦魇)等。本节仅介绍其中的睡行症、睡惊症、REM睡眠期行为障碍和梦魇。

一、睡行症

睡行症(sleep walking disorder)曾称梦游症,是发生在NREM睡眠期的觉醒障碍。起始于睡眠前1/3阶段,以从睡眠觉醒后呈现持续意识模糊同时伴有一系列下床复杂活动为基本特征。患者处于睡眠中尚未清醒时起来进行活动,或做一些简单活动的睡眠和清醒的混合状态。发作时难以唤醒,刚醒时存在意识障碍,定向障碍,警觉性下降,反应迟钝。多发生在儿童,一般青春期后消失。男孩多见,可伴有夜惊症和遗尿症。目前病因不清。

临床主要表现为患者入睡后不久,突然从床上起来四处走动,通常双目向前凝视,大多不说话,询问也不回答,可有一些复杂的行为如大小便、倒水、抽烟、吃东西、开抽屉、出门游荡、开车等,难以被唤醒,常常维持数分钟到数十分钟,然后自行上床,或被人领回床上,再度入睡,醒来后对睡行行为完全遗忘。发作时脑电图可出现高波幅慢波,但在白天及夜间不发作时脑电图正常。

诊断要点为反复发作的睡眠中起床行走,发作时睡行者表情茫然、目光呆滞,对周围人的招呼或干涉相对缺乏反应,要使患者清醒相当困难;发作后自动回到床上继续睡觉或者躺在地上继续睡觉;在发作后的苏醒初期,可有短暂意识和定向障碍,几分钟后即可恢复常态,醒来后完全遗忘;不影响日常生活和社会功能。注意与分离性障碍鉴别。必要时可进行多导睡眠监测来协助诊断。

治疗以预防伤害为主。消除相关诱发因素,如过度疲劳、压力过大、睡眠不足等。当睡行症发生时,不要试图叫醒他,应注意保护,引导他回床上睡觉。发作频繁者造成痛苦时可选择苯二氮䓬类药物如地西泮、阿普唑仑、氯硝西泮等睡前口服,以减少发作。对年轻患者可采用自我催眠和放松练习等心理行为治疗。

二、睡惊症

睡惊症(sleep terror disorder)是指反复出现从睡眠中突然惊醒来并惊叫的症状,通常发生在睡眠的前三分之一阶段。多见于儿童发作。

患者常在睡眠中突然惊叫、哭喊并伴有惊恐表情和动作,两眼直视,手足乱动,以及心率增快、呼吸急促、出汗、瞳孔扩大等自主神经兴奋症状。通常在夜间睡眠后较短时间内发作,每次发作持续约1~10分钟。难以唤醒,当时意识为朦胧状态。醒后可有意识和定向障碍,不能说出梦境内容,对发作不能回忆。

诊断时需排除器质性疾病、热性惊厥和癫痫发作等。

治疗上主要为减少引起夜惊的相关心理社会因素,部分患者可使用镇静药物和抗抑郁药物,也可辅助心理治疗。

三、快速眼球运动睡眠期行为障碍

快速眼球运动睡眠期行为障碍(REM sleep behavior disorder,RBD)以REM睡眠期间出现异常行为为基本特征。发作时常伴随鲜活恐怖或暴力的梦境以及与梦境内容一致的异常行为(梦境演绎行为),既可见伤人毁物行为,也可见演讲、唱歌、叫骂、大笑、哭泣、奔跑等行为,发作后对上述行为通常无记忆。RBD发作时双眼呈闭合状态。就诊原因通常为自身或同寝者受伤,很少因睡眠受扰而就诊。

RBD可继发于某些药物、躯体疾病以及神经系统变性疾病。特发性RBD也可能为神经系统变性疾病的早期症状和预警症状。

治疗上主要是提供安全的睡眠环境,避免可能发生的伤害。目前认为氯硝西泮是治疗RBD的有效药物,睡前15分钟服用,睡前服用褪黑素也可以控制RBD。

四、梦魇障碍

梦魇障碍(nightmares disorder)是指在睡眠中被噩梦突然惊醒,醒后对梦境内容能清晰回忆,并心有余悸。发病率儿童为20%,成人5%~10%。

儿童在白天听恐怖故事、看恐怖影片后常会发生梦魇。成人在应激事件后,如遭遇抢劫、强暴等灾难性事件后,会经常做噩梦和发生梦魇。睡眠姿势不当也可发生梦魇。突然停用镇静安眠药物,也可诱发梦魇。

梦魇通常在夜间睡眠的后期发作。梦境多是处于危险境地,使患者紧张、恐惧、害怕、惊叫或动弹不得直至惊醒,醒来即可清醒,对梦境恐怖内容能清晰回忆,并仍有恐惧感。

偶尔发生梦魇障碍不需要特殊处理。对于频繁发作者要给予干预。主要是对因处理;对于生活应激引起的梦魇可采用心理治疗方法,患者的症状往往随年龄增加而有所减轻。

第五节 睡眠-觉醒障碍患者的护理

一、护理评估

睡眠-觉醒障碍患者的评估通常通过与患者和患者家属访谈、观察、身体检查、查阅病史记录等方法来进行,从生理、心理、社会等多层面、多维度收集资料,也可以借助心理量表进行评估,如症状自评量表、焦虑自评量表、抑郁自评量表、埃森克人格问卷、社会适应能力、应对能力及社会支持系统的量表、睡眠日志等,必要时还可以对患者进行多导睡眠监护仪监测睡眠生理功能。要重点评估心理社会因素、药物史以及睡眠障碍具体情况。

(一)一般状况

评估患者性别、年龄、民族、职业、婚姻状况、文化程度以及职业等。

(二)健康史

1. 现病史 评估患者起病诱因,有无影响因素,睡眠障碍的主要表现形式,睡眠障碍对本人影响的主要方面,有无其他躯体不适等,有无疲乏无力、心慌、胸闷、心悸、大汗等自主神经功能紊乱症状;患者有无因睡眠问题引起的食欲缺乏;评估治疗情况:是否曾到医院就诊、是否接受过心理或药物治疗。

2. 既往史 评估患者既往健康状况、有无药物过敏史、既往治疗情况、目前是否还在治疗等内容。

3. 家族史 评估患者家族中有无抑郁障碍、焦虑障碍等相关容易引起睡眠障碍的疾病。

(三)生理状况评估

评估患者的睡眠习惯,如上床时间、入睡时间、醒来时间、起床时间、午睡时间、运动情况等;评估患者有无失眠发生和失眠表现;评估患者睡眠过程中有无异常现象,睡醒后次日有无疲乏、精神萎靡等;评估患者有无其他躯体不适,是否合并有躯体疾病,以及躯体疾病对患者睡眠的影响程度;评估患者的生命体征、营养状态;评估患者的排泄状态,大小便是否规律、次数以及是否需要药物辅助等。

(四)精神症状评估

1. 认知活动 重点评估患者的意识状态,有无注意力、记忆力、智能方面的改变;有无幻觉,妄想等症状。

2. 情感活动 评估患者的情感状态,是否存在情绪不稳、抑郁、焦虑、易激惹等情绪障碍等。

3. 意志行为 评估睡眠障碍对患者日常生活行为能力的影响,是否存在自伤、自杀企图等行为。

4. 疾病认识评估 评估患者对睡眠障碍问题的认识及对治疗的态度。

(五)心理-社会状况评估

1. 心理功能 评估患者病前的性格、认知结构,有无对睡眠过度关注和睡眠相关的歪曲认知;评估患者起病的诱因,有无生活事件及其他心理压力的影响、心理应对方式和心理防御机制应用情况等;评估患者有无酒精、香烟、咖啡因等滥用史等。

2. 社会功能 评估患者学习、工作能力和生活习惯,有无因睡眠障碍影响学习、工作以及生活等;评估患者日常的人际关系、有无人际关系改变;评估患者的家庭、婚姻、子女关系如何、家庭和社会支持状况等。

二、护理诊断

1. 睡眠型态紊乱 与心理社会因素刺激、焦虑、睡眠环境改变、药物影响等有关。
2. 疲乏 与失眠、异常睡眠等引起的不适状态有关。
3. 焦虑 与睡眠型态紊乱有关。
4. 恐惧 与异常睡眠引起的幻觉、梦魇等有关。
5. 营养不良:低于机体需要量 与长期失眠引起的食欲减退有关。
6. 有自杀的危险 与失眠引起的抑郁、焦虑等情绪相关。
7. 有受伤的危险 与睡眠障碍中出现的异常行为有关。

三、护理目标

1. 患者睡眠时间增加,达到正常范围,睡眠质量改善。
2. 减少或消除过度嗜睡障碍、睡行症、睡惊症、梦魇障碍的发作次数。
3. 患者能正确认识睡眠障碍的表现,以及与心理社会因素的关系。
4. 患者认识睡眠障碍的原因,建立良好的睡眠习惯。
5. 患者能运用有效的应对机制处理生活压力。
6. 患者社会功能恢复正常。

四、护理措施

(一)一般护理

1. 创造良好的睡眠环境,保持病室空气流通,温度适宜,光线柔和;被褥干燥、清洁,使患者感觉舒适。

2. 指导患者养成良好的睡眠习惯,不在床上看电视、玩手机,睡前2小时避免进行剧烈运动,睡前泡脚,每次不少于20分钟,聆听轻松音乐,穿宽松内衣;睡前避免进食咖啡、浓茶、人参、酒精等使大脑细胞兴奋的物质,控制水、饮料的量,避免夜间起床如厕影响再次入睡。

3. 保证规律的作息时间,白天参加适当的体力活动。

(二)安全护理

对过度嗜睡障碍、睡行症、睡惊症、梦魇障碍等患者的护理主要侧重于保证患者症状发作时的安全,消除或减轻发病的诱发因素以及减少发作次数,并消除患者和家属的恐惧心理。

1. 为患者提供安全的睡眠环境,兴奋躁动者应安置于隔离室,及时做好安眠处理,避免影响到周围环境。

2. 定期到床旁巡视观察患者的睡眠情况,观察睡眠中有无鼾声、呼吸暂停,有无反复发作的说梦话、腿动、腿抽筋、行为异常等。

3. 要保证异态睡眠障碍患者夜间睡眠环境的安全,必要时加床栏,或予以约束性保护,对于睡行症患者,清除环境中的障碍物,收好各种危险物品,防止患者受到伤害或者伤害其他人。

4. 嗜睡患者避免从事开车、高空作业和进行带危险性的操作等。

(三)症状护理

运用行为治疗,纠正不良习惯,重建患者规律、有质量的睡眠模式,给予患者实质性的帮助,教会患者如何计算睡眠效率。向患者详细讲解睡眠刺激控制、睡眠限制的原理,获得患者的配合,并强调行为习惯改变对睡眠障碍治疗的重要性。教会患者自我处理失眠的各种措施。做到晚睡早起,缩短夜间卧床时间,以提高睡眠效率,重新建立睡眠与床之间的积极明确联系,使患者能迅速入睡。

 知识链接

重建睡眠模式的行为治疗技术

重建睡眠模式的行为治疗技术有很多,在此介绍两种。

1. 刺激控制训练　要求患者把床当作睡眠专用场所,感到有睡意才上床,入睡困难或中途觉醒无法再入睡时,立即起床到另一房间直到睡意来袭再回到床上。不管夜间睡眠质量如何,都必须按时起床。

2. 睡眠定量疗法　若患者每晚在床上的时间是 9 小时,但实际睡眠时间为 5.5 小时,通过推迟上床或提前起床来减少患者在床上的时间至 5.5 小时,然后将患者上床睡眠的时间每周增加 15 分钟,每晨固定时间起床,以保证在床上的时间至少有 85%～90% 用于睡眠。

（四）心理护理

睡眠障碍患者的护理重在心理护理。

1. 建立良好护患关系,帮助住院患者较快适应病区环境,消除患者对周围环境的陌生感而导致的紧张、焦虑情绪。

2. 多与患者交流,鼓励患者表达内心的感受,耐心了解患者深层次的心理问题,满足患者合理需求,消除失眠的诱因。

3. 运用支持性心理护理和认知疗法帮助患者了解睡眠的相关知识,帮助患者认识失眠,并引导患者和家属以正确的态度对待失眠,解除患者心理负担,纠正恶性循环状态。

（五）药物护理

1. 失眠障碍患者常常自行用药,造成药物耐受或依赖,向患者宣教药物的相关知识,嘱患者按医嘱正确服药,学会识别用药后的反应,药物常见不良反应,遵医嘱酌情减量,缓慢停药,切忌突然停药。

2. 患者按照医嘱药后,观察药物疗效,指导患者建立睡眠记录本,正确评价睡眠情况。当患者服用药物后 1~2 小时内仍不能入睡而出现焦虑和紧张时,要做好心理疏导暗示,指导冥想放松,必要时报告医生处理。

3. 如果发现患者对药物不耐受,或出现严重的不良反应,应及时报告医生,予以处理。

（六）康复护理与健康指导

1. 指导患者做好自我管理,学会运用计算睡眠效率的方法,并按照自己的睡眠效率作息。

2. 教会患者提升睡眠质量的有效方法,如放松训练如身体扫描、正念疗法等,每天坚持训练,劳逸结合,进行规律的体育锻炼,积极参加感兴趣的活动,放松心情,有助于入眠。

3. 采用问题解决技术,护士结合角色扮演、实际情景演练,帮助患者掌握问题解决的操作步骤,增强自行解决问题的能力,从容面对各类生活挫折和应激,降低压力事件对睡眠的不良影响。

4. 对于部分因睡眠不足,活动无耐力患者,与患者共同制订活动计划,循序渐进,卧床期鼓励患者采取缓慢的重复性下肢屈曲活动,当患者疲乏感稍好转,鼓励患者下床活动。

5. 指导家属为患者提供安静、舒适的睡眠环境和轻松的家庭氛围,不要过分关注患者的睡眠,如夸大患者梦魇症状,以免引起患者紧张。

五、护理评价

1. 患者睡眠是否达到正常范围,睡眠质量有无改善。

2. 是否减少或消除过度嗜睡障碍、睡行症、睡惊症、梦魇障碍的发作次数。

3. 患者能否正确认识睡眠障碍的表现,以及与心理社会因素的关系。

4. 患者能否理解睡眠障碍的原因,有无建立良好的睡眠习惯。

5. 患者能否运用有效的应对机制处理生活压力。

6. 患者社会功能是否恢复正常。

六、护理案例

患者,女性,28 岁,工人,汉族。主诉"失眠 3 年,加重 1 年"入院。患者 3 年前因为频繁上夜班,逐渐出现夜眠差,主要表现为入睡难、多梦、早醒、白天困乏无力,起初每当夜班劳累时出现上述情况,以后逐渐加重,每天只能睡 5~6 个小时,有时感到彻夜不眠。严重时出现心悸、胸闷、头晕、全身疼痛、多汗,不思饮食,曾间断服用地西泮类药物,效果好,但担心成瘾不敢长期使用。1 年前失眠进一步加重,为此情绪变得抑郁烦躁,特来就诊。

患者平素体健,病前性格开朗。无不良嗜好。家族中无相关疾病患者。家庭关系良好。体检正常。精神检查未发现感知觉障碍,无思维联想和逻辑障碍,无妄想。表情自然,偶有心悸、紧张等,对自己的失眠表示担忧,无其他异常行为。

实验室检查:心电图、脑电图检查均正常。SAS 9 分,SDS 7 分,SCL-90 各因子均在正常范围。

（一）护理评估

1. 健康史　患者既往体健,家族史阴性。睡眠障碍与频繁上夜班有相关性。

2. 精神生理评估　患者主要存在失眠障碍表现,同时也出现了自主神经功能紊乱症状,胃纳差,并出现了抑郁烦躁情绪。病前性格开朗。无不良嗜好。

3. 社会评估　患者存在失眠障碍影响工作以及生活的问题,家庭关系良好。无明确其他社会诱因。

（二）护理诊断

1. 睡眠型态紊乱　与长期上夜班导致的生理规律紊乱等有关。

2. 疲乏　与失眠等引起的不适状态有关。

3. 焦虑　与睡眠型态紊乱有关。

4. 营养不良:低于机体需要量　与长期失眠引起的食欲减退有关。

（三）护理目标

1. 患者睡眠时间增加,达到正常范围。

2. 患者认识睡眠障碍的原因,建立良好的睡眠习惯。

3. 患者食欲增加,维持正常营养状态。

4. 患者社会功能恢复正常。

（四）护理措施

1. 创造良好的睡眠环境,使患者感觉舒适。

2. 指导患者养成良好的睡眠习惯,不在床上看电视、玩手机,睡前 2 小时避免进行剧烈运动,睡前泡脚,每次不少于 20 分钟,聆听轻松音乐,穿宽松内衣;睡前避免进食咖啡、浓茶、人参、酒精等使大脑细胞兴奋的物质,控制水、饮料的量。

3. 指导患者按照医嘱给予适当的促睡眠药物,指导患者建立睡眠记录本,正确评价睡眠情况。

4. 运用支持性心理护理和认知疗法帮助患者了解睡眠的相关知识,帮助患者认识失眠,并引导患者和家属以正确的态度对待失眠,解除患者心理负担,纠正恶性循环状态。

5. 教会患者自我处理失眠的各种措施。做到缩短夜间卧床时间,以提高睡眠效率,重新建立睡眠与床之间的积极明确联系,使患者能迅速入睡。

6. 每天坚持放松训练,指导冥想放松,劳逸结合,进行规律的体育锻炼,积极参加感兴趣的活动,放松心情,有助于入眠。

（五）护理评价

1. 患者每日睡眠时间增加到 6 小时以后。

2. 患者建立良好的睡眠习惯。

3. 患者食欲增加,维持正常营养状态。

4. 患者社会功能恢复正常。

学习小结

1. 学习内容

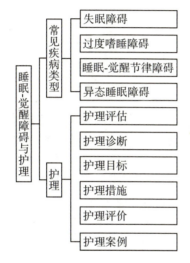

2. 学习方法

目前临床上此类疾病发病率逐年增高,在本章学习中,对睡眠-觉醒障碍各型疾病的学习,结合临床案例分析可以获得良好学习效果,心理治疗和护理的内容可以通过查阅医学教材或相关文献来进一步深化掌握。

扫一扫,
测一测

（叶红芳）

复习思考题

1. 简述常用重建睡眠模式的方法。

2. 简述对失眠症患者的家属的健康教育。

第十八章

神经发育障碍与护理

学习目标

识记：能准确复述智力发育障碍、孤独症谱系障碍、注意缺陷多动障碍和抽动障碍的概念、临床表现、治疗及护理。

理解：能解释说明智力发育障碍、孤独症谱系障碍、注意缺陷多动障碍和抽动障碍的流行病学、病因和诊断要点。

运用：能通过查阅资料阐述区分各类型神经发育障碍，并根据患者的临床表现提出针对性的护理诊断及护理措施。

神经发育障碍(neurodevelopmental disorders)是指儿童从胎儿期到18岁心理发展成熟以前，各种有害因素损害神经系统，导致儿童的认知、情感、意志行为、能力和性格等发育受到阻碍，不能达到相对应的年龄水平。这些发育问题影响儿童的社会功能，如人际交往困难、学习能力低下。根据ICD-11精神病学分类和诊断系统，神经发育障碍包括智力发育障碍、交流障碍、孤独症谱系障碍、注意缺陷多动障碍、特殊学习技能障碍、运动障碍等。本章主要介绍智力发育障碍、孤独症谱系障碍、注意缺陷多动障碍、抽动障碍。

第一节 智力发育障碍

一、概述

智力发育障碍(intellectual developmental disorder)，又称智力障碍，临床特征是患者的智力发育低下和社会适应困难，同时可伴有其他精神障碍或躯体疾病。

二、流行病学

智力发育障碍的患病率因国家和地区之间不同的调查方法和诊断标准而异。西方发达国家报道的患病率为1%~3%，发展中国家根据人口估算的患病率为1%~1.5%。男性患病率是女性1.5倍。我国29个省市智力残疾调查显示智力残疾患病率为1.27%，其中女性为1.22%，男性为1.32%。全国8省市0~14岁智力发育障碍流行病学调查结果显示患病率为1.2%。

三、病因

智力发育障碍的病因复杂，涉及范围广泛，从胎儿到18岁以前，凡是能影响中枢神经系统发育的因素都有可能导致智力发育障碍。总体上说，主要包括生物学因素和社会文化因素，大部分患者以生物学因素为主，以社会文化因素或两者兼有者为少数。智力发育障碍的程度与儿童暴露于有害因素时的年龄、持续时间以及对脑损害的程度有关。75%的重度智力发育障碍的患者能确定具体病因,但在轻度智力发育障碍的患者中仅50%能找到病因,智商为70~80的儿童中75%都难以找到确切病因。具体已明确的病因主要有以下几个方面。

笔记栏

（一）遗传因素

1. 染色体异常　包括染色体数目或结构异常。如唐氏综合征(Down's syndrome,先天愚型)、先天性卵巢发育不全(Turner's syndrome)、先天性睾丸发育不全(Klinefelter's syndrome)、脆性X染色体综合征(fragile X syndrome)等。

2. 基因异常　因DNA分子结构异常使机体代谢所需酶的活性不足或缺乏,导致遗传代谢性疾病,有智力发育障碍的临床表现。如苯丙酮尿症、半乳糖血症等。

3. 先天性颅脑畸形　常见疾病如先天性脑积水、神经管闭合不全等。

唐氏综合征

（二）围生期有害因素

1. 感染　母孕期各种感染,如病毒、细菌、寄生虫、螺旋体等。

2. 药物　母孕期服用了一些药物也可以导致胎儿中枢神经系统发育障碍,如作用于中枢神经系统、代谢系统和内分泌系统的药物,以及水杨酸类和抗肿瘤的药物。

3. 毒物　环境中空气、水、食物被有害物质污染,如汞、铅等。

4. 放射线和电磁波。

5. 妊娠期疾病和并发症　如糖尿病、妊娠高血压等。

6. 分娩期并发症　如胎儿宫内窒迫、脐带绕颈、产程过长、产伤等使胎儿颅脑损伤或缺氧。

7. 孕妇个体因素　如妊娠年龄偏大、营养不良、抽烟、饮酒,遭受强烈或长期的心理应激等。

8. 新生儿疾病　如未成熟儿、低体重儿、母婴血型不合所致核黄疸、新生儿肝炎等。

苯丙酮尿症

（三）出生后不良因素

1. 脑损伤　如颅脑外伤,脑缺氧,中枢神经系统感染,重度营养不良,甲状腺功能减退等。

2. 听觉或视觉障碍　儿童成长环境中的听觉或视觉刺激少,也会影响智力发展。

3. 家庭和社会环境　贫困落后、社会隔离等因素使儿童在成长阶段缺乏接受教育或与人交往的机会,从而影响其智力发育。

半乳糖血症

四、临床表现

智力发育障碍的主要表现为不同程度的智力低下和社会适应困难,并且与发展程度密切相关。WHO根据智商(intelligence quotient,IQ)的不同,将智力发育障碍分为以下四个等级。(见表18-1)

表18-1　我国智力发育障碍儿童分级标准比较

严重程度	教育和训练可能性	智力残疾级别	残疾分度	智商	生活能力
轻度	小学或特殊教育	四级	轻度	50~69	可独立生活
中度	特殊教育和训练	三级	中度	35~49	半独立生活
重度	简单训练	二级	重度	20~34	需监护
极重度	无能力	一级	极重度	20以下	需监护

（一）轻度

智商在50~69之间,成年后的心理年龄相当于9~12岁,约占智力发育障碍总数的85%。患者躯体功能一般无异常表现。研究发现,在发育早期,患儿较正常儿童发育延迟,有词汇不丰富,理解、分析和抽象思维能力差等语言发育延迟的表现。患儿入学后经常不及格或者留级,可勉强完成小学学业。能进行日常的语言交流,但对语言的理解和使用能力差。社会适应能力低于正常水平,对社交中存在的风险预测不足,比较容易上当受骗。仅能完成简单的日常生活自理,成年后通过职业训练可以从事一些简单的非技术性工作。

（二）中度

智商在35~49之间,成年后心理年龄相当于6~9岁,约占智力发育障碍总数的10%。从幼年开始患儿即出现语言发育差,如发音含糊不清,词汇贫乏,对抽象概念不能建立。并且只能进行一些简单的个位数加、减法,不能适应普通小学的学习。社交能力、判断能力和决策能力均较差,离不开家人的协助。经过长期的训练,生活方面能够完成简单劳动,但效率低、质量差,在指导和帮助下能完成一些简单的自理活动。

（三）重度

智商在20~34之间,成年后心理年龄相当于3~6岁,约占智力发育障碍总数的3%~4%。患者表现为明显的言语发育障碍,虽然经过训练可学会简单语句,但不能进行有效的语言交流。不会计数,不会劳动,不能接受学习教育,严重缺乏自理能力,日常生活需人照料,无社会行为能力和劳动能力。常合并显著的运动功能损害或脑部损害。

（四）极重度

智商在20以下,成年后心理年龄相当于3岁以下,约占智力发育障碍总数的1%~2%。社会功能完全丧失,无语言能力,不会躲避危险,不认识亲人及周围环境,表情愚蠢,以原始性的情绪如哭闹、尖叫等表达需求。完全缺乏生活自理能力,大小便失禁。常合并严重脑部损害,伴有躯体畸形,多数早年夭折。

部分智力发育障碍患者可伴随某些精神症状,如情绪易激惹、注意缺陷、刻板行为、冲动行为、强迫行为或自伤行为、幻觉等。有些患者在智力发育障碍的同时还会存在某些躯体疾病,如先天性睾丸发育不全、先天性卵巢发育不全,患者存在第二性征发育障碍的症状和体征,结节性硬化患者有白斑、甲周纤维瘤、皮脂腺瘤和颗粒状斑等皮损,80%~90%智力发育障碍患者可伴有癫痫发作。

五、诊断

智力发育障碍的主要诊断步骤:①收集病史:包括有无家族遗传史,是否近亲结婚,围生期及儿童早期发育情况等;②体格和实验室检查结果:包括各种生长发育的指标,神经系统的检查,内分泌、代谢的检查,脑电图、染色体分析等;③精神检查;④智力测验:国内常用韦氏智力量表来评估儿童智商。⑤社会适应能力评估:常用儿童社会适应行为评定量表。

ER-18-4

韦克斯勒儿童智力量表

知识拓展

智力发育障碍的长期管理

按照《儿童心理保健技术规范》,在规范评估的基础上进行定期监测,早期发现,及时转介到专科开展全面的检查、诊断,尽早地对智力发育障碍患者进行病因治疗。同时,在认知、运动、语言、沟通和适应功能方面对患者进行系统的教育和康复训练。作业治疗师和物理治疗师对智力发育障碍患者进行功能损害和需求的评估并给予相应的帮助。社会工作者对智力发育障碍患者家庭状况及家庭需求等方面进行评估并为患者家庭提供相应的咨询和社会支持。对疑似遗传性疾病进行的评估并为患者家庭提供遗传咨询和服务。此外,可能还需要其他专科医生的合作会诊,以评估和治疗其他相关问题,从而使患者得到更加全面的治疗和干预。在智力发育障碍的长程管理中,需定期检查和评估患者的功能损害情况以便于开展进一步干预,并为患者家庭提供相关的医学建议和简单易行的干预方法,从而使每一位智力发育障碍患者得到持续性康复训练和帮助。

六、鉴别诊断

（一）暂时性发育迟缓

去除影响儿童心理发育的各种躯体或心理因素后，心理发育可在短期内赶上同龄儿童的智力水平。

（二）特定性发育障碍

通过对儿童发育水平的全面评估可发现，该患者除特定的发育障碍，如语言、学校技能或运动技能发育障碍以外，心理的其他方面发育完全正常。

（三）精神分裂症

儿童精神分裂症患者病前智力相对正常，有确切的精神病性症状。

七、治疗及预防

智力发育障碍一旦出现难以改变，因此早期积极有效的预防非常关键。夫妻在备孕前进行遗传咨询，孕妇在产前进行遗传性疾病监测和先天性疾病的诊断，做好围生期保健，积极处理好围生期可能出现的各种并发症，进行新生儿遗传代谢性疾病的筛查和高危儿童的健康筛查，做到早期预防和积极治疗婴幼儿中枢神经系统疾病。同时，大力宣传科普知识，进行全社会普通大众的健康宣教，严禁近亲结婚，提倡科学健康的生活方式。另外针对由于缺碘而引起的地方性甲状腺功能减退疾病的地区，可建议食用碘化食盐进行预防。

智力发育障碍的治疗原则以教育和康复训练为主，心理治疗为辅，仅有少数伴有精神症状的智力发育障碍患者可针对性使用药物。

ER-18-5

遗传咨询

（一）教育和康复训练

需要家长与学校教师、康复训练师和临床心理治疗师密切配合共同实施。家长和学校教师的任务使患者能够学会与其智力水平相当的文化知识、日常生活能力和社会适应能力。目前针对智力发育障碍患者国内尚无专业性康复训练师，临床心理治疗师主要是针对智力发育障碍患者的异常行为和特殊情绪采取对应的心理治疗手段，通常使用方法为行为治疗。根据患者的身体和智力水平，采取相对应的教育训练和康复训练措施。临床研究显示，患儿的年龄愈小，治疗和训练愈早，治疗效果愈好。

轻度智能发育障碍的患者通常可以接受小学 1~4 年级的知识学习，勉强能小学毕业，所以可以在普通小学接受教育，如果某些患者实在不能适应普通小学的学习进度，也可以到特殊教育学校学习。在教育的过程中，家长和学校教师应采用形象、生动和直观的方法，同一内容采用不同方法反复强化加强理解和掌握。教育和训练的内容包括日常生活能力和社会适应能力，如打电话、认识货币、乘坐交通工具、外出购物或看病、躲避危险和应对紧急事件的方法、基本的劳动技能等。

中度智能发育障碍的患者以康复训练为主，主要包括生活自理能力和社会适应能力的训练，如穿脱衣、洗漱，正确表达自己的需求，人际交往中的常用语言和行为举止等。

重度智能发育障碍的患者康复训练的内容主要是简单的生活自理能力和自我保护能力，如进食、如厕、避免危险及表达冷暖和饥饱的常用语言等。

对于极重度智能发育障碍的患者很难实施教育和康复训练。

（二）心理治疗

行为治疗能够让智能发育障碍的患者建立和巩固正常的行为模式，减少异常攻击行为或自伤行为。家庭治疗使父母了解智能发育障碍的相关知识，缓解其焦虑情绪。

（三）药物治疗

1. 病因治疗　对于病因明确者可进行病因治疗，以防止进一步的智力受损。如对于半乳糖血症和苯丙酮尿症可采用针对性的饮食治疗,对于先天性甲状腺功能减退者给予甲状腺激素替代治疗,对于先天性脑积水等颅脑畸形者可采用相应药物及外科手术治疗。

2. 对症治疗 无明确病因者可根据不同的精神症状选用相应药物治疗。在治疗过程中还可用脑细胞营养药物,以促进和改善脑功能,但疗效不确定。

第二节 孤独症谱系障碍

一、概述

孤独症谱系障碍(autism spectrum disorder)主要表现为不同程度的人际交往障碍、言语发育障碍、兴趣狭窄和行为方式刻板,以男性多见,起病于婴幼儿期。约有 3/4 患者伴有明显的智力发育障碍,部分患者可在智力低下的背景下某一方面相对较好。

二、流行病学

国内区域性流行病学调查显示,孤独症谱系障碍患病率为 1‰~2‰,英国患病率为9.1‰,美国患病率为 1%。男性患病率显著高于女性,男女比例为 2.3:1~6.5:1。

三、病因

目前尚不清楚,近年来的研究发现,生物学因素占主要方面。可能与遗传、脑器质性损伤、免疫系统异常和神经内分泌功能失调有关。

(一)遗传

遗传因素在孤独症谱系障碍中起着非常重要的作用。研究发现在孤独症谱系障碍患者的同胞患病率为 50%,同卵双生子和异卵双生子的同病率分别为 96% 和 27%,常染色体 2 号和 7 号上有孤独症谱系障碍相关基因,约 15% 患者存在基因突变。

(二)神经递质

研究发现多种神经递质功能失调与孤独症谱系障碍有关,如 5-羟色胺(5-HT)神经递质和 γ-氨基丁酸抑制系统异常。

(三)脑部结构或功能异常

大量的临床研究发现孤独症谱系障碍患者脑电图异常、大脑灰、白质异常增生,杏仁核、尾状核和左侧海马区体积扩大,推测患者在大脑发育可塑性关键期存在异常。功能磁共振研究发现孤独症谱系障碍患者与社会认知、情绪性推理、语言加工等活动有关的脑区存在功能活动异常。

(四)免疫系统异常

孤独症谱系障碍患者免疫系统可能存在缺陷,如有研究发现胎儿的淋巴细胞对母亲抗体产生反应,导致胎儿神经系统受损的可能性增加。

(五)环境因素

已知的致畸因子在怀孕最初的 8 周内可能会影响胚胎发育,增加孤独症谱系障碍的危险性。环境因素中,重金属、化学溶剂、汽车尾气、某些塑料制品的成分、杀虫剂、吸烟、饮酒、毒品及怀孕期间的应激因素都有可能加大孤独症谱系障碍的风险。

四、临床表现

（一）社会交往障碍

社会交往障碍是孤独症谱系障碍的核心症状。患儿表现出极度孤独,和他人无目光对视,不期待甚至拒绝父母或他人的拥抱和爱抚,不能与父母建立正常的依恋关系。不参加集体游戏,也不会主动接触别人,不能和同龄儿童建立正常的伙伴关系。有报道表明,患儿即使到了青春期,社会交往技能仍然很欠缺,不能建立正常的恋爱或婚姻关系。

（二）语言障碍

语言发育明显落后于同龄儿童,缄默少语,不会主动与别人交谈,错用代词,分不清你、我、他。语言单调平淡,有时内容和当时情景完全不符,但自己毫不在意。当有某种需求或不舒适时,往往以动作或尖叫、嚎哭来表达。且常出现刻板语言或模仿语言。

（三）兴趣狭窄和行为方式刻板

患儿对于正常儿童所喜欢的玩具、游戏不感兴趣,而对于非玩具性的物品则表现出极大的兴趣和迷恋,如瓶盖、转动的电风扇、图钉等圆形或可旋转的物品,可以持续数十分钟、甚至数小时也不厌倦。患儿要求生活方式和周围环境固定不变,如只吃固定的食物,物品要摆放在固定位置,外出走固定的路线,穿固定的鞋袜等。一旦这些固定的活动发生变化,则出现哭闹不安或者反抗行为。患儿还可进行长时间的蹦跳、转圈、反复拍手等重复刻板行为和特殊的动作姿势。

（四）感知觉异常

患儿对外界各种刺激反应迟钝或过分敏感,如对疼痛刺激反应麻木,但对触痒、汽笛声、犬吠声却难以忍受。有的患儿自幼平衡能力极强,如走在狭窄的木板上不会摔倒。

（五）智力障碍

大部分患儿存在不同程度的智力问题,约25%为智力正常,25%为轻度智力低下,50%为中重度智力低下。患儿智力的各方面发展不平衡,一般操作性智力较言语性智力高。另外有个别患儿在智力低下背景中可表现出某一特殊能力,如对路线、人名等具有超常的机械记忆力和对日期的推算能力及计数能力,即所谓的"白痴学者"。

（六）其他症状

患儿多数合并注意缺陷和多动症状,大约25%的患儿还可出现癫痫发作,20%伴有抽动症状,还可出现惊恐发作、强迫症状,自伤、攻击违拗等行为。部分患儿还常有进食问题或睡眠障碍。少数可能出现性自慰及拔毛发行为。

五、诊断

孤独症谱系障碍的诊断主要根据病史及临床表现。若在3岁以前起病,具有人际交往障碍、言语发育障碍、兴趣狭窄和行为方式刻板等临床表现,在排除其他疾病后即可做出孤独症谱系障碍诊断。

六、鉴别诊断

（一）智力发育障碍

孤独症谱系障碍的患者智力各方面发展不平衡,而智力发育障碍则是智力发育低下。如果患者除智力障碍以外,还有言语发育障碍、人际交往障碍,则应诊断为孤独症谱系障碍。

（二）精神分裂症

孤独症谱系障碍是从婴幼儿期起病,精神分裂症患者起病年龄多在学龄期以后,两者的

感觉统合
训练

核心症状不同。

七、治疗及预后

孤独症谱系障碍目前尚无特效药物治疗,只能用药物控制其伴随的情绪和行为症状。教育和训练是最有效、最主要的治疗方法,其目的是促进社会交往能力,提高基本生活技能。另外感觉统合训练对患者的动作协调、情绪稳定、注意力集中等方面具有明显的改善作用。

孤独症谱系障碍一般在 3 岁前缓慢起病,随着年龄的增长,有些症状可逐步改善,但大部分远期预后较差,无法独立生活。

第三节　注意缺陷多动障碍

一、概述

注意缺陷多动障碍(attention deficit and hyperactive disorder,ADHD),主要临床表现是显著的不能集中注意力和注意持续时间短暂,活动过多和容易冲动,常伴有学习低下、人际交往困难和品行问题。症状可发生在各种场所,如学校、家庭或其他公共场所等。

二、流行病学

国内调查显示,ADHD 患病率为 1.5%~10%,国外报道学龄儿童患病率为 3%~5%,男性多于女性,性别比为 4:1~9:1。美国儿童少年精神病学会的流行病学研究结果显示,ADHD 患病率在小学生中男性为 10%,女性为 5%,成人期患病率为 2.5%。

三、病因

本病病因至今尚未完全明确,目前研究认为与遗传因素、轻微脑损伤、神经递质及酶的异常及中枢神经系统成熟延迟有关。也有人认为与微量元素锌、铁缺乏,铅、镉过多有关。另外心理社会因素,如家庭环境和教育方式对诱发多动症也有一定的影响。

（一）遗传

ADHD 具有家族聚集现象,调查显示患者双亲患病率为 20%,一级亲属患病率为 10.9%,二级亲属患病率为 4.5%,同卵双生子同病率为 51%~64%,异卵双生子同病率为 33%。寄养子研究发现,患者血缘亲属中患病率高于寄养亲属的患病率。

（二）神经解剖

磁共振成像发现 ADHD 患者额叶发育异常,胼胝体和尾状核体积减小。功能磁共振研究报道,ADHD 患儿尾状核、额区和前扣带回代谢减少。正电子发射断层成像研究发现,ADHD 患者对注意和运动控制有关的运动前区及前额叶皮质灌流量减少,提示代谢率降低。

（三）神经生理

ADHD 患者脑电图异常率高,慢波活动增加。脑电图功率谱分析显示慢波功率增加,α波功率减小、平均频率下降。这说明 ADHD 患者中枢神经系统成熟延迟和大脑皮质的觉醒不足。

（四）神经生化

目前公认有多巴胺、去甲肾上腺素及 5-羟色胺(5-HT)假说,发现 ADHD 患者中枢神经系统多巴胺和去甲肾上腺素神经递质的功能低下,5-HT 功能亢进。

（五）其他相关危险因素

包括母亲在围生期并发症发生率高,患者家庭破裂,父母教养方式不当,父母性格不良,母亲患抑郁障碍或分离障碍,父亲有反社会行为或物质依赖,家庭经济困难,住房拥挤,童年与父母分离、受虐待,学校的教育方法不当等因素。

四、临床表现

临床表现的三大核心症状主要是注意障碍、活动过多和冲动。在不同的患者中三个症状表现轻重不同,并可随着年龄的增长而发生变化。一般来说,活动过多和冲动可随着患者年龄的增长逐渐减轻,而注意问题则更突出。此外,多动症的临床表现除了这三个症状外还可伴随学习困难、情绪问题、人际关系问题和品行问题等。

（一）注意障碍

这是 ADHD 的最主要症状。具体表现为注意力不集中和注意持续时间短暂,其本质为患者主动注意减弱而被动注意增强。因此患者很难长时间从事某一活动或任务,即使是自己非常感兴趣的事情也不例外。上课时心不在焉、东张西望,容易因外界刺激而分心。在家做作业时常拖拖拉拉,一会儿吃东西,一会儿上厕所,无法按时完成作业。考试时粗心大意,常常少做题或者抄错题。与别人交谈时心不在焉,似听非听。经常丢三落四,遗忘学习物品、玩具等,忘记日常的活动安排。

（二）活动过多

患者平时就有活动过多的表现,即使在需要相对安静的环境中仍然如此,在需要自我约束的场合尤为突出。活动过多的表现从婴幼儿时期就可出现,在不同的发育阶段可有不同的表现。婴幼儿期特别活跃,睡眠少,过分哭闹,吃奶时也手脚乱动,学会走路后跌跌撞撞,常以跑步代替走路,不顾及危险。学龄期表现为上课常坐不住,在座位上扭来扭去,手脚小动作很多,东张西望,有时甚至擅自离开座位,喜欢搞一些恶作剧。话多,经常打断别人的谈话或插话,老师提问时尚未说完就抢答。

（三）冲动

患者行为冒失,鲁莽,从不考虑后果。在集体活动或游戏中,没有耐心,喜欢插队,不按游戏规则进行,如未满足就和伙伴发生冲突、打架,具有明显的攻击性。

（四）学习困难

大部分患者智力是正常的,造成学习困难的根本原因是由注意障碍、活动过多和容易冲动所导致。部分患者可有神经和言语发育异常,协调动作、精细动作、空间位置觉和感觉统合等方面存在一定的缺陷,也可直接或间接地影响其学习。

（五）人际关系和品行问题

由于患者多动不安、上课时影响课堂纪律,游戏时不按规则进行,情绪不稳,易冲动,经常与同学发生冲突,甚至攻击对方,再加上学习成绩差,均可影响其人际关系。另有研究表明,注意缺陷多动障碍与品行障碍的同病率高达 30%～58%。表现为说谎、逃学、偷窃或抢劫、虐待小动物、攻击他人、性侵害等。

五、诊断

若患者在 12 岁以前出现明显的注意缺陷和活动过多,并且在家庭、学校和其他公共场合都有这些临床表现,病程持续 6 个月以上,对社会功能(如学业成绩、人际关系等)产生不良影响,则可诊断为注意缺陷多动障碍。

六、鉴别诊断

（一）智力发育障碍

注意缺陷多动障碍患者通过治疗，注意缺陷状况得到改善以后，学习成绩能够提高，而智力发育障碍的患者则不可以，智力普遍性偏低。

（二）品行障碍

注意缺陷多动障碍患者因有逃学、说谎、打架等行为易被诊断为品行障碍。但注意缺陷多动障碍患者的品行问题经治疗后可改善。

七、治疗及预后

中枢兴奋剂是治疗注意缺陷多动障碍的首选药物。临床常用的药物有哌甲酯（利他林）、托莫西汀等。非药物治疗包括认知行为治疗、家庭治疗、感觉统合训练、脑电生物反馈治疗以及家长培训与学校的教育训练。

早期人们普遍认为注意缺陷多动障碍是一种自限性疾病，症状会随着年龄的增长而减轻或消失。但近年来的研究表明，多动的症状可随着年龄的增长减轻或消失，但注意缺陷和冲动的症状可持续甚至终身存在，因此预后并不乐观。在成人注意缺陷多动障碍患者中，近半数合并人格障碍、酒精依赖、药物滥用等。与预后不良的相关因素包括：合并品行障碍、情绪障碍、神经和言语发育异常、智力水平偏低、不良的家庭环境等。如果能及时得到积极有效的药物和非药物治疗者则一般预后较好。

ER-18-7

脑电生物
反馈治疗

第四节　抽动障碍

一、概述

抽动障碍（tic disorders）是一组起病于儿童期，主要表现为不自主的、反复、快速的肌肉运动和发声抽动的疾病。分为短暂性抽动障碍、慢性运动或发声抽动障碍、Tourette 综合征三种临床类型。

二、流行病学

抽动障碍是少年期比较常见的一种行为障碍。多数患者起病于学龄期，运动抽动常在 7 岁前发病，发声抽动常在 11 岁前出现。约 5%~24% 的学龄儿童曾有短暂性抽动障碍史。男性的发病率高于女性，约为 2:1~4:1。

三、病因

抽动障碍的病因较复杂，目前尚不明确。可能和遗传因素、神经生化因素、脑器质性因素、围生期并发症和不良的心理社会因素有关。

（一）遗传因素

目前研究表明遗传因素与抽动障碍密切相关。如：10%~60% 患者存在阳性家族史。在 Tourette 综合征患者的一级亲属中，患 Tourette 综合征的风险是普通人群的 10~100 倍，慢性运动或发生抽动障碍的患病率为 7%~22%，明显高于普通人群；Tourette 综合征的同卵双生子同病率（75%~90%）明显高于异卵双生子（20%）；Tourette 综合征与所有染色体的部分区域的异常均有报道存在相关。目前普遍认为抽动障碍是一种多基因遗传疾病,但哪些是易感基因,易感基因导致患者发病的机理,还需要进一步研究。

(二)神经生化因素

目前研究显示抽动障碍与神经生化因素相关,但关系非常复杂,需进一步研究探讨和确定。具体包括:多巴胺、谷氨酸、去甲肾上腺素、5-羟色胺、乙酰胆碱、γ-氨基丁酸等。目前,比较关注的是兴奋性氨基酸谷氨酸和多巴胺系统间相互作用的异常及抑制性氨基酸 γ-氨基丁酸功能的不足。

(三)脑器质性因素

目前研究显示抽动障碍与脑结构及脑功能异常相关。50%~60%的 Tourette 综合征患者脑电图异常。在磁共振相关研究中,Tourette 综合征患者存在运动区、前运动区、前额叶、侧眶额回皮层厚度的降低,且抽动严重程度与上述部位及顶叶、颞叶皮层厚度负相关。在 PET 相关研究中,Tourette 综合征患者存在双侧基底节、额叶及颞叶皮质的代谢过度。以上结果均提示,可能由于多种原因导致的脑发育异常致使皮层对于过度活动的运动通路控制不足,导致患者出现抽动症状。

(四)心理社会因素

儿童在家庭、学校或社会生活中遇到一些应激因素可诱发具有遗传易感性的个体发生抽动障碍,抽动症状明显与心理压力和紧张相关。

(五)其他因素

有研究报道该障碍可能与 β 溶血性链球菌感染引起的自身免疫有关。药物(中枢兴奋剂、抗精神病药)也可诱发该障碍。

四、临床表现

(一)基本症状

表现为突然、快速、短暂的不随意运动。患者最初表现为频繁的眨眼、挤眉、吸鼻、噘嘴、伸舌、点头等,随着病情进展抽动逐渐多样化,可出现如耸肩、扭颈、摇头、踢腿、甩手或四肢抽动等。在情绪紧张或焦虑时患者的症状更明显,入睡后症状则消失。发声抽动常有多种,具有爆发性反复发声,清嗓子和呼噜声,个别音节、字句不清,重音不当或不断的口出秽语,性格多急躁、任性和易怒。常伴有上课注意力不集中或学习成绩下降。严重时动作和发音影响学习和课堂秩序,抽动症状呈慢性、进行性和波动性。

(二)临床类型

1. 短暂性抽动障碍(transient tic disorder) 又称为抽动症(tics),是最常见的一种类型。起病于学龄早期,男性多见。患者多表现为简单的运动抽动,症状通常从头面部开始出现,如眨眼、挤眉、吸鼻、噘嘴、伸舌、点头等。少数患者可表现为简单的发声抽动症状,如清嗓、咳嗽、大叫或发出“啊”等单调的声音。有些患者的抽动可固定同一部位,而有些患者的抽动部位可发生转化。

2. 慢性运动或发声抽动障碍(chronic motor or vocal tic disorder) 以运动抽动为主,少部分患者也可表现为发声抽动,一般两者不会同时存在,但可交替出现。

3. Tourette 综合征(Tourette's syndrome) 又称发声与多种运动联合抽动障碍或抽动-秽语综合征。以进行性发展的运动抽动和发声抽动为主要特征,约 30%出现秽语症或猥亵行为,40%~60%的患者合并强迫症状,50%~60%的患者合并注意缺陷与多动障碍,尚有部分患者可合并情绪问题、攻击性行为、睡眠障碍等。一般首发症状为面部肌肉的简单运动抽动,随着病程发展,可逐渐累及其他部位,并由简单抽动发展为复杂抽动,由单一运动抽动或发声抽动发展成两者兼有,发生频率也会有所增加。

五、诊断

若18岁前开始出现运动抽动和发声抽动,排除其他疾病,即可诊断为抽动障碍。再根据临床表现和病程确定抽动障碍的临床类型。

六、鉴别诊断

(一)神经系统疾病

神经系统疾病除了肢体或躯干的运动异常以外,一般没有发声抽动,经相应治疗能改善症状。

(二)强迫障碍

强迫症状是有意识的动作,患者存在自我强迫和反强迫的特点。抽动障碍则无。

七、治疗及预后

根据临床类型和严重程度选择不同的治疗方法。对于短暂性抽动障碍或症状较轻者可只采用心理治疗。对于慢性运动或发声抽动障碍,Tourette 综合征,或抽动症状严重者,使用药物治疗的同时,辅助使用心理治疗。心理治疗主要包括支持性治疗、家庭治疗、认知治疗和行为治疗。药物治疗的常用药有硫必利、氟哌啶醇及可乐定等。

短暂性抽动障碍经治疗后症状可在短期内逐渐减轻或消失,预后良好。慢性运动或发声抽动病程较长,多数患者的症状在青春期缓解,对日常生活、学习和社会适应能力影响不大。Tourette 综合征的症状需要较长时间服药才能控制,而一旦停止,病情会出现反复,预后较差。

第五节 神经发育障碍患者的护理

儿童青少年处于生长发育的关键时期,随着年龄的增长其生理心理都在不断地变化成长。因此护理工作者在制定神经发育障碍患者的护理工作方案时,应考虑到不同年龄与发育水平的特点,并根据不同类型的神经发育障碍的临床特点,进行详细、有针对性的护理评估,提出正确的护理诊断,并采取适当的护理措施。

一、护理评估

(一)一般状况评估
患者年龄、性别、民族、职业、受教育程度等。

(二)健康史
评估患者的家族史、既往健康情况,有无早产、围生期疾病等,是否更容易患某些疾病;评估患者以往用药的情况、治疗效果,有无不良反应等。

(三)生理状况评估
根据患者年龄,判断其躯体发育各项指标如身高、体重是否符合标准;有无躯体畸形或缺陷;运动协调性是否正常;有无受伤的危险;是否容易感染;有无饮食障碍(厌食或贪食);有无营养失调及睡眠障碍(入睡困难、早醒、睡眠节律紊乱)等。

(四)精神症状评估
1. 感知觉　有无感觉异常(过敏或减退)、错觉和幻觉、感知综合障碍等。
2. 情绪　有无焦虑、恐惧、抑郁、易激惹、情感淡漠等异常情绪,有无自卑心理。

3. 思维 有无思维形式或思维内容障碍。

4. 认知功能 是否存在智力障碍及其对应的等级如何;注意力状况如何,是否容易受外界干扰;是否对人名、数字等有不寻常的记忆力等。

5. 行为方面 与同龄儿童相比活动量是否明显增多,有无多动、怪异或不寻常的依恋行为,有无刻板、重复或强迫行为,有无冲动攻击、自杀自伤、喜欢冒险等行为,有无固执、对立违拗或品行问题等。

(五)心理-社会状况评估

1. 生活自理情况 吃饭、洗脸、刷牙、穿衣、洗澡、大小便等自理情况如何。

2. 环境适应情况 能否和周围的人进行与其年龄相当的言语交流;能否躲避周围环境的危险或者避免伤害周围的人;能否和同龄人、老师、父母、亲人等建立融洽的人际关系;能否适应与其年龄相当的学校教育水平等。

3. 患者家庭情况 家长对于患者所患的疾病是否有正确的认知;是否存在家庭教育方式不当;是否存在家庭矛盾或危机;父母是否起到负面榜样作用等。

二、护理诊断

1. 营养失调:低于机体需要量 与智能低下所导致的饮食障碍、活动过度或行为刻板有关。

2. 言语沟通障碍 与言语发育障碍有关。

3. 有受伤的危险 与智力低下,不会躲避危险或认知功能障碍有关。

4. 有感染的危险 与带有自伤性的抽动行为有关。

5. 焦虑/恐惧 与其所对应的疾病症状有关。

6. 生活自理能力缺陷(进食、沐浴、如厕、穿着等) 与智力低下或认知功能障碍有关。

7. 社会交往障碍 与智力低下、注意障碍等有关。

8. 有施行暴力的危险 与攻击性行为、情绪不稳或不能自控的抽动行为有关。

9. 养育功能障碍 与家庭破裂或不当的教育方式有关。

三、护理目标

1. 患者能维持正常营养状态,体重在正常标准范围。

2. 患者不发生受伤现象。

3. 患者的个人生活自理能力逐步改善。

4. 患者的社交能力逐步提高。

5. 患者的语言能力逐步改善。

6. 家长掌握与患者沟通的技巧,家长的角色冲突减轻或消除。

四、护理措施

(一)基础护理

患者由于年龄和疾病的原因,其生活自理能力较差,可出现部分或完全不能自理。因此,在住院期间护理工作者应提供各种生活方面的照顾,以满足患者饮食、睡眠、个人卫生等相应的生活需求。

1. 饮食护理 给予高热量、高蛋白、高维生素的食物以保证营养的摄入,每天按时进餐,摄水量达 2 000ml 左右。对于一些遗传代谢性疾病,可提供特殊饮食。如苯丙酮尿症的患者,可给予低苯丙氨酸的食物(如淀粉、玉米、大米、水果等),严格控制富含苯丙氨酸类食物(如鱼、虾、肉、蛋、小麦等)的摄入。

2. 睡眠护理　合理安排作息时间,提供良好的睡眠环境,保证患者的睡眠质量。

3. 个人卫生护理　根据患者的认知水平,使用通俗易懂的语言讲解卫生知识,使其养成良好的卫生习惯;对于生活可自理的患者督促其每天保持个人卫生,对于生活部分自理或完全不能自理的患者可协助或完全代理其进行日常生活卫生护理,如洗漱、定期沐浴、更衣、修剪指(趾)甲等。

(二) 安全护理

由于患者年龄和疾病的原因,可能不会躲避危险。护理人员应提前消除患者活动范围内所有的危险因素,如火柴、打火机、锐器、药品、电源等,以保证患者住院期间的安全。同时,耐心、细致、反复地向患者介绍各种安全方面的知识,如不吃生食、不玩火、不随意和陌生人接触、如何过马路、如何躲避危险等。

(三) 常见症状的护理

1. 语言障碍的护理　患者由于年龄或疾病的原因,不能向周围的人清晰表达他的一些需求。护理人员应该仔细观察患者,反复、耐心、细致地与患者交流,直到找出患者真正想表达的意思为止,尽可能满足患者的合理需求。

2. 社交障碍的护理　患者由于智力低下、语言发育障碍或过度冲动等原因,不能和周围的人建立正常的人际关系。对于这些被孤立的患者,护理人员应该热情、耐心地与他们进行沟通和交流,鼓励他们加入周围伙伴的活动或游戏中,让其体验被群体接纳所带来的愉悦感。

3. 冲动行为的护理　当患者情绪激动或者某些需求没有得到满足时,可能会出现突发性地破坏物品或攻击他人等冲动暴力行为。护理人员要多观察患者的活动情况、情绪变化等,给予适当的引导,转移其注意力,缓解情绪的激动状态,尽可能避免冲动行为的发生,必要时及时采取保护措施,避免伤害他人或自伤。

(四) 心理护理

护理人员要保持足够的耐心、爱心和患者沟通交流,以保证建立良好的护患关系。当患者出现情绪方面的问题时,应当积极去引导他们,以消除不良的情绪。满足患者的合理要求,解答患者的疑问,让患者对于自己的疾病有一个正确的认识,鼓励患者树立战胜疾病的信心。

(五) 教育训练

由于大部分神经发育障碍都没有特效的药物,因此教育训练对于提高患者生理、社会功能等方面具有举足轻重的作用。在教育训练的过程中应针对患者不同的症状特点和社会功能不同的缺损程度,进行生活自理能力、言语表达、人际交往、注意力等不同方面的教育训练。

1. 生活自理能力的训练　根据患者的智力水平及现有的生活技能,制定详细、具体的训练计划。训练计划的内容应该由简单到复杂,每一个生活技能的训练都要分解为若干个小步骤来完成。如穿鞋的训练可分为识别左脚鞋和右脚鞋、放好两只鞋的位置、把双脚正确地放到两只鞋中、系鞋带、整理等系列步骤。训练的过程中要保持足够的耐心、循序渐进,当患者掌握了一个小动作之后再开始下一个动作,不能急躁,更不能急于求成。当患者完成训练目标时要及时给予表扬和鼓励。

2. 语言功能的训练　根据患者的智力水平及语言障碍的程度,采取有针对性的语言训练。创造一定的语言环境,寻找患者的兴趣点,启发他们多开口讲话,反复、耐心地重复同一个语言内容,强化患者对语言的理解,直到其完全掌握为止。

3. 人际交往能力的训练　鼓励患者多参加集体活动或游戏,学会用眼睛注视别人的眼睛和脸,学会遵守游戏规则和社会规范。在人际交往训练中,可从他最熟悉、最不排斥的人开始,然后慢慢地接触一个同龄的伙伴、多个同龄的伙伴等,逐渐扩大患者的交往范围。

4. 注意力的训练　寻找患者的兴趣点,逐渐通过训练增加患者注意力持续的时间。如通过游戏比赛的方式,让患者积极地参与其中,尽可能地渲染游戏比赛的气氛,不给患者任何注意力可以分散的时间。在制定游戏内容时要考虑到患者平时注意力可持续的时间,慢慢增加游戏的时间,让患者逐渐去提高控制注意力的能力。当患者能够按照要求完成游戏时,要给予积极的鼓励和表扬,必要的时候可以奖励患者一些喜欢的小礼品。

（六）健康宣教

由于神经发育障碍患者与自己的父母和学校接触时间更多,单独依赖于医院开展教育训练效果有限,因此针对这类疾病的健康宣教尤为重要。通过健康宣教,让家庭、教育部门及社会福利机构更多地了解该类疾病,掌握不同疾病的教育训练方法,扩大教育训练者的范围。大部分患者由于疾病和年龄的原因,接受和理解的程度可能欠佳,教育训练者应保持足够的耐心和爱心,不能对患者发脾气,更不能灰心失望,反复讲解和重复教育训练的内容,直到患者能真正理解和接受为止。对于患者所取得的进步要及时给予鼓励和强化。

五、护理评价

1. 患者的饮食摄入是否均衡,营养状况是否得到改善。
2. 患者有无出现躯体损伤。
3. 患者的生活自理能力是否提高。
4. 患者的社交能力是否改善。
5. 患者的语言能力是否得到改善。
6. 家长是否掌握与患者沟通的技巧,家长的角色冲突是否减轻或消除。

六、护理案例

患者,男性,10岁,4年级学生。因学习成绩下降、上课注意力不集中就诊。患者幼儿期活动多,喜欢与小伙伴追逐打闹,经常主动挑起事端、好冒险,不顾后果,不能安静看绘本或听故事。进入小学后,上课时总是不遵守课堂纪律,经常搞小动作,难以专心听讲,不能按时完成课堂作业。回家写作业时常常拖拉,边做边玩耍,有始无终,需要大人反复督促才能完成,经常遗失书本或其他学习用具。常常和同学发生摩擦或打架,与同学关系不佳。出生时因母亲宫缩乏力而行产钳助产,新生儿评分7分。父亲常年酗酒,对患者训斥和打骂较多。精神检查最初合作,但随着交谈时间的延长,患者开始不安静,翻弄桌上的病历纸,踢翻凳子,也不能静心听医生讲话。韦氏智力测验智力101,言语智力105,操作智力87。

诊断:注意缺陷多动障碍。

该患者的护理评估、护理诊断及护理措施如下。

（一）护理评估

1. 健康史 患者除了注意力不能集中、多动外,无其他疾病史。
2. 生理功能 患者身体消瘦,可能和活动过度有关;因其活动过多、冲动,可能存在受伤的危险。
3. 心理功能 患者注意力不能集中,爱发脾气,智力水平中等。
4. 社会功能 患者的人际关系较差,老师、同学都不喜欢他,学习成绩这一段时间有所下降,父母对患者过于溺爱。

（二）护理诊断

1. 营养失调:低于机体需要量 与活动过度有关。
2. 有施行暴力的危险 与情绪不稳、易冲动有关。
3. 有自残的危险 与活动障碍有关。
4. 社会交往障碍 与注意障碍有关。

（三）护理措施

1. 生活护理 做好患者的晨晚间护理,保持良好的个人卫生。合理安排作息时间,注意营养的摄入,按时进食,培养良好的生活习惯。

2. 安全护理 确保患者活动范围内无危险物品的存在。观察患者的情绪,当情绪不稳时,给予正确的引导,转移其注意力,必要时给予保护,避免伤害他人或自伤。

3. 安排丰富的活动 组织患者多参加一些其感兴趣的活动,以消耗患者过多的精力。在其参加活动时,引导并鼓励患者遵守活动的规则。

4. 心理护理 建立良好的护患关系,让患者能充分信任护理人员,当其有烦恼或情绪不良时,愿意和护理人员交流。

5. 用药护理 密切观察患者用药情况,保证其按时服药,不可自行滥用或停药。

6. 教育训练 护理工作者和家长共同努力改善患者目前的状况,以提高患者的注意力,减少多动症状,能遵守游戏规则,控制不良情绪。在训练的过程中,要以阳性强化法为主,当患者完成某一任务时,要进行积极鼓励和表扬。

学习小结

1. 学习内容

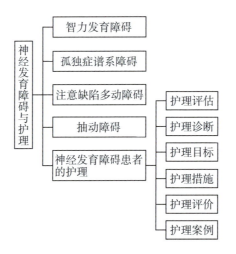

2. 学习方法

在明确本章学习目标的基础上,结合已学过的精神科护理学的相关知识进行学习。尤其要学会针对患者不同症状的特点和社会功能不同的缺损程度采取相应的教育训练。大家可以互相交流自己所接触过的案例,结合自己所掌握的知识和查阅一些课外专业书籍,在一起进行更深层次的讨论。

扫一扫,
测一测

（张淑萍）

复习思考题

1. 请简述孤独症谱系障碍患者的临床特征。
2. 请简述注意缺陷多动障碍患者的护理措施。

附录一

疾病及有关保健问题的国际分类第 11 版 (ICD-11) 精神与行为障碍类别目录

第 6 章	精神、行为或神经发育障碍
L1-6A0	神经发育障碍
6A00	智力发育障碍
6A00.0	智力发育障碍,轻度
6A00.1	智力发育障碍,中度
6A00.2	智力发育障碍,重度
6A00.3	智力发育障碍,极重度
6A00.4	智力发育障碍,暂时的
6A00.Z	智力发育障碍,未特指的
6A01	发育性言语或语言障碍
6A01.0	发育性语音障碍
6A01.1	发育性言语流畅障碍
6A01.2	发育性语言障碍
6A01.Y	其他特指的发育性言语或语言障碍
6A01.Z	发育性言语或语言障碍,未特指的
6A02	孤独症谱系障碍
6A02.0	孤独症谱系障碍不伴智力发育障碍,伴轻度或不伴功能性语言受损
6A02.1	孤独症谱系障碍伴智力发育障碍,伴轻度或不伴功能性语言损害
6A02.2	孤独症谱系障碍不伴智力发育障碍,伴功能性语言损害
6A02.3	孤独症谱系障碍伴智力发育障碍,伴功能性语言损害
6A02.4	孤独症谱系障碍不伴智力发育障碍,伴功能性语言缺失
6A02.5	孤独症谱系障碍伴智力发育障碍,伴功能性语言缺失
6A02.Y	其他特指的孤独症谱系障碍
6A02.Z	孤独症谱系障碍,未特指的
6A03	发育性学习障碍
6A03.0	发育性学习障碍伴阅读受损
6A03.1	发育性学习障碍伴书面表达受损
6A03.2	发育性学习障碍伴数学受损
6A03.3	发育性学习障碍伴其他特指的学习受损

6A03. Z	发育性学习障碍,未特指的
6A04	发育性运动共济障碍
6A05	注意缺陷多动障碍
6A05. 0	注意缺陷多动障碍,主要表现为注意力不集中
6A05. 1	注意缺陷多动障碍,主要表现为多动冲动
6A05. 2	注意缺陷多动障碍,联合表现
6A05. Y	注意缺陷多动障碍,其他特指的表现
6A05. Z	注意缺陷多动障碍,未特指的表现
6A06	刻板性运动障碍
6A06. 0	刻板性运动障碍不伴自伤
6A06. 1	刻板性运动障碍伴自伤
6A06. Z	刻板性运动障碍,未特指的
6A0Y	其他特指的神经发育障碍
6A0Z	神经发育障碍,未特指的
L1-6A2	**精神分裂症或其他原发性精神病性障碍**
6A20	精神分裂症
6A20. 0	精神分裂症,首次发作
6A20. 1	精神分裂症,多次发作
6A20. 2	精神分裂症,连续病程
6A20. Y	其他特指的精神分裂症
6A20. Z	精神分裂症,未特指的
6A21	分裂情感性障碍
6A21. 0	分裂情感性障碍,首次发作
6A21. 1	分裂情感性障碍,多次发作
6A21. 2	分裂情感性障碍,连续病程
6A21. Y	其他特指的分裂情感性障碍
6A21. Z	分裂情感性障碍,未特指的
6A22	分裂型障碍
6A23	急性短暂性精神病性障碍
6A23. 0	急性短暂性精神病性障碍,首次发作
6A23. 1	急性短暂性精神病性障碍,多次发作
6A23. Y	其他特指的急性短暂性精神病性障碍
6A23. Z	急性短暂性精神病性障碍,未特指的
6A24	妄想性障碍
6A24. 0	妄想性障碍,目前为症状性
6A24. 1	妄想性障碍,目前为部分缓解
6A24. 2	妄想性障碍,目前为完全缓解
6A24. Z	妄想性障碍,未特指的
6A25	原发性精神病性障碍的症状表现
6A25. 0	原发性精神病性障碍的阳性症状
6A25. 1	原发性精神病性障碍的阴性症状
6A25. 2	原发性精神病性障碍的抑郁症状

6A25.3	原发性精神病性障碍的躁狂症状
6A25.4	原发性精神病性障碍的精神运动性症状
6A25.5	原发性精神病性障碍的认知症状
6A2Y	其他特指的精神分裂症或其他原发性精神病性障碍
6A2Z	精神分裂症或其他原发性精神病性障碍,未特指的
L1-6A4	**紧张症**
6A40	与其他精神障碍有关的紧张症
6A41	精神活性物质(包括治疗药物)所致紧张症
6A4Z	紧张症,未特指的
L1-6A6	**心境障碍**
L2-6A6	**双相及相关障碍**
6A60	双相障碍Ⅰ型
6A60.0	双相Ⅰ型障碍,目前为不伴精神病性症状的躁狂发作
6A60.1	双相Ⅰ型障碍,目前为伴精神病性症状的躁狂发作
6A60.2	双相Ⅰ型障碍,目前为轻躁狂发作
6A60.3	双相Ⅰ型障碍,目前为轻度抑郁发作
6A60.4	双相Ⅰ型障碍,目前为不伴精神病性症状的中度抑郁发作
6A60.5	双相Ⅰ型障碍,目前为伴精神病性症状的中度抑郁发作
6A60.6	双相Ⅰ型障碍,目前为不伴精神病性症状的重度抑郁发作
6A60.7	双相Ⅰ型障碍,目前为伴精神病性症状的重度抑郁发作
6A60.8	双相Ⅰ型障碍,目前为未特指严重程度的抑郁发作
6A60.9	双相Ⅰ型障碍,目前为不伴精神病性症状的混合性发作
6A60.A	双相Ⅰ型障碍,目前为伴精神病性症状的混合性发作
6A60.B	双相Ⅰ型障碍,目前为部分缓解,最近为躁狂或轻躁狂发作
6A60.C	双相Ⅰ型障碍,目前为部分缓解,最近为抑郁发作
6A60.D	双相Ⅰ型障碍,目前为部分缓解,最近为混合性发作
6A60.E	双相Ⅰ型障碍,目前为部分缓解,最近为未特指的发作
6A60.F	双相Ⅰ型障碍,目前为完全缓解
6A60.Y	其他特指的双相障碍Ⅰ型
6A60.Z	双相障碍Ⅰ型,未特指的
6A61	双相障碍Ⅱ型
6A61.0	双相Ⅱ型障碍,目前为轻躁狂发作
6A61.1	双相Ⅱ型障碍,目前为轻度抑郁发作
6A61.2	双相Ⅱ型障碍,目前为不伴精神病性症状的中度抑郁发作
6A61.3	双相Ⅱ型障碍,目前为伴精神病性症状的中度抑郁发作
6A61.4	双相Ⅱ型障碍,目前为不伴精神病性症状的重度抑郁发作
6A61.5	双相Ⅱ型障碍,目前为伴精神病性症状的重度抑郁发作
6A61.6	双相Ⅱ型障碍,目前为未特指严重程度的抑郁发作
6A61.7	双相Ⅱ型障碍,目前为部分缓解,最近为轻躁狂发作
6A61.8	双相Ⅱ型障碍,目前为部分缓解,最近为抑郁发作
6A61.9	双相Ⅱ型障碍,目前为部分缓解,最近为未特指发作
6A61.A	双相Ⅱ型障碍,目前为完全缓解

6A61. Y	其他特指的双相障碍Ⅱ型
6A61. Z	双相障碍Ⅱ型,未特指的
6A62	环性心境障碍
6A6Y	其他特指的双相及相关障碍
6A6Z	双相及相关障碍,未特指的
L2-6A7	**抑郁障碍**
6A70	单次发作的抑郁障碍
6A70. 0	单次发作的抑郁障碍,轻度
6A70. 1	单次发作的抑郁障碍,中度,不伴精神病性症状
6A70. 2	单次发作的抑郁障碍,中度,伴精神病性症状
6A70. 3	单次发作的抑郁障碍,重度,不伴精神病性症状
6A70. 4	单次发作的抑郁障碍,重度,伴精神病性症状
6A70. 5	单次发作抑郁障碍,未特指严重程度
6A70. 6	单次发作抑郁障碍,目前为部分缓解
6A70. 7	单次发作抑郁障碍,目前为完全缓解
6A70. Y	其他特指的单次发作的抑郁障碍
6A70. Z	单次发作的抑郁障碍,未特指的
6A71	复发性抑郁障碍
6A71. 0	复发性抑郁障碍,目前为轻度发作
6A71. 1	复发性抑郁障碍,目前为中度发作,不伴精神病性症状
6A71. 2	复发性抑郁障碍,目前为中度发作,伴精神病性症状
6A71. 3	复发性抑郁障碍,目前为重度发作,不伴精神病性症状
6A71. 4	复发性抑郁障碍,目前为伴精神病性症状的重度发作
6A71. 5	复发性抑郁障碍,目前发作,严重程度未特指
6A71. 6	复发性抑郁障碍,目前为部分缓解
6A71. 7	复发性抑郁障碍,目前为完全缓解
6A71. Y	其他特指的复发性抑郁障碍
6A71. Z	复发性抑郁障碍,未特指的
6A72	恶劣心境障碍
6A73	混合性抑郁焦虑障碍
6A7Y	其他特指的抑郁障碍
6A7Z	抑郁障碍,未特指的
6A80	心境障碍中,心境障碍发作的症状和病程表现
6A80. 0	心境障碍发作突出的焦虑症状
6A80. 1	心境障碍中的惊恐发作
6A80. 2	目前抑郁发作持续
6A80. 3	目前抑郁发作伴忧郁特征
6A80. 4	心境障碍发作的季节特征
6A80. 5	快速循环
6A8Y	其他特指的心境障碍
6A8Z	心境障碍,未特指的

L1-6B0	**焦虑或恐惧相关性障碍**
6B00	广泛性焦虑障碍
6B01	惊恐障碍
6B02	广场恐怖
6B03	特定的恐怖
6B04	社交性焦虑障碍
6B05	分离性焦虑障碍
6B06	选择性缄默症
6B0Y	其他特指的焦虑或恐惧相关性障碍
6B0Z	焦虑或恐惧相关性障碍,未特指的
L1-6B2	**强迫性或相关障碍**
6B20	强迫障碍
6B20. 0	强迫障碍伴一般或良好自知力
6B20. 1	强迫障碍伴较差自知力或缺乏自知力
6B20. Z	强迫性障碍,未特指的
6B21	躯体变形障碍
6B21. 0	躯体变形障碍伴一般或良好自知力
6B21. 1	躯体变形障碍伴较差自知力或缺乏自知力
6B21. Z	躯体变形障碍,未特指的
6B22	嗅觉牵连障碍
6B22. 0	嗅觉牵连障碍伴一般或良好自知力
6B22. 1	嗅觉牵连障碍伴较差或缺乏自知力
6B22. Z	嗅觉牵连障碍,未特指的
6B23	疑病障碍
6B23. 0	疑病障碍伴一般或良好自知力
6B23. 1	疑病障碍伴较差自知力或缺乏自知力
6B23. Z	疑病障碍,未特指的
6B24	囤积障碍
6B24. 0	囤积障碍伴一般或良好自知力
6B24. 1	囤积障碍伴较差或缺乏自知力
6B24. Z	囤积障碍,未特指的
6B25	聚焦于躯体的重复行为障碍
6B25. 0	拔毛癖
6B25. 1	抓痕障碍
6B25. Y	其他特指的聚焦于躯体的重复行为障碍
6B25. Z	聚焦于躯体的重复行为障碍,未特指的
6B2Y	其他特指的强迫性或相关障碍
6B2Z	强迫性或相关障碍,未特指的
L1-6B4	**应激相关障碍**
6B40	创伤后应激障碍
6B41	复杂性创伤后应激障碍
6B42	延长哀伤障碍
6B43	适应障碍

6B44	反应性依恋障碍
6B45	去抑制性社会参与障碍
6B4Y	其他特指的应激相关障碍
6B4Z	应激相关障碍,未特指的
L1-6B6	**分离障碍**
6B60	分离性神经症状障碍
6B60.0	分离性神经症状障碍,伴视觉症状
6B60.1	分离性神经症状障碍,伴听觉症状
6B60.2	分离性神经症状障碍,伴眩晕
6B60.3	分离性神经症状障碍,伴感觉改变
6B60.4	分离性神经症状障碍,不伴抽搐或痉挛
6B60.5	分离性神经症状障碍,伴言语生成症状
6B60.6	分离性神经症状障碍,伴无力或麻痹
6B60.7	分离性神经症状障碍,伴步态症状
6B60.8	分离性神经症状障碍,伴其他运动症状
6B60.9	分离性神经症状障碍,伴认知症状
6B60.Y	分离性神经症状障碍,伴其他特指的症状
6B60.Z	分离性神经症状障碍,伴未特指的症状
6B61	分离遗忘症
6B62	出神障碍
6B63	附体出神障碍
6B64	分离性身份障碍
6B65	部分分离性身份障碍
6B66	人格解体-现实解体障碍
6B6Y	其他特指的分离障碍
6B6Z	分离障碍,未特指的
L1-6B8	**喂食或进食障碍**
6B80	神经性厌食
6B80.0	神经性厌食伴显著的低体重
6B80.1	神经性厌食伴危险的低体重
6B80.2	神经性厌食恢复期伴正常体重
6B80.Y	其他特指的神经性厌食
6B80.Z	神经性厌食,未特指的
6B81	神经性贪食
6B82	暴食障碍
6B83	回避-限制性摄食障碍
6B84	异食癖
6B85	反刍-反流障碍
6B8Y	其他特指的喂食或进食障碍
6B8Z	喂食或进食障碍,未特指的
L1-6C0	**排泄障碍**
6C00	遗尿症

6C00.0	夜间遗尿症
6C00.1	日间遗尿症
6C00.2	夜间和日间遗尿症
6C00.Z	遗尿症,未特指的
6C01	遗粪症
6C01.0	遗粪症伴便秘或溢出性失禁
6C01.1	遗粪症不伴便秘或溢出性失禁
6C01.Z	遗粪症,未特指的
6C0Z	排泄障碍,未特指的
L1-6C2	**躯体不适或躯体体验障碍**
6C20	躯体不适障碍
6C20.0	轻度躯体不适障碍
6C20.1	中度躯体不适障碍
6C20.2	重度躯体不适障碍
6C20.Z	躯体不适障碍,未特指的
6C21	身体一致性烦恼
6C2Y	其他特指的躯体不适或躯体体验障碍
6C2Z	躯体不适或躯体体验障碍,未特指的
L1-6C4	**物质使用或成瘾行为所致障碍**
L2-6C4	**物质使用所致障碍**
6C40	酒精使用所致障碍
6C40.0	酒精单次有害性使用
6C40.1	酒精有害性使用模式
6C40.2	酒精依赖
6C40.3	酒精中毒
6C40.4	酒精戒断
6C40.5	酒精所致谵妄
6C40.6	酒精所致精神病性障碍
6C40.7	其他酒精所致障碍
6C40.Y	其他特指的酒精使用所致障碍
6C40.Z	酒精使用所致障碍,未特指的
6C41	大麻使用所致障碍
6C41.0	大麻有害性使用的单次发作
6C41.1	大麻有害性使用模式
6C41.2	大麻依赖
6C41.3	大麻中毒
6C41.4	大麻戒断
6C41.5	大麻所致谵妄
6C41.6	大麻所致精神病性障碍
6C41.7	其他大麻所致障碍
6C41.Y	其他特指的大麻使用所致障碍
6C41.Z	大麻使用所致障碍,未特指的

6C42	合成大麻素使用所致障碍
6C43	阿片类物质使用所致障碍
6C44	镇静、催眠或抗焦虑药物使用所致障碍
6C45	可卡因使用所致障碍
6C46	兴奋剂（包括苯丙胺、甲基苯丙胺或甲卡西酮）使用所致障碍
6C47	合成卡西酮使用所致障碍
6C48	咖啡因使用所致障碍
6C49	致幻剂使用所致障碍
6C4A	尼古丁使用所致障碍
6C4B	挥发性吸入剂使用所致障碍
6C4C	MDMA 或相关药物（包括 MDA）使用所致障碍
6C4D	分离性药物（包括氯胺酮和苯环利定［PCP］）使用所致障碍
6C4E	其他特定的精神活性物质（包括治疗药物）使用所致障碍
6C4F	多种特定的精神活性物质（包括治疗药物）使用所致障碍
6C4G	未知或未特定精神活性物质使用所致障碍
6C4H	非精神活性物质使用所致障碍
6C4Y	其他特指的物质使用所致障碍
6C4Z	物质使用所致障碍,未特指的
L2-6C5	**成瘾行为所致障碍**
6C50	赌博障碍
6C50.0	赌博障碍,线下为主
6C50.1	赌博障碍,线上为主
6C50.Z	赌博障碍,未特指的
6C51	游戏障碍
6C51.0	游戏障碍,线上为主
6C51.1	游戏障碍,线下为主
6C51.Z	游戏障碍,未特指的
6C5Y	其他特指的成瘾行为所致障碍
6C5Z	成瘾行为所致障碍,未特指的
L1-6C7	**冲动控制障碍**
6C70	纵火狂
6C71	偷窃狂
6C72	强迫性性行为障碍
6C73	间歇性暴怒障碍
6C7Y	其他特指的冲动控制障碍
6C7Z	冲动控制障碍,未特指的
L1-6C9	**破坏性行为或社交紊乱型障碍**
6C90	对立违抗障碍
6C90.0	对立违抗障碍,伴慢性易激惹-愤怒
6C90.1	对立违抗障碍,不伴慢性易激惹-愤怒
6C90.Z	对立违抗障碍,未特指的
6C91	反社会品行障碍

6C91.0	反社会品行障碍,童年起病
6C91.1	反社会品行障碍,成年起病
6C91.Z	反社会品行障碍,未特指的
6C9Y	其他特指的破坏性行为或反社会型障碍
6C9Z	破坏性行为或反社会型障碍,未特指的
L1-6D1	**人格障碍及相关人格特质**
6D10	人格障碍
6D10.0	轻度人格障碍
6D10.1	中度人格障碍
6D10.2	重度人格障碍
6D10.Z	人格障碍,未特指严重程度
6D11	突出的人格特征或模式
6D11.0	人格障碍或人格困难中突出的负性情感特征
6D11.1	人格障碍或人格困难中突出的分离特征
6D11.2	人格障碍或人格困难中突出的社交紊乱特征
6D11.3	人格障碍或人格困难中突出的脱抑制特征
6D11.4	人格障碍或人格困难中突出的强迫性特征
6D11.5	边缘型模式
L1-6D3	**性欲倒错障碍**
6D30	露阴障碍
6D31	窥阴障碍
6D32	恋童障碍
6D33	强制性性施虐障碍
6D34	摩擦癖
6D35	涉及非自愿对象的其他性欲倒错障碍
6D36	涉及自身或自愿对象的性欲倒错障碍
6D3Z	性欲倒错障碍,未特指的
L1-6D5	**做作性障碍**
6D50	对自身的做作性障碍
6D51	对他人的做作性障碍
6D5Z	做作性障碍,未特指的
L1-6D7	**神经认知障碍**
6D70	谵妄
6D70.0	分类于他处的疾病所致谵妄
6D70.1	精神活性物质(包括治疗药物)所致谵妄
6D70.2	多种病因所致谵妄
6D70.3	未知或未特定的病因所致谵妄
6D71	轻度神经认知障碍
6D72	遗忘障碍
L2-6D8	**痴呆**
6D80	阿尔茨海默病所致痴呆
6D81	血管性痴呆

6D82	路易体病所致痴呆
6D83	额颞痴呆
6D84	精神活性物质（包括治疗药物）所致痴呆
6D85	分类于他处的疾病所致痴呆
6D86	痴呆中的精神或者行为紊乱
6D8Z	痴呆，原因未知或未特定
6E0Y	其他特指的神经认知障碍
6E0Z	神经认知障碍，未特指的
L1-6E2	**与妊娠、分娩和产褥期有关的精神或行为障碍**
6E20	与妊娠、分娩和产褥期相关精神或行为障碍，不伴精神病性症状
6E21	与妊娠、分娩或产褥期相关精神或行为障碍，伴精神病性症状
6E2Z	与妊娠、分娩和产褥期相关精神或行为障碍，未特指的
6E40	心理或行为因素影响分类于他处的疾患或疾病
L1-6E6	**与分类于他处的障碍或疾病相关的继发性精神或者行为综合征**
6E60	继发性神经发育综合征
6E61	继发性精神病性综合征
6E62	继发性心境障碍
6E63	继发性焦虑综合征
6E64	继发性强迫性或相关综合征
6E65	继发性分离综合征
6E66	继发性冲动控制综合征
6E67	继发性神经认知综合征
6E68	继发性人格改变
6E69	继发性紧张综合征
6E6Y	其他特指的继发性精神或行为综合征
6E6Z	继发性精神或行为综合征，未特指的
6E8Y	其他特指的精神、行为或神经发育障碍
6E8Z	精神、行为或神经发育障碍，未特指的
第 7 章	**睡眠-觉醒障碍**
L1-7A0	**失眠障碍**
7A00	慢性失眠症
7A01	短期失眠症
7A0Z	失眠障碍，未特指的
L1-7A2	**过度嗜睡障碍**
7A20	发作性睡病
7A21	特发性嗜睡症
7A22	Kleine-Levin 综合征
7A23	医疗状况引起的嗜睡症
7A24	药物或物质引起的嗜睡症
7A25	与精神障碍有关的过度嗜睡
7A26	睡眠不足综合征
7A2Y	其他特指的过度嗜睡障碍

7A2Z	过度嗜睡障碍,未特指的
L1-7A4	**睡眠相关呼吸障碍**
7A40	中枢性睡眠呼吸暂停
7A41	阻塞性睡眠呼吸暂停
7A42	睡眠相关低通气或低血氧障碍
7A4Y	其他特指的睡眠相关呼吸障碍
7A4Z	睡眠相关呼吸障碍,未特指的
L1-7A6	**睡眠-觉醒昼夜节律障碍**
7A60	睡眠-觉醒时相延迟障碍
7A61	睡眠-觉醒时相前移障碍
7A62	不规则型睡眠-觉醒节律障碍
7A63	非 24 小时型睡眠-觉醒节律障碍
7A64	倒班工作型睡眠-觉醒节律障碍
7A65	时差型睡眠-觉醒节律障碍
7A6Z	未特指的睡眠-觉醒节律障碍
L1-7A8	**睡眠相关运动障碍**
7A80	不安腿综合征
7A81	周期性肢体运动障碍
7A82	睡眠相关下肢痛性痉挛
7A83	睡眠相关磨牙症
7A84	睡眠相关节律性运动障碍
7A85	婴儿期良性睡眠肌阵挛
7A86	入睡期脊髓性肌阵挛
7A87	医疗状况引起的睡眠相关运动障碍
7A88	药物或物质引起的睡眠相关运动障碍
7A8Y	其他特指的睡眠相关运动障碍
7A8Z	睡眠相关运动障碍,未特指的
L1-7B0	**异态睡眠障碍**
7B00	非 REM 睡眠觉醒障碍
7B01	REM 睡眠相关性异态睡眠
7B02	其他异态睡眠
7B0Y	其他特指的异态睡眠障碍
7B0Z	异态睡眠障碍,未特指的
7B2Y	其他特指的睡眠-觉醒障碍
7B2Z	睡眠-觉醒障碍,未特指的

附录二

中英文名词对照索引

5-羟色胺和去甲肾上腺素再摄取抑制剂 serotonin nor-epinephrine reuptake inhibitors,SNRIs 79

5-羟色胺阻滞和再摄取抑制剂 serotonin antagonist and reuptake inhibitors,SARIs 79

Tourette 综合征 Tourette's syndrome 249

A

阿尔茨海默病 Alzheimer's disease,AD 96

阿片类 opioids 110

B

拔毛障碍 hair-pulling disorder 189

暴食障碍 binge-eating disorder 222

被害妄想 delusion of persecution 26

苯二氮䓬类 benzodiazepines 83

丙戊酸盐 valproate 83

病理性赘述 circumstantiality 24

C

场所恐惧障碍 agoraphobia 175

超价观念 overvalued idea 30

痴呆 dementia 32

迟发性运动障碍 tardive dyskinesia,TD 78

抽动障碍 tic disorders 248

抽动症 tics 249

创伤后应激障碍 post-traumatic stress disorder,PTSD 198,206

脆性 X 染色体综合征 fragile X syndrome 241

错构 paramnesia 31

错觉 illusion 21

D

大麻 cannabis,marijuana 110

单胺氧化酶抑制剂 monoamine oxidase inhibitors,MAO-Is 79

单纯疱疹病毒性脑炎 herpes simplex virus encephalitis 99

单纯性酒精戒断反应 uncomplicated alcohol withdrawal 116

胆碱酯酶抑制剂 acetylcholinesterase inhibitors,AChEI 97

电抽搐治疗 electroconvulsive therapy,ECT 86

电休克治疗 electrical shock therapy 86

丁螺环酮 buspirone 84

定向力 orientation 32

定向力障碍 disorientation 32

动作 movement 34

短暂性抽动障碍 transient tic disorder 249

短暂性脑缺血发作 transient ischemic attack,TIA 99

F

反应性依恋障碍 reactive attachment disorder,RAD 212

非真实感 derealization 22

分离性焦虑障碍 separation anxiety disorder 178

分离性身份障碍 dissociative identity disorder 197

分离性神经症状障碍 dissociative neurological symptom disorder 195

分离性遗忘 dissociative amnesia 196

分裂情感性障碍 schizoaffective disorder,SAP 138

G

改良电抽搐治疗 modified electroconvulsive therapy,MECT 86

感觉倒错 paraesthesia 21

感觉过敏　hyperesthesia　20

感觉减退　hypoesthesia　20

感觉障碍　disorders of sensation　20

感知综合障碍　psychosensory disturbance　22

刚塞综合征　Ganser syndrome　32

孤独症谱系障碍　autism spectrum disorder　244

关系妄想　delusion of reference　27

广泛性焦虑障碍　general anxiety disorder, GAD)，　172

过度嗜睡障碍　hypersomnolence disorders　231

H

幻触　tactile hallucination　21

幻觉　hallucination　21

幻觉妄想综合征　hallucinatory-paranoid syndrome　36

幻视　visual hallucination　21

幻听　auditory hallucination　21

幻味　gustatory hallucination　21

幻嗅　olfactory hallucination　21

挥发性溶剂　solvents　110

昏迷　coma　36

昏睡　sopor　35

混浊　confusion　35

J

急性短暂性精神病性障碍　acute and transient psychotic disorder　139

急性肌张力障碍　acute dystonia　78

急性酒中毒　alcohol intoxication　115

急性脑综合征　acute brain syndrome　93

疾病及有关保健问题的国际分类　International Statistical Classification of Diseases and Related Health Problems, ICD　15

嫉妒妄想　delusion of jealousy　28

记忆　memory　30

记忆减退　hypomnesia　30

记忆增强　hypermnesia　30

记忆障碍　disturbance of memory　30

继发性妄想　secondary delusion　26

假性幻觉　pseudo hallucination　22

缄默症　mutism　35

焦虑　anxiety　33

戒断状态　withdrawal state　110

紧张综合征　catatonic syndrome　36

进食障碍　feeding and eating disorders　218

惊恐障碍　panic disorder　174

精神病理学　psychopathology　19

精神病学　psychiatry　1

精神分裂症　schizophrenia　131

精神活性物质　psychoactive substance　109

精神疾病　mental illness　2

精神健康　mental health　2

精神科护理学　nursing psychology　2

精神外科　psychosurgery　91

精神卫生学　mental hygienics　2

精神药物　psychotropic drugs　76

精神医学　phychological medicine　2

精神运动性兴奋　psychomotor excitement　34

精神运动性抑制　psychomotor inhibition　35

精神障碍　mental disorder　2

精神障碍诊断与统计手册　Diagnostic and Statistical Manual of Mental Disorders, DSM　16

精神振奋药　psychostimulants　76

精神症状　mental symptoms　19

静坐不能　akathisia　78

酒依赖　alcohol dependence　116

K

卡马西平　carbamazepine　83

抗焦虑药物　anxiolytics　76

抗精神病药物　antipsychotics　76

抗抑郁药物　antidepressants　76

抗躁狂药物　antimanics　76

刻板动作　stereotyped act　35

空间感知综合障碍　disturbance of space perception　22

恐惧　phobia　33

夸大妄想　grandiose delusion　27

快速眼球运动睡眠期行为障碍　REM sleep behavior disorder, RBD　234

L

蜡样屈曲　waxy flexibility　35

滥用　abuse　110

老年斑　senile plaques, SP　96

类帕金森症　Parkinsonism　78

逻辑倒错性思维　paralogic thinking　25

M

慢性脑综合征　chronic brain syndrome　94

慢性运动或发声抽动障碍　chronic motor or vocal tic disorder　249

矛盾意向　volitional ambivalence　34

朦胧状态　twilight state　36

梦魇障碍　nightmares disorder　234

梦样状态　oneiroid state　36

木僵　stupor　35

N

耐受性　tolerance　110

脑代谢药　nootropic drugs　76

脑外伤后遗忘　post-traumatic amnesia，PTA　101

内感性不适（体感异常）　senestopathia　21

内心被揭露感　experience of being revealed　28

逆行性遗忘　retrograde amnesia　31

P

皮肤搔抓障碍　skin-picking disorder，SPD　189

偏执性障碍　paranoid disorder　138

Q

强迫动作　compulsive act　35

强迫思维　obsessive thinking　25

强迫障碍　obsessive-compulsive disorder，OCD　183

强制性觅药　compulsive drug seeking behavior　109

强制性思维　forced thinking　23

情感　affection　33

情感不稳　emotional instability　33

情感淡漠　apathy　33

情感倒错　parathymia　34

情感低落　depression　33

情感高涨　elation　33

情感矛盾　affective ambivalence　34

情感维度　affective dimension　2

情感障碍　disturbance of affection　33

情绪　emotion　33

躯体变形障碍　body dysmorphic disorder，BBD　186

躯体疾病所致神经认知障碍　neurocognitive disorder due to physical diseases　102

躯体依赖　physical dependence　109

去甲肾上腺素和多巴胺再摄取抑制剂　norepinephrine dopamine reuptake inhibitors，NDRIs　79

去甲肾上腺素能及特异性5-羟色胺能抗抑郁药　noradrenergic and specific serotonergic antidepressant，NaS-SA　79

去抑制型社会参与障碍　disinhibited social engagement disorder，DSED　213

R

人格-现实解体障碍　depersonalization-derealization disorder　197

人格类型　personality types　2

S

三环类抗抑郁药　tricyclic antidepressants，TCAs　79

闪回　flash back　207

社交焦虑障碍　Social anxiety disorder　176

神经发育障碍　neurodevelopmental disorders　240

神经认知障碍　neurocognitive disorder，NCDs　93

神经性贪食　bulimia nervosa　221

神经性厌食　anorexia nervosa　218

神经元纤维缠结　neurofibrillary tangles，NFTs　97

失眠障碍　insomnia disorders　229

时间感知综合障碍　disturbance of time perception　22

视物变形症　metamorphopsia　22

视物显大症　macropsia　22

适应障碍　adjustment disorder　211

嗜睡　drowsiness　35

双相障碍　bipolar disorder，BPD　160

睡惊症　sleep terror disorder　234

睡眠-觉醒节律障碍　sleep-wake rhythm disorder　232

睡行症　sleep walking disorder　233

顺行性遗忘　anterograde amnesia　31

思维被夺　thought deprivation　23

思维奔逸　flight of thought　22

思维不连贯　incoherence of thought　23

思维插入　thought insertion　23

思维迟缓　inhibition of thought　23

思维化声　thought hearing　24

思维贫乏　poverty of thought　23

思维破裂　splitting of thought　23

思维散漫　looseness of thought　23

思维障碍　disturbance of thinking　22

思维中断　thought block　23

T

碳酸锂　lithium carbonate　83

唐氏综合征　Down's syndrome　241

特殊恐惧障碍 specific phobia 177
童样痴呆 puerilism 32
褪黑素能抗抑郁药 melatonergic antidepressant 79
囤积障碍 hoarding disorder 188
脱毒 detoxification 114

W

瓦解症状群 disorganization symptoms 133
外伤后精神混乱状态 post-traumatic confusional state 101
妄想 delusion 26
妄想性障碍 delusional disorder 138
违拗症 negativism 35
文化背景 cultural context 2
物理影响妄想 delusion of physical influence 28
物质 substance 109

X

先天性睾丸发育不全 Klinefelter's syndrome 241
先天性卵巢发育不全 Turner's syndrome 241
象征性思维 symbolic thinking 24
心境 mood 33
心境稳定剂 mood stabilizers 82
心境障碍 mood disorders 147
心理依赖 psychological dependence 109
心理治疗 psychotherapy 89
欣快 euphoria 33
行为 behavior 34
虚构 confabulation 31
虚无妄想 delusion of negation 27
选择性5-羟色胺再摄取抑制剂 selective serotonin re-uptake inhibitors,SSRIs 79
选择性去甲肾上腺素再摄取抑制剂 noradrenaline re-uptake inhibitors,NRIs 79
血管性痴呆 vascular dementia,VD 98
血管性神经认知障碍 vascular neurocognitive disorder 98

Y

烟草 tobacco 110
延长哀伤障碍 prolonged grief disorder,PGD 209
依赖 dependence 109
遗忘 amnesia 31
遗忘综合征 amnestic syndrome 37

疑病妄想 hypochondriacal delusion 27
疑病障碍 hypochondriasis 187
异态睡眠障碍 parasomnia disorders 233
抑郁发作 depressive episode 162
抑郁障碍 depressive disorder 147
抑郁综合征 depressive syndrome 36
易激惹 irritability 34
意识 consciousness 35
意识障碍 disorder of consciousness 35
意志 volition 34
意志减退 hypobulia 34
意志缺乏 abulia 34
意志增强 hyperbulia 34
意志障碍 disorder of volition 34
应激 stress 204
应激相关障碍 stress related disorders 204
应激源 stressor 204
由创伤性脑损伤所致的神经认知障碍 neurocognitive disorder due to traumatic brain injury 100
语词新作 neologism 25
语词杂拌 wordsalad 23
原发性妄想 primary delusion 26

Z

躁狂发作 manic episode 161
躁狂综合征 manic syndrome 36
谵妄状态 delirium 36
真性幻觉 genuine hallucination 22
震颤谵妄 delirium 116
知觉障碍 disturbance of perception 21
致幻剂 hallucinogen 110
智力发育障碍 disorders of intellectual development 31
智力发育障碍 intellectual developmental disorder 240
智能 intelligence 31
智能障碍 disturbance of intelligence 31
智商 intelligence quotient,IQ 31,241
中国精神障碍分类及诊断标准 Chinese Classification and Doagmpstoc criteria of mental disorders,CCMD 17
中枢神经系统兴奋剂 stimulants 110
中枢神经系统抑制剂 depressants 110
钟情妄想 delusion of love 28
注意 attention 30
注意涣散 aprosexia 30
注意减退 hypoprosexia 30

注意缺陷多动障碍 attention deficit and hyperactive disorder, ADHD 246

注意狭窄 narrowing of attention 30

注意增强 hyperprosexia 30

注意障碍 disturbance of attention 30

注意转移 transference of attention 30

自杀 suicide 63

自杀死亡 completed suicide 63

自杀威胁 suicide threat 63

自杀未遂 uncompleted suicide 63

自杀意念 suicide ideation 63

自杀姿态 suicide gestures 63

自知力 insight 32

自知力障碍 insight disordery 32

罪恶妄想 delusion of guilt 27

主要参考书目

1. 陆林. 沈渔邨精神病学[M]. 6 版. 北京:人民卫生出版社,2018.
2. 章秋萍. 精神、心理护理专科实践[M]. 北京:人民卫生出版社,2019.
3. 郝伟,陆林. 精神病学[M]. 8 版. 北京:人民卫生出版社,2018.
4. 余雨枫. 精神科护理学[M]. 2 版. 北京:人民卫生出版社,2016.
5. 虞建英,章新琼. 精神科护理学[M]. 3 版. 北京:人民卫生出版社,2020.
6. 曹新妹. 精神科护理[M]. 上海:复旦大学出版社,2015.
7. 刘哲宁,杨芳宇. 精神科护理学[M]. 4 版. 北京:人民卫生出版社,2017.
8. 周德安. 实用中医临床情志病学[M]. 北京:北京科学技术出版社,2014.
9. 蔡光先. 情志病学[M]. 北京:人民卫生出版社,2011.
10. 理查德·格里格,菲利普·津巴多. 心理学与生活[M]. 16 版. 王垒,王甦,周晓林,译. 北京:人民邮电出版社,2003.
11. 杨世昌,王国强. 精神疾病案例诊疗思路[M]. 3 版. 北京:人民卫生出版社,2017.
12. 马莉,柳学华. 精神科护理评估技术手册——思路与实践[M]. 北京:北京大学医学出版社,2017.
13. 郭兰婷,郑毅. 儿童少年精神病学[M]. 2 版. 北京:人民卫生出版社,2016.
14. 赵靖平,施慎逊. 中国精神分裂症防治指南[M]. 2 版. 北京:中华医学电子音像出版社,2015.
15. 张理义,陈春霞. 智力障碍[M]. 北京:人民卫生出版社,2009.
16. 李荐中. 儿童多动障碍[M]. 北京:人民卫生出版社,2009.

复习思考题
答案要点

模拟试卷